Berghoff, Handschuh-Heiß, Kern, Kocs, Rosentreter

Gerontologie

Band 1: Grundlagen der Gerontologie, Psychologie und Soziologie

1. Auflage

Bestellnummer 6602

Bildungsverlag EINS – Kieser

www.bildungsverlag1.de

Gehlen, Kieser und Stam sind unter dem Dach des Bildungsverlags EINS zusammengeführt.

Bildungsverlag EINS
Sieglarer Straße 2, 53842 Troisdorf

ISBN 3-8242-**6602**-4

© Copyright 1999: Bildungsverlag EINS GmbH, Troisdorf.
Das Werk und seine Teile sind urheberrechtlich geschützt. Jede Nutzung in anderen als den gesetzlich zugelassenen Fällen bedarf der vorherigen schriftlichen Einwilligung des Verlages.
Hinweis zu § 52a UrhG: Weder das Werk noch seine Teile dürfen ohne eine solche Einwilligung eingescannt und in ein Netzwerk eingestellt werden. Dies gilt auch für Intranets von Schulen und sonstigen Bildungseinrichtungen.

Die Autoren

Christopher Berghoff, geb. 1966, Zivildienst und Pflegetätigkeit in Alten- und Pflegeheimen, Studium der Psychologie von 1989 bis 1995, Studium der Gerontologie von 1995 bis 1998, von 1997 bis 1999 Ausbildung in Klientenzentrierter Gesprächsführung, tätig als Psychologe in einer Psychiatrischen Klinik und Dozententätigkeit an mehreren Altenpflegeschulen im Rhein-Neckar-Kreis, Tätigkeit bei Fortbildungen, mehrere Publikationen.

Dr. Stephanie Handschuh-Heiß, geb. 1955, Studium der Soziologie an der Ludwig-Maximilians-Universität in München, 1982 Diplom, von 1984 bis 1991 wissenschaftliche Mitarbeiterin am Lehrstuhl für Soziologie und Kommunikationswissenschaft an der Universität Augsburg, 1991 Promotion zum Dr. rer. pol., von 1991 bis 1997 wissenschaftliche Assistentin, nebenberuflich Dozentin für Soziologie an einer Fachschule in Augsburg, zurzeit Projektarbeit, gefördert durch ein Stipendium.

Norbert Kern, geb. 1961, Diplom-Pädagoge, Leiter verschiedener Projekte der Kinder- und Jugendhilfe sowie einer stationären Einrichtung für geistig behinderte Menschen, seit 1991 geschäftsführender Heimleiter einer mehrgliederigen Altenhilfeeinrichtung mit ambulanten, teil- u. vollstationären Leistungen, Fachlehrer für Berufs- u. Rechtskunde an einer Altenpflegeschule, Veröffentlichungen und Fachvorträge in den Bereichen Jugend-, Behinderten- und Altenhilfe. Zurzeit Lehrerin für sozialpflegerische Fächer an einem Fachseminar für Altenpflege in Minden (Westfalen).

Ursula Kocs, geb. 1965, Arbeit als Altenpflegerin in Kronstadt (Rumänien), Studium der Psychologie in Würzburg und Mannheim, unterrichtet Psychologie und Gerontopsychatrie an mehreren Berufsfachschulen im Rhein-Neckar-Dreieck.

Mario Rosentreter, geb. 1954, Studium der Psychologie in Bonn, Landau und Freiburg, mehrjährige Tätigkeit in der Erziehungsberatung und Jugendhilfe, seit 1991 Lehrer für Gerontologie, Psychologie, Pädagogik und Psychiatrie, daneben tätig in der Aus- und Weiterbildung und als Supervisor.

Vorwort

Mit dem vorliegenden Buch möchten wir einen Einstieg in das wichtige und interessante Fach Gerontologie ermöglichen.

Der vorliegende erste Band behandelt die Grundlagen für den Gerontologie-, Psychologie- und Soziologie-Unterricht an Altenpflegeschulen. Mit den speziellen Problemen der Gerontologie beschäftigt sich ein zweiter Band, der nach dem gleichen Konzept aufgebaut ist:

Durch das Buch begleiten Sie als Leserinnen und Leser die Leitfiguren Petra und Christian, die beide in der Altenpflegeausbildung stehen. In jedem Kapitel finden Sie integrierte Aufgaben, die größtenteils handlungsorientiert sind und eine direkte Anwendung des neu erworbenen Wissens in der Altenpflegepraxis fördern.

Am Ende jeden Kapitels wird die Relevanz des dargestellten Stoffs für die Arbeit in der Altenpflege aus der Sicht der Pflegerinnen und Bewohner von Alten- und Pflegeheimen aufgezeigt, und es werden konkrete Anregungen für die Berufspraxis gegeben.

Dem Charakter der Gerontologie entsprechend ist dieses Buch interdisziplinär. Es bietet Einführungen in die beiden wichtigsten Teildisziplinen der Gerontologie, die Psychologie und die Soziologie. Mitgewirkt haben Autoren aus drei verschiedenen Disziplinen, der Psychologie, Soziologie und Pädagogik.

Da die Zahl der Schülerinnen an Altenpflegeschulen überwiegt, wird im Text die weibliche Anrede „Altenpflegerinnen" verwendet. Selbstverständlich sind männliche Leser ebenso angesprochen!

Wir wünschen Ihnen viele Anregungen und Freude bei der Arbeit mit diesem Buch.

Das Autorenteam

Die Leitfiguren

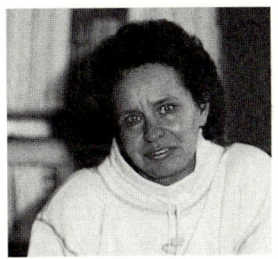

Petra Mayer (41), verheiratet mit dem Karosseriebauer Reinhold Mayer (43), Mutter von zwei Kindern, Michael (14) und Dennis (12). Petra besuchte die Grund- und Hauptschule und machte danach eine Lehre als Verkäuferin. Mit der Geburt von Michael gab sie ihre Berufstätigkeit in einem großen Kaufhaus auf, um sich der Familie zu widmen. Als ihre Söhne dem Kleinkindalter entwachsen waren, versuchte Petra, wieder eine Beschäftigung zu finden. Vor sechs Jahren erfuhr sie durch Zufall von einer Stelle als Stationshilfe in einem Altenpflegeheim und arbeitete seither dort. Nun hat sie sich – nach einigem Überlegen – entschlossen, die Ausbildung zur Altenpflegerin zu machen.

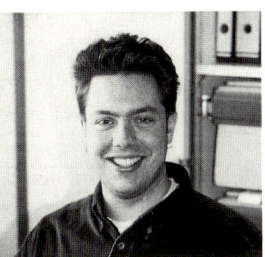

Christian Schäfer (25), ledig. Christian besuchte nach sechs Jahren Grund- und Hauptschule eine Realschule und schloss mit der Mittleren Reife ab. Anschließend machte er eine Ausbildung zum Feinmechaniker. Seinen Zivildienst absolvierte Christian auf einer Sozialstation. Durch die dortige Tätigkeit angeregt, beschloss er, sich zum Altenpfleger ausbilden zu lassen. Christian ist der jüngste Sohn von Gisela und Robert Schäfer. Vor drei Jahren ist er aus seinem Elternhaus ausgezogen und lebt seitdem allein in einer Zwei-Zimmer-Wohnung. Guten Kontakt hat Christian zu seinem rüstigen und unternehmungslustigen Opa Albert Künzel (80) und zu seinen Eltern.

Inhaltsverzeichnis

Christopher Berghoff
1 Einführung in die Gerontologie 9
1.1 Definition Gerontologie 10
1.1.1 Alter als Lebensphase 13
1.1.2 Altern als Prozess 15
1.2 Gerontologie als interdisziplinäre Wissenschaft 15
1.2.1 Gerontopsychologie 16
1.2.2 Gerontosoziologie 17
1.2.3 Geriatrie und Gerontopsychiatrie 17
1.2.4 Weitere Disziplinen der Gerontologie 18
1.3 Methoden der Gerontologie 19
1.3.1 Beobachtung 20
1.3.2 Gespräch 21
1.3.3 Test 23
1.3.4 Fragebogen 25
1.3.5 Experiment 27
1.4 Untersuchungen in der Gerontologie 29
1.4.1 Querschnittsuntersuchung 29
1.4.2 Längsschnittuntersuchung 30
1.5 Zusammenfassung und Ausblick 32

Stephanie Handschuh-Heiß
2 Grundlagen der Soziologie 35
2.1 Gesellschaft, Kultur und Werte 38
2.1.1 Soziologische Gesellschaftsbegriffe 38
2.1.2 Kultur und Werte 41
2.2 Sozialisation 44
2.3 Position, Rolle, Norm und soziale Kontrolle 47
2.3.1 Position und Rolle 48
2.3.2 Normen und soziale Kontrolle 49
2.3.3 Die Berufsrolle „Altenpflegekraft" 51
2.3.4 Rollenkonflikte 53
2.4 Soziale Gruppe 56
2.5 Soziale Schichten und sozialer Status 59
2.6 Alte Menschen in der Gesellschaft 62
2.7 Bedeutung für die Altenpflege 67

Ursula Kocs
3 Grundlagen der Psychologie 70
3.1 Einführung 72
3.1.1 Alltags- und wissenschaftliche Psychologie 73
3.1.2 Ziele der Psychologie 75
3.1.3 Menschenbilder der Psychologie 77
3.1.4 Der Mensch in seiner Ganzheit: Leib-Seele-Einheit 80
3.1.5 Bedeutung für die Altenpflege 81
3.2 Denken (Kognition) 82
3.2.1 Ein Gedächtnismodell 84
3.2.2 Attributionen 86
3.2.3 Einstellungen 88
3.2.4 Bedeutung für die Altenpflege 89
3.3 Wollen (Motivation) 91

3.3.1	Bedürfnisse und Motive	92
3.3.2	Bedürfnishierarchie (Maslow)	94
3.3.3	Einflussfaktoren auf die Motivation	98
3.3.4	Aggression	101
3.3.5	Bedeutung für die Altenpflege	103
3.4	Fühlen (Emotion)	106
3.4.1	Entstehung von Gefühlen	107
3.4.2	Folgen für die Arbeit	110
3.4.3	Angst	111
3.4.4	Bedeutung für die Altenpflege	116
3.5	Lernen	117
3.5.1	Signallernen (klassisches Konditionieren)	119
3.5.2	Verstärkungslernen (Operantes/Instrumentelles Konditionieren)	121
3.5.3	Modelllernen	126
3.5.4	Kognitives Lernen	128
3.5.5	Bedeutung für die Altenpflege	130
3.6	Tiefenpsychologisches Modell/Psychoanalyse	133
3.6.1	Sigmund Freud	134
3.6.2	Topographisches Modell	135
3.6.3	Instanzenmodell	137
3.6.4	Abwehrmechanismen	139
3.6.5	Psychosexuelle Entwicklungsphasen	143
3.6.6	Die psychoanalytische Therapie	144
3.6.7	Zusammenfassung und berufliche Reflexion	145

Mario Rosentreter

4	**Wahrnehmungspsychologie**	147
4.1	Der Prozess der Wahrnehmung	149
4.2	Faktoren, die den Wahrnehmungsprozess beeinflussen	150
4.3	Wahrnehmungs- und Beurteilungsfehler	155
4.4	Gestaltwahrnehmung	159
4.5	Einstellungen	162
4.6	Wahrnehmung als wichtiger Bestandteil der Kommunikation	163
4.7	Möglichkeiten zur Verbesserung der Wahrnehmung	166
4.8	Bedeutung für die Altenpflege	168

Christopher Berghoff

5	**Theorien der Gerontologie**	169
5.1	Begriff „Theorie"	170
5.1.1	Disengagement-Theorie	171
5.1.2	Aktivitätstheorie	173
5.1.3	Kontinuitätstheorie	175
5.1.4	Kognitive Persönlichkeitstheorie des Alterns	177
5.1.5	Defizit-Modell	179
5.1.6	Kompetenzmodell	180
5.1.7	Theorie der Entwicklungsaufgabe	180
5.1.8	Ökologisches Modell	182
5.1.9	Der Labeling-Ansatz	182
5.2	Zusammenfassung und berufliche Reflexion	182

Ursula Kocs, Mario Rosentreter

6	**Entwicklung als lebenslanger Prozess**	185
6.1	Prinzipien der Entwicklung	187
6.1.1	Ziele der Entwicklungspsychologie	187

6.1.2	Zeitbezug oder Altersbezug der Veränderungen?	188
6.1.3	Wie sind die Veränderungen zu beschreiben?	189
6.1.4	Wodurch kommen die Veränderungen zustande?	191
6.1.5	Bedeutung für die Altenpflege	195
6.2	Entwicklungsphasen in Kindheit, Jugend und Erwachsenenalter	196
6.2.1	Entwicklung von der Zeugung bis zum Abschluss der Kindheit	198
6.2.2	Entwicklung im Jugendalter	200
6.2.3	Entwicklung im Erwachsenenalter und im Alter	201
6.2.4	Entwicklungsphasen und Entwicklungsaufgaben	204
6.2.5	Entwicklungsphasen als Krisenverläufe	206
6.2.6	Bedeutung für die Altenpflege	211

Norbert Kern

7	**Alte Menschen in der Gesellschaft**	**213**
7.1	Gesellschaft und Alter	214
7.1.1	Das historische Altersbild	214
7.1.2	Das heutige Altersbild	215
7.2	Entstehung von Stereotypen in der Gesellschaft	216
7.3	Soziale Dimensionen des Alterungsprozesses	218
7.3.1	Ende der Berufstätigkeit	219
7.3.2	Freizeit	219
7.3.3	Soziale Kontakte	221
7.3.4	Der alte Mensch als Konsument und Wirtschaftsfaktor	222
7.4	Lebenslage älterer Menschen	223
7.4.1	Lebensraum	224
7.4.2	Schichtenspezifische Elemente	224
7.4.3	Rollenspezifische Elemente	225
7.4.4	Biographische Determinanten	226
7.5	Problemlagen alter Menschen	227
7.5.1	Wohnsituation	227
7.5.2	Armut	227
7.5.3	Isolation	229
7.5.4	Sucht	229
7.5.5	Diskriminierung	230
7.5.6	Hilfe- und Pflegebedürftigkeit	231
7.6	Pflegebedürftigkeit im nichtstationären Sektor	232
7.6.1	Eigener Haushalt - alleinige Lebensgestaltung	232
7.6.2	Eigener Haushalt - Lebensgestaltung mit Familienangehörigen	233
7.6.3	Teilstationäre Dienste	234
7.6.4	Betreutes Wohnen	235
7.7	Stationäre Einrichtungen	236
7.7.1	Körperlich Pflegebedürftige	236
7.7.2	Demente	237
7.8	Demographische Entwicklung	239
7.8.1	Alterung und Geburtenentwicklung	239
7.8.2	Die Zunahme der Hilfe- und Pflegebedürftigkeit	240
7.8.3	Feminisierung	241
7.8.4	Singularisierung	241
7.8.5	Haushalts- und Familienstrukturen	242
7.9	Bedeutung für die Altenpflege	243
7.9.1	Hilfsangebote	243
7.9.2	Eigeninitiativen	244
Literatur		246
Stichwortverzeichnis, Bildquellen		247

Kapitel 1: Einführung in die Gerontologie

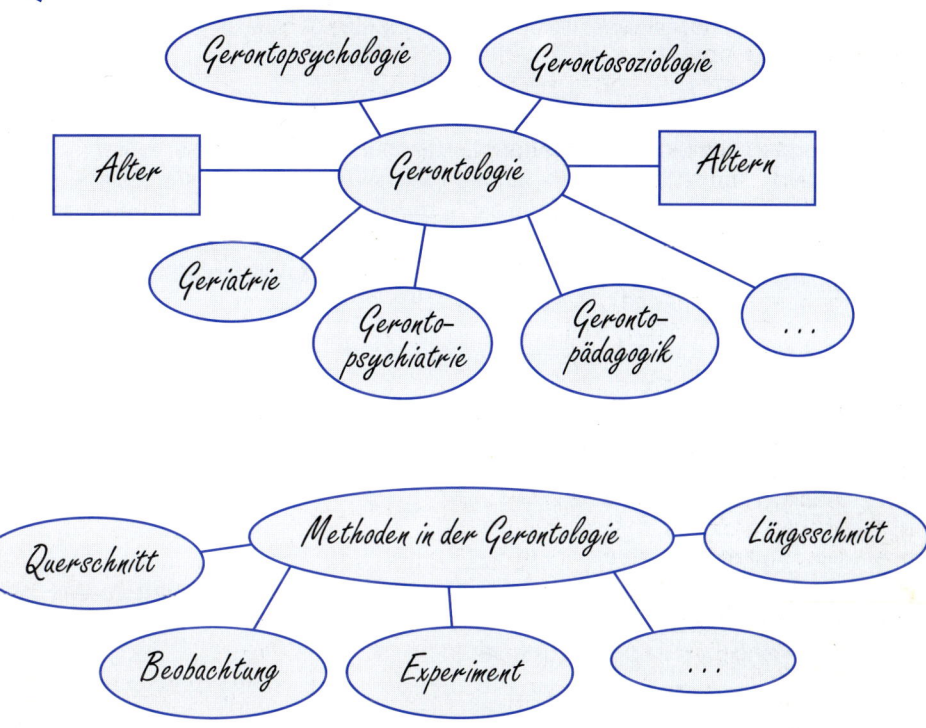

Petra, Christian und ein Klassenkamerad von ihnen, Theo, unterhalten sich in der Pause.

Christian: Mein Opa ist 80 Jahre alt. Der ist „fit wie ein Turnschuh". Nachdem meine Oma gestorben ist, hat er sich erst etwas „gehen lassen". Aber dann hat er sein Leben wieder in die Hand genommen. Er ist sehr aktiv und unternimmt viel. Kürzlich hat er z. B. eine Reise zu Verwandten in die USA gemacht.

Petra: Toll. Mensch, wenn ich da an eine Bewohnerin unseres Heimes denke, die Frau Schmidt. Die ist nämlich auch 80 Jahre alt. Sie ist vollständig pflegebedürftig und in einem fortgeschritteneren Stadium der Demenz. Sie spricht nur noch sehr unverständliches Zeug. Ihr Mann kommt sie jeden Tag besuchen, aber sie erkennt ihn gar nicht mehr.

Theo: Ich war während meines Zivildienstes in der ambulanten Pflege eingesetzt. Durch den Zivildienst bin ich ja auch auf die Ausbildung gekommen. Gut in Erinnerung ist mir noch die Frau Klein, die Mitte 80 war und teilweise auf fremde Hilfe angewiesen war. Morgens und abends musste einer von uns kommen, um ihr beim Waschen zu helfen. Ansonsten war sie noch recht selbständig.

Christian, Petra und Theo berichten alle über ältere Menschen, die ungefähr gleich alt sind. Sie haben aber alle unterschiedliche Lebensbedingungen. Mit allen älteren Menschen und ihrer Verschiedenartigkeit beschäftigt sich die Gerontologie.

Aufgabe

Erzählen Sie Ihren Klassenkameraden in einem Unterrichtsgespräch, welche Erfahrungen Sie mit älteren Menschen gemacht haben. Versuchen Sie bei Erwähnung Ihnen bekannter älterer Menschen immer ihr ungefähres Alter, ihre Lebenssituation, Grad an Selbständigkeit und geistige Fähigkeiten anzugeben.

An ihrem ersten Schultag in der Altenpflegeschule hat der Klassenlehrer von Petra und Christian, Herr Wiesner, der ganzen Klasse all die Fächer (und die sie unterrichtenden Lehrer) genannt, über die sie in der Ausbildung etwas lernen werden. Er nannte ihnen auch das Fach Gerontologie. In der Pause fragt Christian Petra: „Du sag mal, der Herr Wiesner hat da soeben die Gerontologie als Unterrichtsfach erwähnt. Was ist denn das? Dieses Wort habe ich ja noch nie gehört."

Wir wollen als Erstes diesen Begriff klären.

1.1 Definition Gerontologie

In obigem Gespräch haben Christian, Petra und Theo drei ältere Menschen erwähnt, mit denen sie privat oder beruflich zu tun haben oder hatten. Wie lautet die Definition des Fachs, das den Anspruch erhebt, so unterschiedliche Lebenslagen älterer Menschen abbilden zu können?

Was bedeutet „Gerontologie"?

Das Wort Gerontologie stammt aus dem Griechischen und bedeutet Wissenschaft (logos) vom alten Menschen (geron).

> **Gerontologie ist definiert als die Wissenschaft vom Alter als Lebensphase und Altern als Prozess.**

Der Begriff wurde Anfang dieses Jahrhunderts von dem russischen Arzt Metschnikoff geprägt.

Die Gerontologie ist eine verhältnismäßig junge Wissenschaft. An Bedeutung gewann sie erst in den 50er und 60er Jahren. Lange Zeit hat man sich kaum mit der Altersphase beschäftigt, weil man davon ausging, dass sie vorwiegend durch Abbau und Abnahme von Fähigkeiten gekennzeichnet sei. Erst als das Defizit-Modell des Alters widerlegt wurde, das besagt, dass ab dem dritten Lebensjahrzehnt ein Abbau von Fähigkeiten stattfinde (s. Kapitel 3), erforschte man das Alter intensiver.

Definition Gerontologie

Warum gewinnt die Gerontologie immer mehr an Bedeutung?

Der Anteil älterer Menschen (über 60 oder 65 Jahre) an der Gesamtbevölkerung ist schon jetzt sehr hoch und liegt ungefähr bei 21%. Dieser Anteil wird sich in den nächsten Jahrzehnten immer weiter vergrößern, auf 35 % bzw. 42 % im Jahr 2030, je nachdem, wie sehr die Geburtenrate zurückgeht (s. Schaubild).

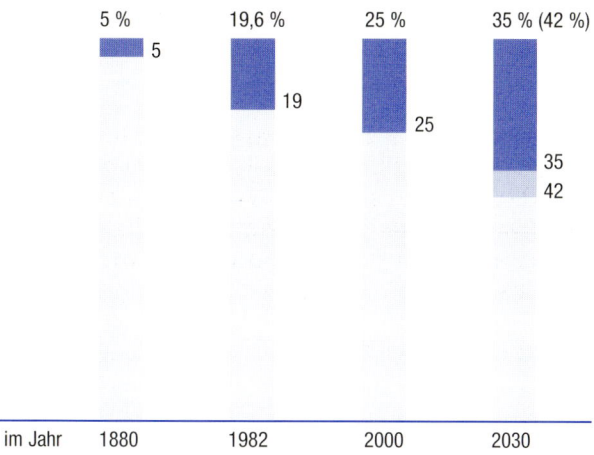

Anteil der über 60-jährigen an der Gesamtbevölkerung der BRD (Lehr, U.: Psychologie des Alterns, 1991).

Der Anteil älterer Menschen an der Gesamtbevölkerung wird immer größer, weil die Lebenserwartung aufgrund geringerer Säuglingssterblichkeit und verbesserter medizinischer Versorgung immer mehr gestiegen ist und steigt. Außerdem hat in unseren Gesellschaften ein Geburtenrückgang stattgefunden, d. h. eine Frau bringt heute weniger Kinder zur Welt als früher. Dies liegt u. a. daran, dass Kinder im Gegensatz zu früher heute ihren instrumentellen Charakter verloren haben, z. B. im Alter die finanzielle Absicherung der Eltern zu gewährleisten.

Wenn wir vom Anteil älterer Menschen an der Gesamtbevölkerung sprechen, so sind damit vor allem ältere Frauen gemeint. Sie machen aufgrund ihrer ungefähr sieben Jahre längeren Lebenserwartung (bei 79 Jahren) den Großteil älterer Menschen aus (s. auch Kap. 7.8.3). So sind ca. drei Viertel der über 80-jährigen Frauen. Die durchschnittliche Lebenserwartung der Männer liegt nur bei ca. 72 Jahren.

Die Bevölkerung entwickelt sich sogar so dramatisch, dass die einstige Pyramide (d. h. es gibt am meisten junge und am wenigsten ältere Menschen) sich immer mehr zu einem Pilz entwickelt (d. h. die jüngeren und jüngsten Personen nehmen einen immer geringeren und die älteren einen immer größeren Anteil an der Gesamtbevölkerung ein (vgl. Graphik).

Dieser demographischen (Bevölkerungs-) Entwicklung muss sich eine Wissenschaft stellen. Dies tut die Gerontologie, und deswegen werden ihre Erkenntnisse auch immer wichtiger. Für zukünftige Altenpflegerinnen bzw. examinierte Pflegekräfte, die im Berufsalltag fast ausschließlich mit diesem zahlenmäßig immer größer werdenden Teil der Bevölkerung zu tun haben, ist es daher wichtig, um Erkenntnisse über das Alter zu wissen. Sie werden somit z. T. zu Spezialisten über das Alter.

Ungefähr 5 % der über 60-Jährigen leben in Institutionen wie z. B. Altenwohnheimen oder -pflegeheimen. Dies bedeutet, dass 95 % der Älteren, also die überwiegende Mehrzahl, zu Hause leben. Die Gerontologie versucht, gerade die Lebenswelt des gesunden, meist zu Hause lebenden älteren Menschen abzubilden. Die Wahrscheinlichkeit, im Alter im Altenheim zu leben, liegt aber bei 20 %. Da die meisten Altenpfleger in Altenheimen arbeiten, haben sie vor allem mit einem prozentmäßig geringen Anteil älterer Menschen zu tun, dem Teil, der institutionell untergebracht ist.

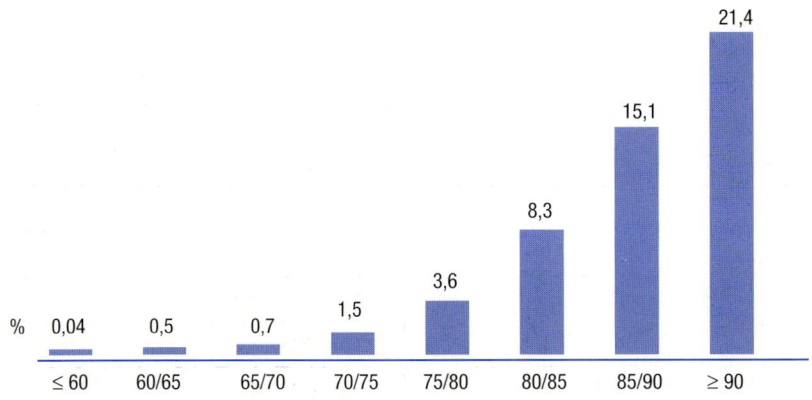

Unterbringungsrate im Alten- und Pflegeheim

Die Mehrheit älterer Menschen ist auch nicht pflegebedürftig – wie man laienhaft annehmen könnte. Nur etwa 1 % der 60-Jährigen und 20 % der 80-Jährigen sind pflegebedürftig. D. h. aber auch wieder, dass 99 bzw. 80 % der Personen dieser

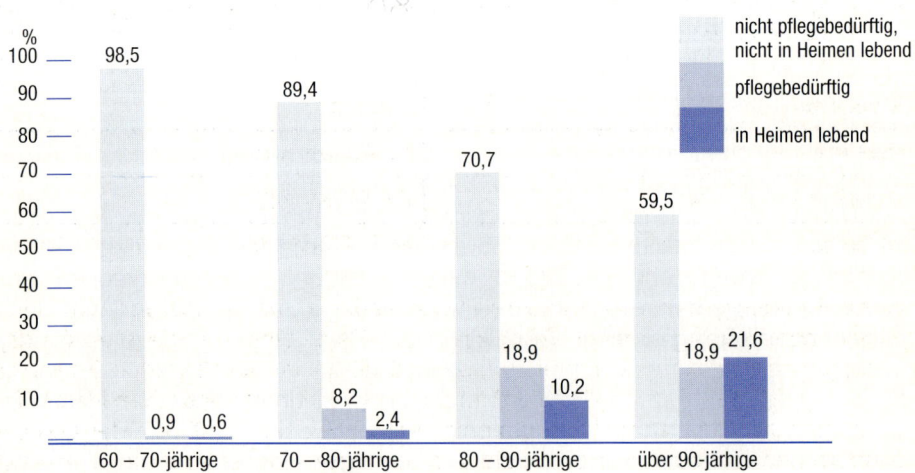

Ausmaß von Kompetenz-, Hilfs- und Pflegebedürftigkeit im Alter

Altersgruppen selbständig sind. Dies bedeutet, dass der Altenpfleger aufgrund seiner pflegerischen Qualifikation und seinen u. a. grundpflegerischen Aufgaben vor allem mit jenem kleineren Teil älterer Menschen zu tun hat, der pflegebedürftig ist.

Die Gerontologie als Wissenschaft beschäftigt sich mit dem gesunden älteren Menschen. Sie ist bestrebt, falschen Vorstellungen über das Alter – wie etwa „Alter geht immer mit Abbau einher" –, wissenschaftliche Befunde entgegenzustellen. Der körperlich und psychisch veränderte ältere Mensch ist hingegen im Blickfeld der beiden Teildisziplinen Geriatrie und Gerontopsychiatrie.

1.1.1 Alter als Lebensphase

Was bedeutet Alter als Lebensphase?

Der Lebenslauf, also die Zeit von der Geburt bis zum Tod, lässt sich in verschiedene Phasen einteilen. Folgende Phasen lassen sich unterscheiden:

Lebensphase	Zeitraum
Säuglingsalter	1. Lebensjahr
Kleinkindesalter	2.–5. Lebensjahr
Kindesalter	6.–10. Lebensjahr
Jugendalter	11.–18. Lebensjahr
frühes Erwachsenenalter	19.–30. Lebensjahr
mittleres Erwachsenenalter	31.–60. Lebensjahr
Alter	ab d. 60. Lebensjahr

Wie aus der nächsten Übersicht zu ersehen ist, teilt man die Altersphase auch noch einmal ein.

Es gibt nicht das Alter, sondern verschiedene Altersphasen und verschieden alte Menschen:

Altersphase	Zeitraum
junge Alte	60.–70. Lebensjahr
mittelalte Alte	70.–80. Lebensjahr
Hochaltrige	ab d. 80. Lebensjahr

Diese Einteilung des Lebenslaufs in verschiedene Phasen stammt aus der Entwicklungspsychologie, einer Teildisziplin der Psychologie. Die Entwicklungspsychologie beschreibt jede Lebensphase und die in ihr stattfindende Entwicklung, z. B. im geistigen und emotionalen Bereich, und versucht, diese zu erklären. Durch die Einteilung des Lebenslaufs in verschiedene Phasen lässt sich der Lebenslauf gliedern und ordnen sowie die Wichtigkeit einzelner Phasen und die in ihnen stattfindende Entwicklung betonen.

Die Gerontologie hat es sich zur Aufgabe gemacht, die Altersphase und die in ihr stattfindende Entwicklung so genau wie möglich zu beschreiben und zu erklären.

Sie beschäftigt sich z. B. damit, wie sich die Intelligenz des älteren Menschen verändert und wodurch dies bedingt sein könnte.

Weiß eine in der Altenpflege tätige Person z. B., wie sich die Intelligenz „normalerweise" im Alter entwickelt, so kann sie auch besser Abweichungen von dieser Entwicklung feststellen und eine Fehlentwicklung u. U. vermeiden. Bei einer dementiellen[1] Entwicklung kann sie mit einer bestimmten Therapie beginnen oder diese veranlassen.

Dies könnte für in der Altenpflege arbeitende Menschen Erkenntnisse über das so genannte „normale" Altern bringen.

Aufgabe
Machen Sie sich in Einzelarbeit kurze Notizen zu drei älteren Menschen, die Sie privat oder beruflich kennen und die den drei verschiedenen Altersphasen zuzuordnen sind. Geben Sie an, ob zwischen ihnen in wichtigen Variablen[2] wie Familienstand, Ausmaß an Selbständigkeit, geistiger Zustand Unterschiede bestehen.

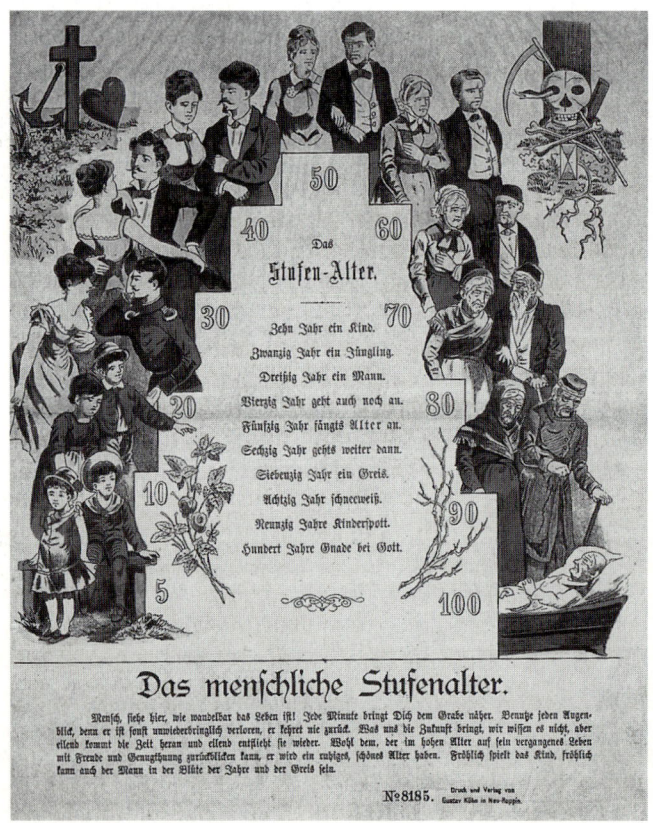

---

[1] Demenz = spät erworbene Intelligenzstörung
[2] Variable = veränderliche Größe

1.1.2 Altern als Prozess

Altern ist ein Prozess, der nicht auf die Lebensphase Alter beschränkt ist, wie man laienhaft meinen könnte. Altern ist vielmehr ein Prozess, der, nach Sichtweisen der Gerontologie, lebenslang andauert und bei der Geburt oder sogar schon im Mutterleib nach der Zeugung beginnt und erst mit dem Tod endet. Dieser Prozess umfasst also die gesamte Lebensspanne, von der Zeugung bis zum Tod.

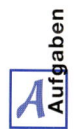

Aufgabe

Überlegen Sie, wo Sie an sich schon Altern bemerkt haben, oder wann Sie etwa gedacht haben: „Jetzt werde ich alt". Tauschen Sie sich in der Klasse über Ihre Erfahrungen aus.

1.2 Gerontologie als interdisziplinäre Wissenschaft

Die Gerontologie ist keine Wissenschaft, die eng verstanden nur aus einem Fach besteht, wie das z. B. bei der Medizin oder Psychologie der Fall ist.

> Die Gerontologie ist eine interdisziplinäre Wissenschaft, die sich aus mehreren Wissenschaften zusammensetzt, die im Idealfall zusammenarbeiten und Erkenntnisse über das Alter gemeinsam gewinnen.

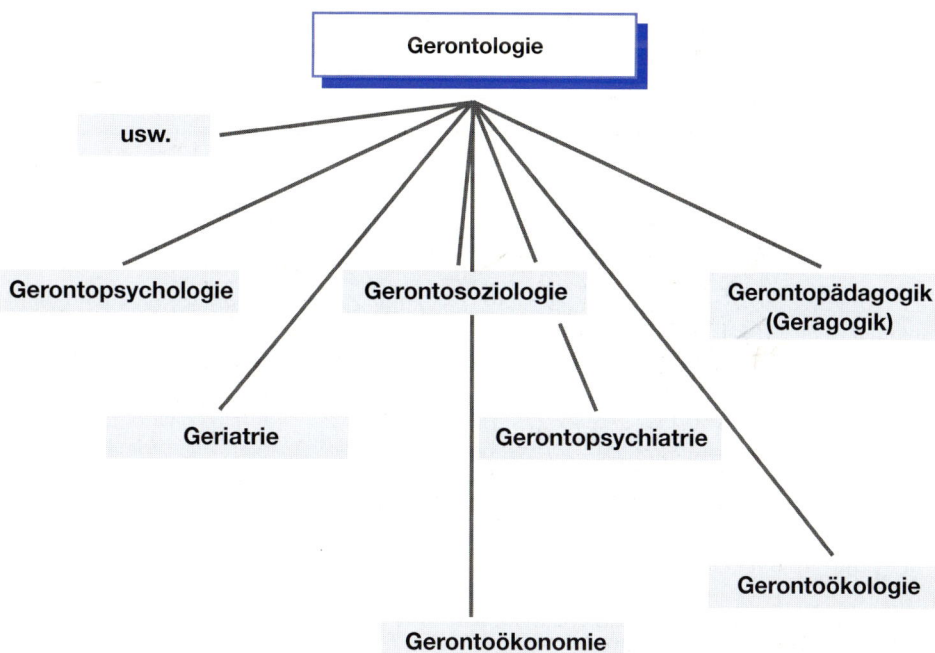

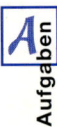

Aufgaben

1 Überlegen Sie in Zweiergruppen, welche Vorstellung Sie darüber haben, mit was sich die Psychologie und Soziologie als zwei der wichtigsten gerontologischen Disziplinen beschäftigen. Schreiben Sie Ihre Einfälle zu den beiden Fächern auf ein Blatt Papier.

2 Vergleichen Sie Ihre Einfälle in einem zweiten Schritt damit, welche Themen im Unterricht genannt wurden.

1.2.1. Gerontopsychologie

Eine, wenn nicht die wichtigste Teildisziplin der Gerontologie, ist die Psychologie, die sich, bezogen auf das Alter, mit dem Erleben und Verhalten des älteren Menschen beschäftigt (s. Kapitel 3).

Die Gerontopsychologie ist die Wissenschaft vom Erleben und Verhalten des älteren Menschen.

Was unterscheidet die beiden Begriffe Erleben und Verhalten?

Der Begriff Erleben bezieht sich auf die Gefühle, Gedanken und Bewertungen eines Menschen. Das Erleben ist subjektiv, jeder von uns erlebt seine Umwelt anders.

Der Begriff Verhalten bezieht sich auf etwas, was man beobachten kann.

Erleben	Verhalten
subjektiv	objektiv
nicht direkt beobachtbar, nur indirekt zu erschließen	direkt beobachtbar
Gefühle, Gedanken, Bewertungen, Einstellungen	z. B. Gefühlsausdruck wie Weinen u. Lachen, sich bewegen

Als Petra eines Tages zum Spätdienst kommt, hat schon der Pförtner ihrer Pflegeeinrichtung eine traurige Nachricht für sie. Sie erfährt von ihm über den Tod eines Bewohners, mit dem sie sich besonders gut verstanden hat und der ihr ganz besonders am Herzen lag. Spontan fängt Petra an zu weinen. Nachdem sie sich ein wenig „gefangen" hat, kommen ihr viele Erinnerungen über den Bewohner in den Kopf, und sie erzählt dem Pförtner davon. Den ganzen Spätdienst über muss Petra an den verstorbenen Bewohner denken und ist traurig über seinen Verlust.

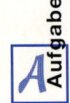

Aufgabe

Lesen Sie das obige Beispiel noch einmal durch und geben Sie an, bei welchen Sachverhalten von Erleben, bei welchen von Verhalten die Rede ist.

Die Gerontopsychologie beschäftigt sich z. B. damit, wie sich psychische Funktionen, beispielsweise das Gedächtnis und die Intelligenz, im Alter verändern. Oder sie interessiert sich dafür, wie der ältere Mensch das Sterben erlebt. Die Psychologie interessiert sich eigentlich grundsätzlich für den einzelnen Menschen und sein Erleben und Verhalten. Sie versucht darüber hinaus, Erleben und Verhalten zu erklären und vorherzusagen.

1.2.2 Gerontosoziologie

Eine weitere wichtige Teildisziplin ist die Soziologie, die sich, wiederum bezogen auf das Alter, mit der Beziehung zwischen Gruppen älterer Menschen und zwischen Gruppen älterer Menschen und der Gesellschaft beschäftigt (s. Kapitel 2).

> Die Gerontosoziologie ist die Wissenschaft von der Gesellschaft und dem Alter als sozialer Gruppe sowie den Bedingungen und Formen des menschlichen Zusammenlebens.

Aufgabe
Führen Sie in Ihrer Klasse eine Diskussion über die Stellung des älteren Menschen in unserer Gesellschaft. Wo sehen Sie den älteren Menschen integriert[1], wo desintegriert?

Die Gerontosoziologie beschäftigt sich z. B. mit der demographischen Entwicklung im Alter und stellt eine Reihe soziologischer Grundbegriffe zur Verfügung, die gesellschaftliche Prozesse erklären können. Die Soziologie ist weniger am einzelnen Menschen und seinem Erleben und Verhalten interessiert als z. B. an der Gruppe älterer Menschen.

1.2.3 Geriatrie und Gerontopsychiatrie

Eine wichtige Rolle spielen auch zwei weitere Disziplinen in der Gerontologie.

> Die Geriatrie ist die „Altersheilkunde" und Wissenschaft von z. B. der Symptomatik, Prognose, Verlauf und Therapie von körperlichen Krankheiten im Alter.

Die Geriatrie beschäftigt sich z. B. mit der Symptomatik, dem Verlauf, der Prognose und der Therapie von körperlichen Krankheiten im Alter wie Parkinson, Schlaganfall und Osteoporose.

> Die Gerontopsychiatrie ist die Lehre von den psychischen Störungen im Alter, deren Symptomatik, Ursachen, Prognose und Therapie.

---

[1] integriert = einbezogen

Die Gerontopsychiatrie hat sämtliche psychischen Störungen, die im Alter auftreten können, zum Thema. Als die beiden wichtigsten und häufigsten psychischen Störungen im Alter sind die Demenz und die Depression zu nennen.

Zusammenfassende Gegenüberstellung beispielhafter Krankheiten, mit denen sich Geriatrie und Gerontopsychiatrie befassen

Geriatrie beschäftigt sich mit körperlichen Krankheiten des Alters wie	Gerontopsychiatrie beschäftigt sich mit psychischen Störungen im Alter wie
Herz-Kreislauf-Krankheiten	Depression
Diabetes Typ II	Manie
Osteoporose	manisch-depressive Störung
Schlaganfall (Apoplex)	Schizophrenie
Parkinson	Süchte Ängste und Zwänge
Demenzen	Demenzen

Die Demenz als Krankheitsbild steht in der Tabelle sowohl bei der Geriatrie als auch bei der Gerontopsychiatrie. Sie ist eine neurologische und damit körperliche Krankheit, aber auch eine psychische Störung, weil sie sich, denken Sie an die Alzheimersche Krankheit, über Jahre fast nur in psychischen Symptomen wie z. B. Gedächtnisstörungen äußern kann.

Diese beiden Teildisziplinen der Gerontologie, die Geriatrie und die Gerontopsychiatrie, werden im Rahmen der Altenpflegeausbildung in selbständigen Fächern unterrichtet, die Geriatrie im Fach Gesundheits- und Krankheitslehre.

Aufgabe
Stellen Sie an der Tafel eine Liste der psychischen Störungen und körperlichen Krankheiten zusammen, unter denen Bewohner Ihrer Pflegeeinrichtung leiden.

1.2.4 Weitere Disziplinen der Gerontologie

Weitere Teildisziplinen sind z. B. die Biologie, Ökonomie (Wirtschaftswissenschaften) und Ernährungswissenschaften.

- Die **Biologie** interessiert sich u. a. für das Altern auf Zellebene. Sie fragt sich beispielsweise, wie sich Altern auf Zellebene ereignet und durch was es verursacht ist.
- Die **Ökonomie** interessiert sich für die Gruppe älterer Menschen als „finanzielle Größe". Zu denken ist hier an die steigenden Kosten der Rentenversicherung aufgrund der immer weiter ansteigenden Personen der Rentenbezieher oder die Wirtschaftskraft vieler älterer Menschen als Interesse der Werbung und Firmen.
- Die **Ernährungswissenschaften** tragen Erkenntnisse über eine ausgewogene Ernährung im Alter bei, bzw. stellen die Bedeutung einer bestimmten Ernährung als Schutzfaktor gegen bestimmte Krankheiten heraus.

Altern findet also auch körperlich statt bzw. in ganz bestimmten wirtschaftlichen Verhältnissen bzw. wird auch durch Ernährung beeinflusst. Zu denken ist auch an die Sportwissenschaften und Ökologie, die nützliche Beiträge zum Altern liefern können. Außerdem beschäftigt sich z. B. die Gerontopädagogik (Geragogik) mit Bildung im Alter.

> **Aufgabe**
> Stellen Sie in Zweiergruppen einen Katalog mit Fragen auf, die Sie an die drei oben genannten Disziplinen haben. Versuchen Sie danach, die gestellten Fragen mit Hilfe der ganzen Klasse zu beantworten.

1.3 Methoden der Gerontologie

Nach dem heutigen Schultag bleiben Petra, Christian und ein Mitschüler von ihnen, Klaus, noch ein wenig vor dem Schulgebäude stehen.

Petra: Jetzt haben wir im Gerontologieunterricht schon viel darüber gelernt, was Gerontologie eigentlich bedeutet. Ich frage mich jetzt nur, wodurch die gerontologisch arbeitenden Wissenschaftler all dieses Wissen ansammeln konnten. Wir hatten uns doch darüber unterhalten, welche unterschiedlichen älteren Menschen wir kennen. Und der Lehrer hat behauptet, dass die Gerontologie den Anspruch erhebt, die Lebenswirklichkeit all dieser älteren Menschen abzubilden. Aber wie denn?

Theo: Ja, da hast du Recht. Mir fällt eine Methode ein. Wie sich die Bevölkerung entwickelt, kann man sicherlich durch Befragung herausbekommen.

Christian: Ich selbst habe nach meinem Realschulabschluss einen Test beim Arbeitsamt mitgemacht, in dem ermittelt wurde, für welchen Beruf ich besonders geeignet bin. Tests könnten doch auch eine Methode der Gerontologie sein.

Petra: Mal gespannt, über welche Methoden wir in der nächsten Stunde etwas erfahren.

Die Methoden, die hier vorgestellt werden, dienen dazu, über den älteren Menschen, sein Erleben und Verhalten und beispielsweise seine soziale Situation Erkenntnisse zu gewinnen. Erkenntnisgewinnung sollte nie Selbstzweck sein. Sie sollte immer auch dazu führen, das Leben älterer Menschen zu beschreiben und erklären bzw. verstehen zu lernen, aber auch zu verbessern. D. h. dass bestimmte Erkenntnisse auch Ausgangspunkt für Veränderungen der Lebensbedingungen von älteren Menschen sein sollten.

Erbringt eine Demenztestung bei einem Bewohner des Heims, in dem Christian arbeitet, den Verdacht auf eine Demenz, so sollte diese zum Anlass genommen werden, nach einer Untermauerung der Diagnose möglichst schnell mit einer adäquaten Therapie zu beginnen. Diese Therapie könnte z. B. in der Verschreibung eines bestimmten Medikaments bestehen.

Wie gewinnt die Gerontologie ihre Erkenntnisse?

Sie bedient sich vor allem Methoden ihrer beiden wichtigsten Teildisziplinen, der Psychologie und Soziologie. So kommt aus der Psychologie z. B. das Experiment und der Test und aus beiden Disziplinen z. B. das Interview bzw. die Befragung zur Anwendung, um zu Erkenntnissen zu gelangen.

Im Folgenden sollen nur die wichtigsten und gebräuchlichsten Methoden zur Gewinnung von Befunden dargestellt werden.

1.3.1 Beobachtung

Sie haben die Beobachtung sicherlich schon als sehr wertvolle Methode kennen gelernt, etwas über einen Bewohner zu erfahren. Hat ein Bewohner eine Grippe, so können Sie ja evtl. bereits an seiner Gesichtsfarbe erkennen, ob das Fieber gestiegen, gesunken oder stabil geblieben ist. Oder wenn Sie etwas über die Stimmung einer Bewohnerin erfahren wollen, so beobachten Sie ihren Gesichtsausdruck, ihre Körperhaltung, allgemein ihr Verhalten.

> **Die Beobachtung ist eine aufmerksame und planmäßige oder systematische Wahrnehmung von Dingen mit dem Ziel, sie genau zu erfassen.**

Arten von Beobachtung

Man unterscheidet gebräuchlicherweise zwischen der

- **teilnehmenden Beobachtung**, also einer Beobachtung, an der man als Beobachter selbst teilnimmt, und einer
- **nicht teilnehmenden Beobachtung**, an der man als Beobachter nicht selbst teilnimmt.

Weiterhin kann eine Beobachtung auch danach unterschieden werden, ob in ihr der Gegenstand der Beobachtung festgelegt ist oder nicht, ob also systematisch beobachtet wird oder nicht.

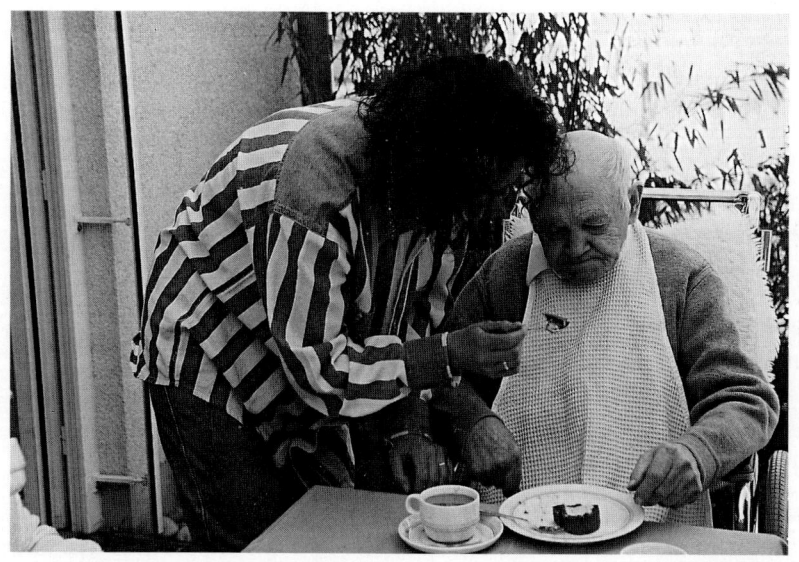

Methoden der Gerontologie

In Christians Altenheim kommt ein Forscher eines Instituts an der Universität der Nachbarstadt, Herr Roder. Er will durch eine konkrete Beobachtung von Pflegeinteraktionen[1] etwas darüber erfahren, ob Pflegekräfte durch ihr Verhalten beim Waschen die Selbständigkeit der Bewohner fördern oder hemmen. Als Christian eines Morgens eine Bewohnerin, Frau Schmidt, wäscht, beobachtet ihn der Forscher dabei. Er hat einen Notizblock mit und schreibt ab und zu etwas hinein bzw. macht Striche.

Diese Beobachtung könnte das spannende Ergebnis erbringen – dies haben zumindest andere ähnliche Untersuchungen in Heimen erbracht –, dass Pfleger, in diesem Fall Christian, selbständiges Verhalten des Bewohners nicht beachtet, unselbständiges Verhalten aber belohnt, indem er sich ihm zuwendet und sagt: „Ich helfe Ihnen". Dadurch wird selbständiges Verhalten ver- und unselbständiges Verhalten gelernt (s. Kapitel 3.5.2).

Bei dieser Beobachtung ist Herr Roder als Beobachter selbst anwesend. Er hätte sich aber auch dazu entschließen können, die Interaktionen z. B. über eine Einwegscheibe zu beobachten und nicht selbst im Raum zu sein.

Vor- und Nachteile der Beobachtung

- Ein **Vorteil** ist, dass man durch sie, gerade wenn man es gelernt hat, gut zu beobachten, viel erfassen kann, z. B. so etwas wie Mimik und Gestik, Tonfall, Stimme, Körperhaltung, Gruppenklima usw.
- Ein **Nachteil** kann sein, dass sich das Verhalten der beobachteten Personen durch das Wissen, beobachtet zu werden, verändern kann, und dann nicht mehr so darstellt, wie es tatsächlich ist. Man spricht auch davon, dass hier nach sozialer Erwünschtheit gehandelt werden könnte.

Geht es in der oben erwähnten Beobachtung z. B. darum, zu erfahren, inwieweit Christian einen Bewohner durch sein Verhalten in seiner Selbständigkeit unterstützt, so kann er als Pflegekraft durch das Wissen, beobachtet zu werden, mehr oder weniger eigenständigkeitsförderndes Verhalten zeigen oder nicht, je nachdem, was er meint, was von ihm erwartet wird.

> **Aufgabe**
> Führen Sie bei Ihrem nächsten Praxiseinsatz eine kleine Beobachtung durch. Beobachten Sie z. B., wie einer Ihrer Kollegen einem Bewohner beim Essen hilft, oder wie er mit ihm spricht. Überlegen Sie sich vor der Beobachtung, welche Kriterien Sie beobachten wollen, und machen Sie sich dazu Notizen.

1.3.2 Gespräch

Eine weitere Methode zur Gewinnung von Daten ist das Gespräch, Interview oder die Exploration[2]. Hier sollen alle drei Begriffe weit gehend gleichbedeutend verwendet werden.

---

[1] Interaktion = wechselseitige Handlung
[2] Exploration = wörtlich Erkundung, ausführliches Gespräch

Das Interview/Gespräch kann danach unterschieden werden, ob es

- **strukturiert** ist, d. h. der Interviewer ganz bestimmte, gezielte Fragen stellt, vielleicht sogar nach einem Interviewleitfaden vorgeht, und/oder der Interviewte in seiner Antwortmöglichkeit eingeschränkt ist,
- oder ob es **unstrukturiert** ist, d. h. der Interviewer keine Vorgaben hat, um welche Inhalte es in dem Interview gehen soll, und der Interviewte große Freiräume in der Beantwortung der Fragen hat.

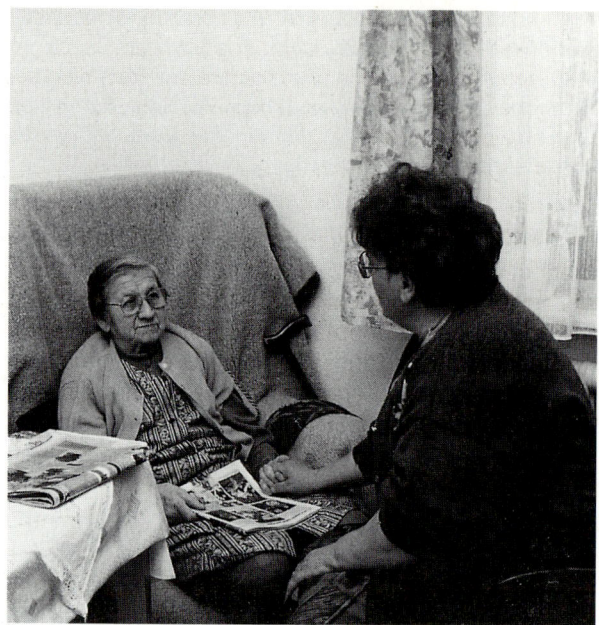

Wenn der Interviewer strukturiert vorgeht, kann er auch so genannte „geschlossene" Fragen stellen, auf die der Interviewte beispielsweise nur mit „Ja" oder „Nein" antworten kann. Geht der Interviewer hingegen unstrukturiert vor, so stellt er auch eher „offene" Fragen, die dem Interviewten keine Antwortmöglichkeiten vorgeben und ihn einschränken könnten.

Geht ein Interviewer nach einem Leitfaden vor, so hat er im vornherein die ihn interessierenden Fragen bzw. das ihn interessierende Gebiet abgegrenzt. Der Interviewer führt das Interview strukturiert. Führt er hingegen das Interview un- oder nur halbstrukturiert, so lässt er dem Gegenüber mehr Freiraum, sich auszudrücken, von dem mitzuteilen, was für ihn wichtig ist. So kann sich während oder nach dem Interview eine andere Fragestellung ergeben, als der Interviewer sie vielleicht davor formuliert hatte.

Sie werden wahrscheinlich als Pflegekraft schon viele Gespräche mit Bewohnern geführt haben, einige vielleicht eher unstrukturiert, Sie haben das Gespräch „fließen" lassen. Andere vielleicht eher strukturiert, Sie hatten ganz bestimmte Fragen an einen Bewohner, z. B. nach seiner Biographie, und haben diese nach und nach gestellt.

Petra hat heute die Aufgabe, zu Beginn ihres Spätdienstes einen neuen Bewohner, Herrn Schmidt, auf der Station zu begrüßen und mit ihm ein erstes Gespräch zu führen. In diesem Gespräch fragt sie ihn ganz gezielt z. B. danach, wo er vor der Heimübersiedlung gelebt hat, ob er Krankheiten hat bzw. welche Medikamente er einnimmt. Dieses Gespräch läuft nach einem Interviewleitfaden ab. Petra fragt nach nichts anderem, als in dem Leitfaden steht.

Abends geht sie, bevor sie die Station verlässt, noch einmal durch alle Zimmer, um „Gute Nacht" zu sagen bzw. zu fragen, ob jemand noch etwas benötigt. Sie kommt auch bei Herrn Schmidt vorbei. Sie fragt ihn nach seinem Befinden und eröffnet ihm mit dieser relativ „offenen" Frage, von sich und seinem Erleben zu erzählen. Sie unterbricht ihn nicht oft.

Aufgaben

1 Notieren Sie Ihre Erinnerungen an ein Gespräch in Ihrer Pflegeeinrichtung, in dem Sie strukturiert Informationen erhoben haben, und ein Gespräch, in dem Sie unstrukturiert vorgegangen sind.
2 Erstellen Sie eine Tabelle, in der Sie die von Ihnen subjektiv erlebten Vor- und Nachteile des strukturierten und unstrukturierten Gesprächs auflisten.
3 Erstellen Sie in Zweiergruppen einen Interviewleitfaden zur bisherigen Wohnsituation Ihrer Bewohner, und erproben Sie diesen Leitfaden in einem Interview mit einem Ihrer (neu ins Heim übergesiedelten) Bewohner. Fragen Sie z. B. danach, wo der Bewohner zuletzt gewohnt hat, wie er gewohnt hat (Größe der Wohnung) und wie lange er dort gelebt hat.

Eine große gerontologische Untersuchung (s. hierzu auch Kapitel 5) ist die Bonner Gerontologischen Längsschnittstudie. Sie fand von den 60er bis in die 80er Jahre statt. In dieser Untersuchung wurden z. B. zu verschiedenen Zeitpunkten mit vielen und immer gleichen älteren Menschen Interviews geführt. Sie wurden zu Themen wie ihrer jeweiligen jetzigen Lebenssituation und ihren Umgang mit Krankheit, der Wohnsituation und der Konfrontation mit Tod und Sterben befragt. Untersucht wurde z. B., ob Bewältigungsformen in den oben erwähnten Lebensbereichen über die Zeit hinweg gleich bleiben oder sich verändern. Es zeigte sich, dass viele Bewältigungsformen in den Bereichen stabil blieben.

1.3.3 Test

Bekannt ist vielen von Ihnen sicherlich die Methode des Tests und des Fragebogens. Wahrscheinlich gibt es sogar wenige der jüngeren Generationen, die nicht irgendwann im Laufe ihres Lebens einen Test mitgemacht oder einen Fragebogen ausgefüllt haben.

Christian hat nach dem Realschulabschluss – wie bereits oben erwähnt – eine Testung bei der Berufsberatung des Arbeitsamts mitgemacht, umso besser einschätzen zu können, für welchen Beruf er besonders geeignet ist.

Beide Methoden, der Test und der Fragebogen, spielen in der Psychologie und Gerontologie eine ganz besonders große Rolle. Man kann sogar sagen, dass sie eines der „Handwerkszeuge" von (gerontologisch arbeitenden) Psychologen sind.

Was ist ein Test?

> **Ein Test ist ein Verfahren zur quantitativen[1] Erfassung von Merkmalen.**

Ein Test dient also dem Zweck, die Ausprägung von Merkmalen zu erfassen, so kann ein Test z. B. die Frage beantworten, wie intelligent jemand ist, oder wie gut er sich konzentrieren kann usw.

---

[1] quantitativ = mengenmäßig

Arten von Tests

Tests können z. B. unterschieden werden nach
- ihrem **Inhalt**, d. h. was sie messen, beispielsweise Intelligenz, Konzentration oder Interessen.
- der zur Verfügung stehenden **Zeit**, d. h. ob ihre Aufgaben unter Zeitbegrenzung ablaufen oder nicht. Einige Tests verlangen nämlich, dass man in einer bestimmten Zeit eine Aufgabe bearbeitet.
- der **Darbietungsform**, d. h. ob sie „Papier-und-Bleistift"-Tests sind, d. h. der Proband (Prüfling) Papier und Bleistift vor sich liegen hat, und einen Test bearbeitet, oder ob sie apparative Tests sind, d. h. beispielsweise am Computer durchgeführt werden.

Ein anderer Bewohner aus der Pflegeeinrichtung von Christian, Herr Keuner, soll auf seine Intelligenz hin untersucht werden. Es geht bei ihm um die Frage, ob er dement sein könnte. Hierfür bekommt er einen bestimmten Test vorgelegt, den so genannten Zahlen-Verbindungs-Test (ZVT). In diesem Alterstest muss Herr Keuner die Zahlen von 1 bis 30 so schnell wie möglich miteinander verbinden. Damit wird z. B. seine Fähigkeit gemessen, Informationen schnell zu verarbeiten, was man auch als fluide Intelligenz bezeichnet.

Schneidet Herr Keuner in dem Test schlecht ab, d. h. versteht z. B. die Instruktion nicht, macht in dem Test viele Fehler oder arbeitet stark verlangsamt, so könnte das ein vorsichtiger Hinweis auf eine Demenz sein.

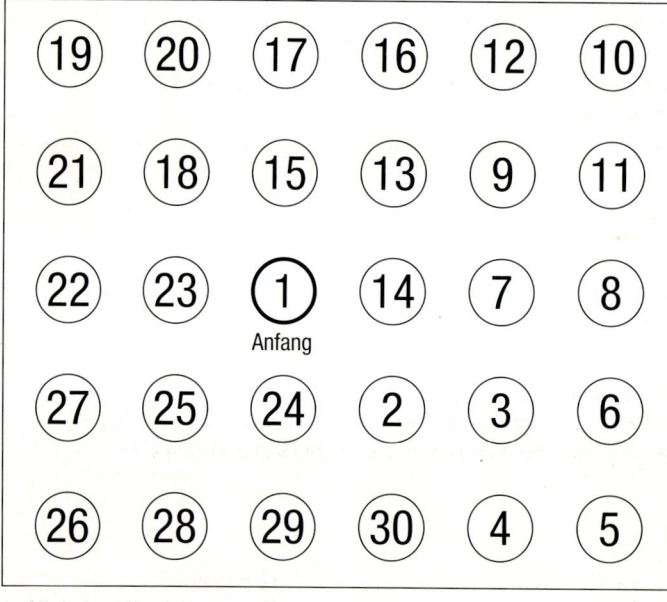

Es gibt tausende von Tests. Sie kennen sicherlich auch so genannte Tests, die z. B. in Zeitschriften abgedruckt sind.

Wirkliche und sorgsam konstruierte Tests erfüllen bestimmte Gütekriterien. An ihnen lässt sich ersehen, wie gut und brauchbar ein Test ist.

Gütekriterien eines Tests

An Tests wird der Anspruch gestellt, dass sie drei Gütekriterien erfüllen, und zwar die Objektivität, Zuverlässigkeit und Gültigkeit. Man kann die drei Kriterien auch als Qualitätsmerkmale von Tests begreifen.

Darstellung der drei Gütekriterien eines Tests und Anwendung auf das Beispiel des Tests bei Herrn Keuner:

Gütekriterium	Definition	Beispiel von Herrn Keuner
Objektivität	Grad der Unabhängigkeit der Testergebnisse vom Testanwender	Zwei Testanwender des Intelligenztests (ZVT) müssen bei Herrn Keuner unabhängig voneinander mit diesem Test zu ein und demselben Ergebnis kommen.
Zuverlässigkeit (Reliabilität)	Grad der Genauigkeit, mit der der Test das, was er misst, genau misst	Misst dieser Test die Intelligenz genau? Bleibt der bei Herrn Keuner gemessene Intelligenzwert z. B. bei zwei aufeinander folgenden Testungen gleich?
Gültigkeit (Validität)	Grad d. Genauigkeit, mit der der Test das misst, was er zu messen vorgibt	Misst der Test wirklich, wie behauptet, Intelligenz, oder eine andere Fähigkeit bzw. ein anderes Merkmal?

Die Gütekriterien sind Zielvorgaben, die in der Realität nur annähernd erfüllt werden können.

Aufgabe
Überlegen Sie, ob ein Psychologe einem Bewohner aus Ihrer Pflegeeinrichtung eine Art von Test mit einer bestimmten Fragestellung vorlegen könnte. Äußern Sie sich zu den Ergebnissen, die bei der Testung herauskommen könnten. Stellen Sie eine Vermutung darüber an, wie Ihr Bewohner auf die Testung reagieren könnte.

1.3.4 Fragebogen

Mit Fragebögen können z. B. Persönlichkeitsfaktoren bzw. -merkmale und Einstellungen, etwa gegenüber dem Alter, ermittelt werden.

> **Ein Fragebogen ist ein Verfahren, das eine Liste von Fragen oder Feststellungen beinhaltet, denen man zustimmen oder die man ablehnen kann, und das der quantitativen Erfassung von Merkmalen oder Einstellungen dient.**

Arten von Fragebögen

Art des Fragebogens	Definition	Beispiel
Selbsteinschätzungsverfahren	Eine Person schätzt sich selbst ein	Persönlichkeitsfragebogen
Fremdeinschätzungsverfahren	Eine Person wird von einer anderen Person eingeschätzt	Depressionsfragebogen

Bei Fremdeinschätzungsverfahren wird eine Person oft von einem Professionellen, z. B. einem Psychologen oder Arzt, oder durch eine ihm nahestehende Bezugsperson eingeschätzt.

Eine Bewohnerin aus Petras Pflegeeinrichtung, Frau Reisacher, wirkt emotional sehr stabil und ausgeglichen und ist sehr gesellig. Sie sucht viel Kontakt zu anderen Heimbewohnern und nimmt an allen sozialen Aktivitäten im Heim und außerhalb des Heimes teil.

Sie bekommt nun einen Fragebogen vorgelegt, das NEO- (Neurotizismus-Extraversion-Offenheit) Fünf-Faktoren-Inventar, um beurteilen zu können, ob sich die an ihr beobachtete hohe Ausprägung in den Eigenschaften emotionale Stabilität und Extraversion (die Neigung, sich nach außen, d. h. auf die Umwelt, hin zu orientieren und gesellig zu sein), lässt durch einen Fragebogen bestätigen.

Bei Frau Reisacher findet sich eine Übereinstimmung zwischen ihrem nach außen hin gezeigten Verhalten und der Beantwortung der Fragen im Fragebogen. D. h., dass sie sich z. B. sehr extravertiert verhält, und sie im Fragebogen auch eine hohe Ausprägung in dem Merkmal Extraversion hat.

Dieser Fragebogen wird häufig im Alter verwendet und misst die Ausprägung in fünf Persönlichkeitsfaktoren, nämlich Neurotizismus (emotionale Labilität, z. B. in Form von Ängstlichkeit), Extraversion, Offenheit für neue Erfahrungen, Verträglichkeit und Gewissenhaftigkeit. Dieser Fragebogen hat insgesamt 60 Aussagen, von denen je 12 jeden der fünf Persönlichkeitsfaktoren erheben.

Items (Aussagen) aus dem NEO-FFI

Items aus dem NEO-FFI	gemessenes Persönlichkeitsmerkmal	starke Ablehnung	Ablehnung	neutral	Zustimmung	starke Zustimmung
Ich bin nicht leicht beunruhigt.	Neurotizismus					
Ich habe gerne viele Leute um mich herum.	Extraversion					
Ich mag meine Zeit nicht mit Tagträumereien verschwenden.	Offenheit					
Ich versuche, zu jedem, dem ich begegne, freundlich zu sein	Verträglichkeit					
Ich halte meine Sachen ordentlich und sauber	Gewissenhaftigkeit					

Einige der Aussagen sind verneint, so z. B. „Ich bin nicht leicht beunruhigt", andere sind nicht verneint, beispielsweise „Ich habe gerne viele Leute um mich herum". Dies ist von den Testkonstrukteuren absichtlich so formuliert worden. Wenn alle Aussagen verneint oder alle nicht verneint formuliert wären, so könnte eine Tendenz zu einer bestimmten Antwort, z. B. immer starker Ablehnung oder starker Zustimmung, vorkommen. Die Gefahr bestünde, dass jemand, unabhängig davon, was der Inhalt einer Aussage ist, mit einer bestimmten immer gleichen Antwort reagiert.

Durch die Mischung von verneinenden und bejahenden Aussagen kann eher gewährleistet sein, dass die den Fragebogen ausfüllende Person jede Frage aufmerksam durchliest.

> **Aufgabe**
> Führen Sie in Ihrer Klasse eine Diskussion über Ihre subjektiven Ansichten zu Vor- und Nachteilen von Tests und Fragebögen. Falls Sie Erfahrungen mit Tests oder Fragebögen gemacht haben, berichten Sie über diese Erfahrungen.

1.3.5 Experiment

Eine weitere und sehr wichtige Methode zur Gewinnung von Erkenntnissen in der Gerontologie ist das Experiment.

> **Ein Experiment ist eine Methode, die dazu dient, Ursache-Wirkungs-Beziehungen zu erfassen. Dies heißt, dass der Einfluss der Veränderung einer Variable auf eine andere Variable untersucht wird.**

Arten von Experimenten

Ein Experiment kann
- im künstlichen Labor stattfinden, um z. B. so Störeinflüsse wie Lärm zu kontrollieren,
- oder es findet im natürlichen „Feld" statt, in einer Situation, die ganz den natürlichen Bedingungen entspricht.

Unabhängige und Abhängige Variable im Experiment

In einem Experiment wird von der Person, die das Experiment durchführt, immer eine Variable, die so genannte Unabhängige Variable, verändert, um ihre Auswirkung auf eine andere Variable, die so genannte Abhängige Variable, zu erfassen.

Im Experiment geht es also im Grunde um die Aufdeckung von Ursache-Wirkungs-Beziehungen.

Das Milgram-Experiment

In einem der berühmtesten (sozial)psychologischen Experimente hat der aus den USA stammende Psychologe Stanley Milgram zu Beginn der 50er Jahre die Gehorsamsbereitschaft von Menschen untersucht. Dieses Experiment war u. a. aufgrund der Erfahrungen des 2. Weltkrieges von Bedeutung.

Es ging um die Frage, inwieweit eine „Versuchsperson" bereit sei, in einem so genannten Lernexperiment in der Rolle des „Lehrers" einer anderen Person, dem „Schüler" (der ein Mitarbeiter des Versuchsleiters war) vermeintliche Schmerzen zuzufügen, weil es eine dritte Person, eine scheinbare Autoritätsperson (in weißem Kittel), von ihr verlangt.

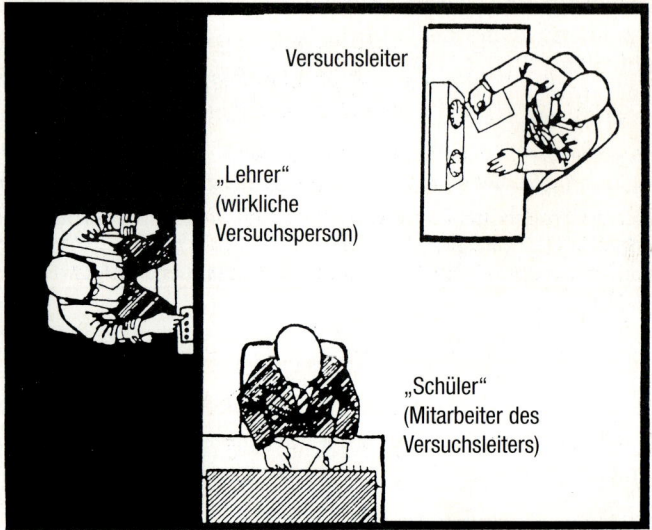

In dem Lernexperiment musste der „Schüler" Aufgaben bearbeiten und bekam bei jedem Fehler vom „Lehrer", der wirklichen Versuchsperson, als Strafe vermeintliche Elektro(E)-Schocks. Vermeintlich, weil die E-Schocks in Wirklichkeit keine waren. Die fiktive Stromstärke wurde nach jedem Fehler gesteigert.

Von Interesse war, bis zu welcher Stromstärke der „Lehrer" Schocks verabreichen würde, und ob der Gehorsam gegenüber dem Versuchsleiter z. B. von der Nähe des „Schülers" zu seinem „Lehrer" abhinge: In einer Versuchsbedingung saß der Schüler in einem und der Lehrer in einem anderen Raum, in der anderen saßen beide im gleichen Raum, und der Lehrer musste dem Schüler bei den Stromschlägen die Hand auf eine Apparatur halten.

Die Unabhängige Variable ist in diesem Fall z. B. die Veränderung der Nähe zwischen „Lehrer" und „Schüler", die Abhängige Variable die Gehorsamsbereitschaft des „Lehrers", gemessen an der (maximalen) Stromstärke, die er dem Schüler verabreicht.

Am Rande sei angemerkt, dass die Ergebnisse des Experiments schockierend waren, so haben sehr viele Versuchspersonen Stromschläge bis zur höchsten Stromstärke verabreicht und somit größtmöglichen Gehorsam gegenüber dem Versuchsleiter gezeigt.

Aufgaben

1 Diskutieren Sie über die Ergebnisse des Milgram-Experiments und überlegen Sie, wie Sie sich verhalten hätten, wenn Sie „Versuchsperson" in diesem Experiment gewesen wären. Versuchen Sie die Zeit, in der das Experiment stattgefunden hat, in Ihrer Antwort mitzuberücksichtigen.

2 Überlegen Sie sich in einer Einzelarbeit mögliche Sie interessierende Experimente in Ihrer Pflegeeinrichtung. Was wäre jeweils die Unabhängige, was die Abhängige Variable? Tragen Sie nach der Einzelarbeit die Ergebnisse in der Klasse zusammen. Gibt es Fragestellungen für Experimente, die mehrere Schüler in der Klasse interessieren?

Die Grünpflanzenstudie

In einem als klassisch zu bezeichnenden und weltberühmt gewordenen Experiment, der Grünpflanzenstudie, untersuchten zwei US-Psychologinnen in den 70er Jahren den Einfluss von Kontrolle älterer Menschen über ihre Umwelt auf ihr Wohlbefinden.

Ein Heimleiter hielt auf zwei verschiedenen Etagen eines Altenheimes zwei verschiedene Vorträge. Auf der einen Etage betonte er die Eigenverantwortung der Bewohner für ihr Wohlergehen, auf der anderen die Verantwortung des Pflegepersonals für das Wohlbefinden der Bewohner. Weiterhin gab er auf der einen Etage Pflanzen aus, für die jeder Bewohner selbst sorgen sollte, auf der anderen gab er Pflanzen aus, deren Versorgung vom Pflegepersonal übernommen würde.

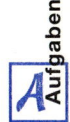

Aufgabe
Stellen Sie eine Vermutung über die Ergebnisse dieses Experiments an. Geben Sie die Unabhängige und Abhängige Variable in diesem Experiment an.

1.4 Untersuchungen in der Gerontologie

Petra denkt zu Hause noch einmal über das nach, was sie bis jetzt über Gerontologie gelernt hat. Gerade geht sie im Kopf noch einmal alle Methoden durch, die sie im Unterricht kennen gelernt hat. Da fragt sie sich: „Wo und wann werden jetzt z. B. Tests älteren Personen vorgelegt? Wie oft wird denn die gleiche Person untersucht?"

Bisher haben wir nur einzelne Untersuchungsmethoden kennen gelernt. Einzelne Methoden können in einer Untersuchung natürlich kombiniert werden, so z. B. das Interview und der Test. Bei den jetzt zu erwähnenden Untersuchungen geht es mehr um den Aspekt der Dauer der Datenerhebung und weniger darum, welche Untersuchungsmethoden angewendet werden.

Wie finden Untersuchungen in der Gerontologie statt?

Hier gibt es vor allem zwei unterschiedliche Möglichkeiten:

1.4.1 Querschnittsuntersuchung

Zu einem gegebenen Zeitpunkt, in unserem Fall ist dies 1990, werden verschieden alte Personen, beispielsweise 60-, 70- und 80-Jährige, bzgl. ihrer Intelligenz untersucht (siehe auch das Schaubild hierzu).

Hier kann die Frage beantwortet werden, ob in den Leistungen der unterschiedlich alten Gruppen Unterschiede bestehen. Es wäre ja z. B. denkbar, dass sich die jüngste und älteste der untersuchten Gruppen in ihrer Intelligenz unterscheiden, dass z. B. die Älteren in bestimmten Tests besser, in anderen schlechter abschneiden als die Jüngeren.

Die oben geschilderte Untersuchung bezeichnet man auch als Querschnittsuntersuchung.

> Bei einer Querschnittsuntersuchung werden zu einem Zeitpunkt verschiedene bzw. verschieden alte Personen untersucht.

Graphische Darstellung der Querschnittsmethode

Messzeitpunkt 1990

60–
70–Jährige
80-

Vorteile	Nachteile
sehr kurze Dauer	keine Aussage über individuellen Verlauf möglich
geringe Kosten	keine Unterscheidung v. Alters- u. Generationsunterschieden möglich

Bei einer Querschnittsuntersuchung kann man nichts über die Entwicklung einer bestimmten Person z. B. vom 20. bis 60. Lebensjahr erfahren.

Die fehlende Unterscheidungsmöglichkeit zwischen Alters- und Generationsunterschieden kann sich darin äußern, dass nicht unterschieden werden kann, warum z. B. die älteren Personen schlechter abschneiden als die jüngeren. Dies kann dann an ihrem Alter liegen, wahrscheinlicher ist aber, dass es an Generationsunterschieden zwischen den Gruppen liegt. So sind heute Jüngere sicherlich z. B. im Umgang mit Verfahren wie Tests und Fragebögen erfahrener und daher in einer Untersuchung, wo solche Verfahren zur Anwendung kommen, bevorteilt. Außerdem können die heute Jüngeren eine bessere und längere Ausbildung als die Älteren gehabt haben (siehe auch Kap. 5.1.5).

1.4.2 Längsschnittuntersuchung

Es gibt in der Gerontologie nicht nur Untersuchungen, bei denen die Testpersonen an einem Termin untersucht werden. Andere Untersuchungen finden an mehr als einem Termin statt, und die Testpersonen müssen immer wieder zu einem neuen Termin kommen.

Eine Untersuchung beginnt in unserem Beispiel bei einer Gruppe 60-Jähriger und untersucht sie bis zum 80. Lebensjahr alle zehn Jahre (s. dazu auch das Schaubild). Eine solche Untersuchung wird auch als Längsschnittuntersuchung bezeichnet.

> Bei einer Längsschnittuntersuchung werden die gleichen Personen zu verschiedenen Zeitpunkten untersucht.

Graphische Darstellung der Längsschnittmethode

Messzeitpunkt
 1990 2000 2010
 60-Jährige die gleichen Personen 10 Jahre älter 20 Jahre älter

Vorteile	Nachteile
Aussage über individuelle Entwicklung möglich	u. U. sehr lange Dauer
	kostenintensiv
	Ausfall von Versuchspersonen möglich
	keine Unterscheidung von Alters- und Testzeiteffekten möglich

Eine Längsschnittuntersuchung kann u. U. Jahrzehnte dauern, und so ist sie nicht nur sehr zeit-, sondern auch kostenintensiv. Der Ausfall von Versuchspersonen kann dadurch bedingt sein, dass durch die lange Dauer der Untersuchung einige Versuchspersonen an späteren Untersuchungsterminen nicht mehr teilnehmen, weil sie verzogen sind, kein Interesse mehr haben, oder, gerade bei älteren Menschen, vielleicht immobil, krank geworden sind oder gar gestorben sind. Die fehlende Möglichkeit, Alters- von Messzeitpunkteffekten zu trennen, kann zu verzerrten Ergebnissen führen, weil ein Test, den ein Untersucher immer wieder vorlegt, zu Übungseffekten führt.

Eine bekannte gerontologische Längsschnittuntersuchung ist die bereits oben erwähnte Bonner Gerontologische Längsschnittstudie, die von den 60er bis in die 80er Jahre stattfand. In ihr wurde eine Gruppe älterer Personen alle zwei Jahre in Bonn körperlich und psychologisch untersucht bzw. Interviews mit jedem Einzelnen geführt.

Zusammenfassende Gegenüberstellung der Quer- und Längsschnittuntersuchung

Querschnittsuntersuchung	Längsschnittuntersuchung
zeit- und kostengünstig	zeit- und kostenungünstig
keine „Versuchspersonenausfälle"	„Versuchspersonenausfälle"
keine Trennung von Alter und Generation möglich	keine Trennung von Alter und Messzeitpunkt
keine individuellen Verläufe erkennbar	individuelle Verläufe erkennbar

1.5 Zusammenfassung und Ausblick

Zusammenfassung

Wir haben die Gerontologie als interdisziplinäre Wissenschaft kennen gelernt. Interdisziplinär bedeutet, dass unter dem Begriff Gerontologie mehrere Fächer/Disziplinen zusammengefasst sind, die zusammenarbeiten und gemeinsam Befunde über das Alter gewinnen sollen.

Gerontologie wurde als die Wissenschaft vom Alter und Altern definiert, wobei Alter die Lebensphase und Altern einen lebenslangen Prozess meint. Unter den Begriff der Gerontologie fallen wie gesagt verschiedene Disziplinen, so z. B. die (Geronto-)psychologie und die (Geronto-)soziologie.

Die Psychologie beschäftigt sich mit dem Erleben und Verhalten des Menschen, wobei Erleben ein innerer Prozess ist und z. B. Gefühle und Gedanken eines Menschen meint, Verhalten hingegen nach außen beobachtbar ist. Die Soziologie beschäftigt sich mit dem Zusammenleben von Menschen und z. B. auch mit der Rolle und Stellung älterer Menschen in der Gesellschaft.

Weitere wichtige Teildisziplinen der Gerontologie sind die Geriatrie, die sich als „Altersheilkunde" mit der Symptomatik und Behandlung von vor allem körperlichen Krankheiten im Alter wie Diabetes und Parkinson beschäftigt, und die Gerontopsychiatrie, die sich für psychische Störungen im Alter wie Depression und Ängste und deren Symptomatik und Therapie interessiert.

Als weitere Teildisziplinen könnten die Ernährungs- und Sportwissenschaften sowie die Ökonomie genannt werden.

Die Bedeutung der Gerontologie ergibt sich durch die demographische Entwicklung: Die Zahl älterer Menschen (ab 65 Jahre) ist enorm gestiegen, ältere Menschen machen einen immer höheren Anteil an der Gesamtbevölkerung aus. Aufgrund der höheren Lebenserwartung überwiegen unter den älteren Menschen die Frauen. Die Gerontologie hat in erster Linie jene älteren Menschen im Blickfeld, die weitestgehend gesund sind und zu Hause leben.

Als Methoden der Gerontologie haben wird die Beobachtung, das Gespräch, den Test und Fragebogen sowie das Experiment kennen gelernt. Untersuchungen in der Gerontologie werden als Querschnitts- oder Längsschnittuntersuchungen durchgeführt. Bei einer Querschnittsuntersuchung werden zu einem Zeitpunkt verschieden alte Personen untersucht. Dies hat den Vorteil, dass die Untersuchung zeit- und kostengünstig ist. Nachteilig an der Methode ist aber, dass Alters- von Generationsunterschieden nicht getrennt werden können. So lassen sich z. B. Gruppenunterschiede zwischen verschieden alten Gruppen oft nicht auf das Alter, sondern auf die Tatsache zurückführen, dass die untersuchten Gruppen verschiedenen Generationen entstammen. Bei einer Längsschnittuntersuchung werden die gleichen Personen zu unterschiedlichen Zeitpunkten untersucht. Ein Vorteil dieser Untersuchung ist, dass bei ihr die individuelle Entwicklung von Personen beobachtbar ist. Nachteilig wirkt sich z. B. aus, dass die Untersuchung lange dauern und sehr kostenintensiv sein kann.

Zusammenfassung und Ausblick

Bedeutung für Altenpflegerinnen

Aufgrund der demographischen Entwicklung gewinnt der Beruf der Altenpflegerin immer mehr an Bedeutung. Die Altenpflegerin hat aber in ihrem Beruf vor allem mit jenem Teil der älteren Menschen zu tun, der pflegebedürftig oder teilweise pflegebedürftig ist und nicht primär der Gegenstandsbereich der Gerontologie ist.

Im Einführungskapitel ist deutlich geworden, dass viele in der Altenpflegeausbildung gelehrte Fächer unter einem Fach, der Gerontologie, zusammengefasst werden. In solchen Fächern wie Psychologie und Soziologie erhalten Sie eine Grundausbildung.

Die in der Gerontologie von Fachleuten verwendeten Methoden wie ein Test oder Fragebogen können den Altenpflegerinnen dazu verhelfen, einen Bewohner besser einschätzen zu können (es kann z. B. so sein, dass ein Bewohner „fit" wirkt, eine so genannte „Fassade" hat, in Wirklichkeit aber geistig sehr beeinträchtigt ist), und besser zu wissen, wie der Bewohner gefördert werden kann.

Außerdem sollte etwa durch die Darstellung des Interviews als Methode deutlich geworden sein, dass Sie als potentieller Interviewer die Möglichkeit haben, den Ablauf durch Strukturierung mehr oder weniger zu bestimmen.

> **Aufgabe**
> Diskutieren Sie in der Klasse, welche Bedingungen die Gesellschaft zur Verfügung stellen muss, um dem immer größer werdenden Anteil älterer Menschen gerecht zu werden.

Bedeutung für Bewohner

Auch durch die demographische Entwicklung stellt die ältere Bevölkerung einen wichtigen und machtvollen Teil unserer Gesellschaft dar. Durch die hier erwähnten Methoden, wie z. B. das Gespräch und das Interview, wird es dem Bewohner möglich, relevante Aspekte seines Selbst, wie z. B. sein Erleben, den Altenpflegerinnen als wichtigen Bezugspersonen mitzuteilen.

Beispielsweise kann ein Test zur Messung der intellektuellen Leistungsfähigkeit für den Bewohner eine Möglichkeit sein, etwas über seinen geistigen Zustand zu erfahren, sich geistig zu fordern, durch den Test angeregt zu werden, sich weiterhin geistig zu betätigen und ihm zur „Mitarbeit" bei einer Therapie eventueller Hirnleistungsstörungen zu motivieren.

Anregungen für die Berufspraxis

Denken Sie als Altenpflegekraft daran, durch Gespräche und wenigstens manchmal relativ unstrukturierte Interviews (wann immer diese beiden Methoden im Pflegealltag möglich sind) den Bewohnern eine Möglichkeit zur Verfügung zu stellen, über sich zu berichten, sich auszudrücken und sich selbst zu erfahren.

Methoden sollen nie Selbstzweck sein, ein Gespräch um des Gesprächs, ein Test um des Tests willen, sondern die Möglichkeit bieten, den Bewohner näher kennen zu lernen und ihn gegebenenfalls besser unterstützen zu können. Außerdem ist es nötig, die Methoden wohl überlegt einzusetzen und Tests sowie Fragebögen und deren Interpretation dem Fachmann zu übertragen.

> **Aufgaben**
>
> 1 Definieren Sie den Begriff Gerontologie, und nennen Sie mindestens vier Disziplinen innerhalb dieses Faches.
> 2 Erwähnen Sie Themen, mit denen sich die vier von Ihnen genannten Disziplinen beschäftigen.
> 3 Erklären Sie, warum die Gerontologie und ihre Erkenntnisse immer mehr an Bedeutung gewinnt.
> 4 Nennen Sie die vorgestellten Methoden, die in der Gerontologie verwendet werden.
> 5 Greifen Sie sich eine der Methoden heraus, und schreiben zu dieser all das auf, was Sie über sie wissen.
> 6 Nennen Sie die Ihnen bekannten Untersuchungen in der Gerontologie, und setzen Sie Vor- und Nachteile beider Untersuchungsmöglichkeiten voneinander ab.

Kapitel 2: Grundlagen der Soziologie

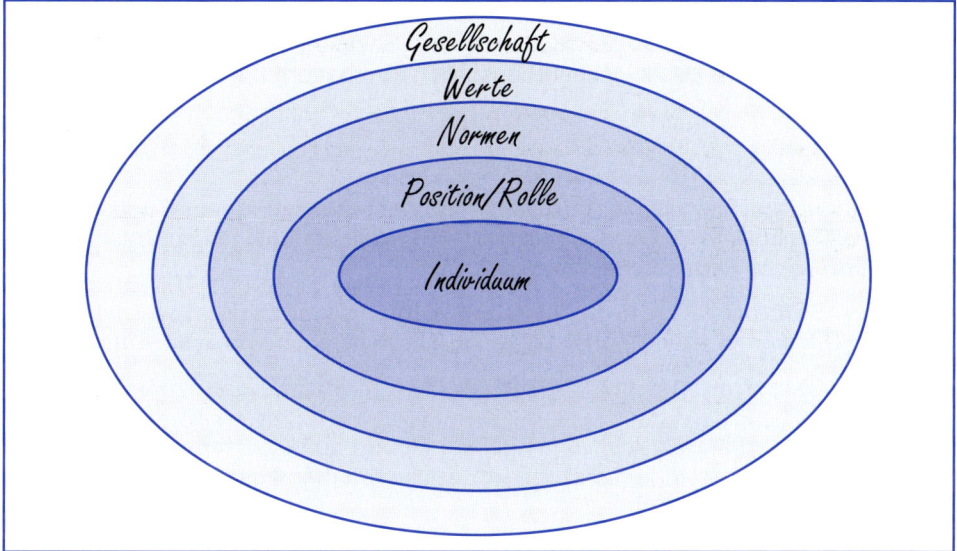

Christian: Frau Schmid, die ich als Zivildienstleistender ambulant betreut habe, tut mir wirklich leid. Sie ist immer so allein.

Petra: Leidet sie denn darunter?

Christian: Ja, sie beklagte sich, dass ihre Kinder sie so selten besuchen kommen. Ihre Töchter sind beide berufstätig. Die eine ist wohl eine richtige Karrierefrau und hat unlängst eine Arbeitsstelle in einer anderen Stadt angenommen, wo sie zwar viel verdient, aber auch viel arbeiten muss. Ziemlich egoistisch, finde ich! Na ja, heutzutage denken die Menschen eben nur noch an sich selbst und wollen nicht mehr für andere da sein. Früher haben sich Kinder wenigstens noch um die alten Eltern gekümmert.

Petra: Aber das stimmt doch so gar nicht. Ich habe einen Bericht gelesen, in dem stand, dass die Situation früher auch nicht so rosig war für die Alten. Wenn z. B. alte Bauern ihren Hof übergeben hatten, dann wurden sie aufs Altenteil verbannt und oft nur mit dem Notwendigsten versorgt, gerade so, dass sie nicht verhungern mussten. Ein altes Bauernsprichwort hieß: „Übergeben und nimmer leben". Außerdem werden auch heute noch die meisten alten Leute zu Hause von ihren Kindern und Enkelkindern betreut, und das ist manchmal eine ganz schöne Belastung für die! Und überhaupt, willst du vielleicht behaupten, Frauen sollten nicht berufstätig sein, damit sie für Familienangehörige sorgen können? Abgesehen davon, dass wir aus den vier Wänden rauskommen und Geld verdienen wollen – wovon sollen wir Frauen denn selber im Alter leben, wenn wir keine Rentenansprüche haben?

Christian: Ja, stimmt, das ist sowieso ein Problem für alte Frauen: Die leben länger und haben oft sehr wenig Geld, weil sie als Hausfrauen und Mütter gar kein Einkommen hatten oder nur zeitweise und wenig verdient haben. Diese ganzen Zusammenhänge sind ziemlich kompliziert! Und die Zeiten ändern sich laufend, was ja auch das Zusammenleben der Leute beeinflusst. Darüber würde ich wirklich gern mehr wissen!

Petra: Der Bericht, von dem ich dir erzählt habe, ist von einem Soziologen geschrieben worden. Soziologen beschäftigen sich wohl mit solchen Dingen.

Petra hat Recht: Die Soziologie als „Lehre vom Sozialen" erforscht das menschliche Zusammenleben, das zwischenmenschliche Verhalten, die sozialen Beziehungen.

> **Soziologie**
> **Diese Wissenschaft untersucht das menschliche Zusammenleben und -wirken, wie es in kleinen (Familie, Kleingruppe) und großen Einheiten (Unternehmen, politische Partei, Staat) stattfindet.**
>
> **Ziel der Soziologie: allgemeine Aussagen zu formulieren, die das menschliche Sozialverhalten in allen Bereichen der gesellschaftlichen Wirklichkeit umfassen.**

Menschen sind soziale Wesen: Vom Tag ihrer Geburt an bis zu ihrem Tod leben sie mit anderen Menschen in verschiedenen Sozialverbänden zusammen: in Familien, Gruppen, in der Gesellschaft.

Wie Fußball- oder Schachspieler ihre Spielzüge an den Mitspielern ausrichten, orientieren sich Menschen in ihren Handlungen an ihren Mitmenschen und richten diese an ihren Mitmenschen aus. Handeln als absichtsvolles, zielgerichtetes Verhalten ist „soziales Handeln", insofern es auf andere Menschen bezogen ist. Für den grundlegenden Tatbestand der wechselseitigen zwischenmenschlichen Beeinflussung hat die Soziologie einen wichtigen Fachbegriff:

> **Interaktion**
> **Das wechselseitige, aufeinander bezogene Handeln von (mindestens zwei) Personen.**

Die Soziologie beschäftigt sich mit allen Aspekten menschlichen Zusammenlebens. Damit rückt das Alltägliche ins Blickfeld, dem wir ständig begegnen, worüber wir ein Alltagswissen besitzen (s. Kapitel 3.1.1) und das wir selten hinterfragen. Der Soziologe und die Soziologin müssen sich also als „Detektive" betätigen, um hinter die Fassade des „Offensichtlichen" und „Selbstverständlichen" zu schauen und das aufzudecken, was wir die „Routinen des Alltags" nennen können.

Peter L. Berger hat dafür ein hübsches Bild gefunden: Er spricht von der „verzehrende(n) Neugier, die jeden Soziologen vor einer verschlossenen Tür packt, hinter der menschliche Stimmen ertönen. Ein richtiger Soziologe will sie öffnen, die Stimmen verstehen. Er vermutet hinter jeder Wand ein Stück menschliches Leben, das noch kein anderer entdeckt und verstanden hat".

Berger, P. L.: Einladung zur Soziologie. München 1977, S. 28.

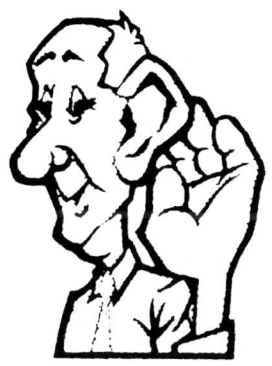

> **Aufgaben**
> 1 Schreiben Sie auf Kärtchen „Selbstverständlichkeiten" des Zusammenlebens. Der Eingangsdialog liefert ein Beispiel: „Erwachsene Kinder sollten sich um ihre alten Eltern kümmern." „Alte Menschen müssen nicht mehr arbeiten." „Alte Menschen erhalten Rente oder Pension." usw. Heften Sie die Kärtchen an eine Pinnwand.
> 2 Besprechen Sie, was Sie an Selbstverständlichkeiten zusammen getragen haben, und versuchen Sie, sich als Detektiv zu betätigen und Begründungen dafür zu finden.

Die Soziologie verfügt – wie andere Wissenschaften auch – über eine Fachsprache, um die gesellschaftliche Wirklichkeit beschreiben und erklären zu können. Was für die Medizin und die Mathematik gilt, gilt auch für die Soziologie: Ihre Fachbegriffe müssen erlernt werden.

Wir müssen also die Bedeutung und genaue Bestimmung eines Begriffes, seine Definition, kennen. Dies ist besonders wichtig, da die Soziologie zahlreiche Begriffe verwendet, die auch in der Alltagssprache verwendet werden (Rolle, Gruppe usw.), dort aber nicht genau definiert sind und ihre Bedeutung häufig von dem Zusammenhang abhängt, in dem sie gebraucht werden. Um durch Forschung zu Erkenntnissen zu gelangen, verwendet die Soziologie Methoden, wie sie bereits in Kapitel 1.3 vorgestellt worden sind.

Da das Forschungsgebiet der Soziologie groß ist, haben sich neben der allgemeinen Soziologie spezielle Soziologien entwickelt, die sich mit bestimmten Ausschnitten oder gesellschaftlichen Teilbereichen befassen. Diese Bereiche geben den Spezialsoziologien ihre Namen: Man spricht deshalb auch von so genannten „Bindestrich-Soziologien".

Beispiele sind: Familiensoziologie, Jugendsoziologie, Industriesoziologie, Berufssoziologie, Medizinsoziologie, Stadtsoziologie, Gemeindesoziologie, Sportsoziologie, Kunstsoziologie.

> **Gerontosoziologie**
> Die spezielle Soziologie, die die Grundlagen und Bedingungen des Alterns und des Lebens alter Menschen in der Gesellschaft untersucht.

Das Verhältnis von allgemeiner Soziologie zu speziellen Soziologien ist durch die Anwendung ihrer (allgemeinen) Sätze, theoretischen Modelle, Methoden und Instrumente auf spezielle Bereiche gekennzeichnet. Bevor also Aussagen zum Bereich „Alter(n)" gemacht werden, sollen im Folgenden allgemeine Grundbegriffe eingeführt werden.

2.1 Gesellschaft, Kultur und Werte

Petra und Christian haben in ihrem Gespräch bestimmte, unterschiedliche Meinungen vertreten. Diese Meinungen vertreten sie als Mitglieder einer bestimmten Gesellschaft. Würden sie in Afghanistan, Indien oder Japan aufgewachsen sein und leben, hätten sie sich anders geäußert. Wie wir denken und handeln, wird also in hohem Ausmaß von der Gesellschaft, in der wir leben, ihren Wertvorstellungen und Deutungsmustern geprägt.

Menschliches Zusammenleben findet immer in verschiedenen sozialen Einheiten statt. Jenes soziale Gebilde, das die Soziologie besonders interessiert, ist die Gesellschaft.

Dem Wortursprung nach bedeutet Gesellschaft den „Inbegriff räumlich vereint lebender oder vorübergehend auf einem Raum vereinter Personen" (Theodor Geiger).

Allgemein gefasst, ist Gesellschaft ein soziales Gebilde: Menschen wirken zur Befriedigung ihrer sozialen Bedürfnisse zusammen.

> **Gesellschaft**
> **Vereinigung zur Befriedigung und Sicherstellung gemeinsamer Bedürfnisse.**

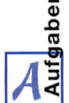

Aufgabe
Denken Sie über Ihr Verständnis von Gesellschaft nach. Sichten Sie Nachschlagewerke, Schulbücher, Zeitschriften usw. und notieren Sie Definitionen und Beschreibungen von Gesellschaft bzw. den Zusammenhang, in dem dieser Begriff verwendet wird.

2.1.1 Soziologische Gesellschaftsbegriffe

Häufig wird Gesellschaft als nationale Gesellschaft betrachtet und untersucht, z. B. die Gesellschaft der Bundesrepublik Deutschland, die Gesellschaft der Vereinigten Staaten von Amerika.

Andere soziologische Begriffe von Gesellschaft beziehen sich auf ein als „typisch" oder bedeutend erachtetes (Haupt-)Merkmal, mit dem die Gesellschaft der Gegenwart gekennzeichnet werden kann.

Gesellschaft, Kultur und Werte

Solche Gesellschaftsbegriffe sind:
Wohlstandsgesellschaft, Konsumgesellschaft, Marktgesellschaft, Erlebnisgesellschaft, Informations- und Mediengesellschaft, Dienstleistungsgesellschaft, multikulturelle[1] Gesellschaft, individualisierte Gesellschaft.

Dienstleistungsgesellschaft

Immer weniger Menschen sind als Arbeiter und Arbeiterinnen in der Produktion und immer mehr Menschen als Angestellte im Dienstleistungsbereich beschäftigt, z. B. im Pflegebereich, im Versicherungsgewerbe, in der Gastronomie. Die Dienstleistungsgesellschaft zeichnet sich also dadurch aus, dass die Produktion von Gütern in der Industrie an Bedeutung verliert und der Sektor der Dienstleistungen an Umfang und Bedeutung zunimmt.

Multikulturelle Gesellschaft

Diejenigen, die 20- oder 30-jährig als erste so genannte „Gastarbeiter" nach Deutschland kamen, erreichen mittlerweile das Rentenalter. „Im Jahr 1994 lebten in der Bundesrepublik 392 500 Migranten im Alter von 60 und mehr Jahren. Nach Modellrechnungen des Statistischen Bundesamtes werden es im Jahr 2010 rund 1,3 Millionen und im Jahr 2030 mehr als doppelt so viele, nämlich über 2,8 Millionen, sein."

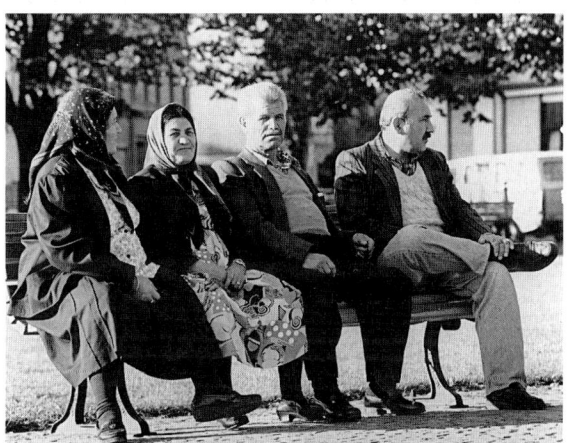

Kuratorium Deutsche Altershilfe: Rund ums Alter. München 1996, S. 100

Die multikulturelle[1] Gesellschaft ist durch vielfältige kulturelle Einflüsse geprägt: In der Bundesrepublik Deutschland leben – wie in anderen Ländern auch – aufgrund von Einwanderung Menschen mit unterschiedlichen Herkunftskulturen zusammen.

Individualisierte Gesellschaft

Noch vor weniger als einem Jahrhundert war die Lebensführung des Menschen weitgehend vorgezeichnet: Die Plätze von Männern und Frauen in der Gesellschaft waren klar verteilt. Es gab Familienernährer und Hausfrauen, die allerdings – wenn das Geld nicht reichte – „dazuverdienen" mussten. Arbeiter waren Arbeiter und lebten, klar erkennbar an bestimmten Kleidungsstücken, Gewohnheiten, Interessen und Geschmäckern, ein Arbeiterleben. Entsprechendes galt für Klein- und Großbürger. Die Söhne von Arbeitern wurden wieder Arbeiter, die Söhne der Bürger konnten studieren. Alle waren eingebunden in die Gemeinschaft der Familie, der Gemeinde, des Kirchensprengels, der Stände und Klassen.

---

[1] multi = viel

Inzwischen hat sich die Situation geändert. Gesellschaftliche Entwicklungen der letzten Jahrzehnte haben einen besonderen Individualisierungsschub ausgelöst: Die individualisierte Gesellschaft der Gegenwart ist durch eine zunehmende Freisetzung und Herauslösung aus traditionalen[1] Sozialbeziehungen (Familie, Verwandtschaft, soziale Schicht bzw. Klasse, Gemeinde etc.) gekennzeichnet. Damit ergibt sich für den einzelnen Menschen, das Individuum[2], heute im Vergleich zu früheren Zeiten eine größere Freiheit der Wahl, was seine Lebensgestaltung und Lebensführung betrifft.

Das heißt aber auch, dass der Mensch sich nicht nur entscheiden kann, sondern sich eben immer auch entscheiden muss: für eine bestimmte Ausbildung, für einen bestimmten Beruf, für eine Familienform, für eine/n bestimmte/n Partner/in, für die Elternschaft, für eine bestimmte Instanz, die einen „Lebenssinn" vermittelt, z. B. eine Glaubensgemeinschaft. Wir leben also in einer Zeit, die durch den Zwang zur Freiheit gekennzeichnet ist. Die Anforderung, sein „eigenes" Leben zu leben, kann sich auch als Überforderung erweisen.

Das Leben ist wie eine Pizzeria mit vielen Pizza-Sorten, sagt der Soziologe Ulrich Beck: Wir müssen auswählen und zwar dauernd. Niemand kann uns bei der Auswahl helfen. Wir müssen entscheiden: Wer nicht entscheidet, hungert. Dabei wissen wir nicht, ob die Wahl „richtig" war: Wenn die gewählte Pizza grauenhaft schmeckt oder hinterher Magenkrämpfe verursacht, müssen wir uns sagen lassen: Du hast ja selbst gewählt!

Vgl. Beck, U.: Auflösung der Gesellschaft? Theorie gesellschaftlicher Individualisierung revisited. In: Lenzen, D. (Hg.): Verbindungen. Weinheim, 1993, S. 66

Zwar ist der Mensch als soziales Wesen niemals vereinzelt und bindungslos, aber Bindungen kommen in der individualisierten Gesellschaft eher auf der Basis einer bewusst und freiwillig getroffenen Wahl zustande: „Wahlverwandtschaften" ersetzen die traditionellen „Verwandtschaften", denen man durch die Herkunft (unfreiwillig und ungefragt) angehörte. Die Familie entwickelt sich von der Notgemeinschaft zur Wahlverwandtschaft.

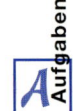

Aufgaben

1 Fragen Sie Heimbewohner, ob sie bereit sind, Ihnen ihren Lebenslauf bzw. ihre Lebensgeschichte zu erzählen. Notieren Sie die Angaben in Kurzform (Ausbildung, evtl. Herkunft, Berufstätigkeit, Familie, wo aufgewachsen und gelebt usw.).

2 Schreiben Sie Ihren eigenen Lebenslauf nieder: Ihre Ausbildung, Ihre Berufstätigkeit(en), Ihren Familienstand, Berufe der Eltern usw. Denken Sie über jene Punkte bzw. Situationen nach, die von Ihnen eine Entscheidung erforderten, die auch anders hätte ausfallen können.

3 Vergleichen Sie die Lebensläufe der alten Menschen mit Ihren und arbeiten Sie mögliche Unterschiede heraus. Diskutieren Sie Vor- und Nachteile des Lebens in einer individualisierten Gesellschaft.

---

[1] traditional = überliefert, herkömmlich
[2] Individuum = der Mensch als Einzelwesen (Lat.: „Das Unteilbare")

2.1.2 Kultur und Werte

Wenn von Gesellschaft als sozialem Gebilde die Rede ist, fällt häufig der Begriff Kultur. Entweder wird auf eine gemeinsame Kultur als Grundlage der Gesellschaft verwiesen, oder aber betont, dass verschiedene kulturelle Einflüsse in einer Gesellschaft aufeinander treffen (multikulturelle Gesellschaft).

Was versteht die Soziologie unter „Kultur"?

Im Sprachgebrauch des Alltags werden mit Kultur meist die „schönen Künste", also Theater, Musik und gestaltende Kunst assoziiert (gedanklich verbunden). Der Kulturbegriff in der Soziologie ist anders definiert:

> **Kultur**
> **Die Gesamtheit materieller und ideeller Hervorbringungen, Werte und Sinndeutungen sowie institutionalisierter Lebensformen von Menschen (z. B. Ehe, Familie), wobei eine Eingrenzung hinsichtlich Raum und Zeit vorgenommen werden kann.**

Der Kulturbegriff ist also äußerst komplex[1]: Er bezieht sich auf alle materiellen und geistigen Produkte und Fähigkeiten schlechthin, die Menschen zum Zweck der Daseinsbewältigung geschaffen haben und weiterhin schaffen.

Kultur umfasst:
- Wissen, Techniken und Technologien (Beispiel Medizin: Wissen, Diagnose- und Behandlungsverfahren, Entdeckungen, Erfindungen, Geräte etc.),
- Weltanschauungen und Weltdeutungen (Beispiel Religion: Kirchen, Konfessionen, Sekten),
- Wertsysteme (Beispiel Menschenrechte: Freiheit und Gleichheit),
- Institutionen[2] (Beispiel Ehe, Familie, Einrichtungen der Erziehung, Bildung und Ausbildung).

Der Begriff Kultur kann sich auf die Gesellschaft als Ganzes beziehen, er kann auch mehrere, einander nahe stehende Gesellschaften umfassen („abendländische Kultur"), er kann sich auch auf Teile der Gesellschaft (z. B. Regionalkulturen) oder auf begrenzte Geltungsbereiche (Subkulturen[3], z. B. Jugendkultur) beziehen.

Viele soziale Tatsachen, die uns selbstverständlich und „natürlich" erscheinen mögen (z. B. die Einehe), sind kulturell geprägt oder sogar „Erfindungen" der jeweiligen Kultur.

Was als „Alter" gilt, ist von Kultur zu Kultur verschieden. Das bedeutet, dass das Alter wenigstens teilweise eine „kulturelle Tatsache" ist, wie schon Simone de

---

[1] komplex = vielschichtig; viele sehr verschiedene Dinge umfassend
[2] Institution = soziale Einrichtung, die auf Dauer bestimmt, „was getan werden muss", und die der Bedürfnisbefriedigung des einzelnen Menschen und dem Wohl oder Nutzen der Allgemeinheit dient.
[3] Subkultur = besondere Kulturgruppierung innerhalb eines übergeordneten Kulturbereichs, mitunter in bewusstem Gegensatz zur herrschenden Kultur stehend

Beauvoir festgestellt hat. Auch der Umgang nachfolgender Generationen mit Eltern und Großeltern ist kulturell geprägt: Im Kulturvergleich reicht die Bandbreite der Haltungen gegenüber alten Menschen von Wertschätzung bis hin zur gezielten Vernachlässigung alter Menschen.

Was versteht die Soziologie unter Werten?

Der Umgang mit Alter und alten Menschen berührt den Bereich der Werte, die in einer bestimmten Gesellschaft zu einer bestimmten Zeit gültig sind.

> **Werte**
> Grundlegende – bewusste oder unbewusste – Vorstellungen vom Wünschenswerten, die die Wahl von Handlungszielen und Handlungsalternativen beeinflussen.
> Als zentrale Elemente der Kultur dienen Werte den Mitgliedern dieser Kultur als allgemeine Orientierungsstandards (Wertorientierungen).

Werte liefern aufgrund ihrer Allgemeinheit keine direkten Verhaltensanweisungen. Ein Wert wie Freiheit lässt sich nicht einfach in die Anweisung übersetzen: „Verhalte dich frei!", oder „Handle als freier Mensch!"

Obwohl Werte Handlungen nicht direkt vorschreiben, bilden sie doch das grundlegende Fundament für das Handeln der Gesellschaftsmitglieder. Ein und derselbe Wert (z. B. Gerechtigkeit) kann sich in einer Vielzahl von Handlungsvorschriften (z. B. in verschiedenen Gesetzen) konkretisieren[1] oder „verkörpern". Umgekehrt können in eine bestimmte Verhaltensvorschrift verschiedene Werte einfließen.

Grundwerte

Grundwerte als höchste, „letzte", nicht weiter hinterfragbare Werte (z. B. Freiheit, Gerechtigkeit, Nächstenliebe, Achtung vor dem Leben) hängen eng mit den dominierenden Glaubensvorstellungen, Weltanschauungen und den Herrschaftsverhältnissen in einer Gesellschaft zusammen.

Diese Grundwerte liefern die Rechtfertigung für abgeleitete Werte, die einen stärkeren Handlungsbezug aufweisen, z. B. berufliche Leistung, Pflichterfüllung.

Grundwerte	abgeleiteter Wert	konkrete Verhaltensanweisungen
Nächstenliebe, Gerechtigkeit	Sorge für schwächere bzw. nicht voll leistungsfähige Gesellschaftsmitglieder (Kinder, Alte, Kranke)	Kinder, Alte und Kranke sind von der Berufsarbeit freigestellt Alte und Kranke werden in speziellen Einrichtungen betreut und gepflegt (Altenheime, Krankenhäuser)

---

[1] konkretisieren = greifbar, gegenständlich, wirklich werden; auf etwas Bestimmtes bezogen sein

Gesellschaft, Kultur und Werte

Wertewandel

Eine vergleichende Untersuchung von Ronald Inglehart in sechs westeuropäischen Industrieländern hat die Diskussion über einen durch den Generationswechsel bedingten sozialen Wertewandel angeregt: Während die ältere, in schwierigen wirtschaftlichen Zeiten aufgewachsene Generation so genannte materialistische Werte (ausgerichtet auf Pflichterfüllung, Leistung, Erfolg und Lebensstandard) betont, wendet sich die im Wohlstand aufgewachsene jüngere Generation zunehmend so genannten postmaterialistischen[1] Werten zu, die auf Autonomie, Selbstentfaltung, partizipatives[2] Engagement abzielen.

> **Aufgabe**
>
> Im Zuge der Diskussion um einen Wertewandel wird behauptet, dass junge Menschen sich „selbstverwirklichen" wollen und dass für viele von ihnen der Beruf nicht mehr Berufung, sondern Job ist, um das nötige Geld zu verdienen. Weiter wird behauptet, dass Möglichkeiten zur Selbstverwirklichung nicht mehr im Beruf, sondern vermehrt im Freizeitbereich gesucht werden: Man übt Aktivitäten aus, wo man sich einbringen, sich bewähren oder sich verausgaben kann. Auf der anderen Seite ist der Bildungsstand in der „individualisierten Gesellschaft" gestiegen. Das hat zur Folge, dass für mehr Menschen als früher durch einen höheren Schulabschluss mehr Wege der Berufswahl offen stehen und bewusst die Entscheidung für einen Wunschberuf, der eben auch Berufung ist, getroffen werden kann. Diskutieren Sie vor diesem Hintergrund Ihre Berufswahl.

Wie die Diskussion um einen möglichen Wertewandel zeigt, sind Werte zwar relativ dauerhaft, aber keine ewigen, unveränderlichen Standards. Sie sind vielmehr an einen bestimmten gesellschaftlichen Kontext gebunden.

In verschiedenen Kulturen können verschiedene Werte gelten: In Mittelmeerkulturen sind z. B. Scham und Ehre zentrale Werte; in asiatischen Kulturen ist es sehr wichtig, einen Gesichtsverlust zu vermeiden.

Werte können in unterschiedlichen Kulturen unterschiedliches Gewicht haben oder aber der gleiche Wert wird unterschiedlich ausgelegt, so dass unterschiedliche Verhaltensanweisungen gerechtfertigt werden können: In einigen Gesellschaften gibt es die Todesstrafe, in anderen nicht.

Aufgrund unterschiedlicher Wertvorstellungen und Wertorientierungen kommt es bei Interaktionen zwischen Angehörigen verschiedener Kulturen häufig zu Missverständnissen. Um diese auszuräumen oder zu verhindern, ist es notwendig, sich mit der jeweils anderen Kultur und deren Werten vertraut zu machen.

---

[1] post = nach (lat.)
[2] partizipativ = teilhabend

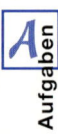

Aufgabe

Haben Sie in Ihren Praktika bereits Erfahrungen mit Menschen gemacht, die einen anderen kulturellen Hintergrund haben? Überlegen Sie, ob es dabei auch zu Situationen kam, in denen Sie die Beweggründe der Handlungspartner nicht „verstehen" konnten. Spielen Sie eine von Ihnen erlebte Situation im Rollenspiel nach. Versuchen Sie, die unterschiedlichen Wertorientierungen herauszuarbeiten. Diskutieren Sie mit Schülerinnen anderer Nationalitäten über Werte. Besprechen Sie anschließend, wie sich unterschiedliche Wertvorstellungen in konkreten Pflegesituationen auswirken können.

Nicht nur die fremde Kultur, sondern auch die eigene Kultur muss „erlernt" werden: Jeder Mensch muss die Kulturmuster der Gesellschaft, in die er hineingeboren wird, erlernen und übernehmen. Dieser Prozess, Enkulturation genannt, verweist auf den Prozess der Sozialisation, der im Folgenden näher erläutert werden soll.

2.2 Sozialisation

Christian: Mit mir hat auf der Sozialstation ein Zivi (Zivildienstleistender) gearbeitet, der Tommy. Er hatte gefärbte Haare, mehrere Ringe in den Ohren und einen Ring sogar an der Augenbraue, und trug entweder ganz weite Hosen, die am Boden schleifen, oder ausgebleichte Jeans mit Löchern und Rissen. Einige von unseren Heimbewohnern guckten da ganz schön! Die Frau Schmid, von der ich dir erzählt habe, wollte ihm Geld schenken, damit er sich eine neue Hose kaufen kann. Sie dachte, er wäre so arm, dass er mit zerrissenen Hosen rumlaufen muss. Und der Herr Bartels hat Tommy richtig beschimpft. Na ja, du kennst ja das Argument: Zu meiner Zeit hätt's das nicht gegeben, da ist man sauber und ordentlich angezogen auf die Straße gegangen ...

Petra: Das ist schon schwierig für die alten Leute. Die sind in einer ganz anderen Zeit aufgewachsen und haben andere gesellschaftliche Wertvorstellungen gelernt.

Christian: Außerdem mussten Kinder damals auch gehorsamer sein und sich mehr unterordnen. Die Eltern waren autoritärer als heute.

Petra: Auf der anderen Seite waren Jugendliche immer schon rebellisch und haben nicht alles übernommen, was ihnen die Eltern vorgelebt haben.

Christian: Die Erwachsenen müssen eben ihrerseits offen bleiben für das Neue, das mit der Jugend aufkommt. Wie heißt es so schön? Man lernt nie aus!

Petra: Na ja, ich bin gespannt, wie die Welt mal beschaffen sein wird, wenn wir alt sind! Und wie dann wohl die jungen Zivis aussehen werden, die uns im Alter betreuen?

Der Mensch kommt – im Gegensatz zu anderen Säugetierjungen – höchst „unfertig" und hilflos zur Welt: Er ist auf die Fürsorge anderer Menschen angewiesen, um (über-)leben zu können.

Diese „Unfertigkeit" bedeutet aber auch, dass der Mensch weltoffen, formbar und lernfähig ist: Er kann in den unterschiedlichsten Umwelten leben und sich diesen anpassen (ewiges Eis oder Wüste), und er kann sich umfangreiches Wissen aneignen, da er über hohe Lernkapazitäten verfügt.

Der Mensch muss lernen, sich in der Gesellschaft, in die er hineingeboren wurde, zurechtzufinden. Er muss sich Wissen, Kenntnisse, Fertigkeiten aneignen und er muss sozial handlungsfähig (gemacht) werden.

> **Sozialisation**
> Der Prozess, in dem der Mensch in die ihn umgebende Gesellschaft und Kultur hineinwächst und zu einem gesellschaftlich handlungsfähigen Subjekt wird.

Sozialisation darf nicht mit Erziehung gleichgesetzt werden:

Erziehung	**Sozialisation**
gezielte, absichtsvolle Beeinflussung eines Individuums durch bestimmte, dazu berechtigte Personen (Erziehungsberechtigte)	Gesamtheit aller sozialen Einflüsse (auch unbeabsichtigte Beeinflussung) als Folgen zwischenmenschlichen Handelns

Aufgaben

1. Versetzen Sie sich in Frau Schmid und Herrn Bartels: Beschreiben Sie aus deren Sicht den Zivi Tommy und notieren Sie die Ergebnisse. Diskutieren Sie die (Persönlichkeits-)Merkmale und Eigenschaften, die Tommy aufgrund seines Äußeren zugeschrieben werden!
2. Fertigen Sie auf einer Tafel bzw. auf einem großen Bogen Papier (Flip-Chart) eine Gegenüberstellung an: Sozialisation früher – Sozialisation heute. Lassen Sie alte Menschen (Heimbewohner, Großeltern etc.) von ihrer Kindheit und Jugend erzählen. Fragen Sie nach ihren Erfahrungen und Erlebnissen in Elternhaus und Schule, nach den Werten, die damals besonders wichtig waren (Ordnung, Sauberkeit, Fleiß?), und nach dem Verhalten, das von ihnen erwartet worden ist. Kennen Sie Bücher (Romane, Erzählungen, Autobiographien), in denen Menschen schildern, unter welchen Bedingungen sie aufgewachsen sind und was sie als Kinder erleben und lernen mussten? Überlegen Sie auch, ob zwischen früher und heute Unterschiede in den Erziehungsstilen festzustellen sind.

Sozialisation ist ein lebenslanger Prozess, da der Mensch immer wieder in neue soziale „Umwelten" kommt, wo neue, bisher nicht bekannte Erwartungen und Anforderungen an ihn gestellt werden.

Phasen der Sozialisation: primäre und sekundäre Sozialisation

In der frühen Kindheit findet der grundlegende Erwerb von sozialer Handlungsfähigkeit statt. Diese besonders wichtige Phase wird als primäre Sozialisation bezeichnet.

Aber auch später sind von den bereits handlungsfähig gewordenen Individuen immer wieder neue Anpassungsleistungen zu erbringen; dies wird als sekundäre Sozialisation bezeichnet.

> **Primäre Sozialisation**
> **Lernphase, die ein Individuum in der frühen Kindheit durchläuft, und die es instandsetzt, durch den Erwerb von grundlegenden sozialen Fähigkeiten als Mitglied der Gesellschaft deren Anforderungen weitgehend zu entsprechen.**

In der primären Sozialisation interagiert das Kind mit seinen Bezugspersonen: i.d.R. Eltern, Geschwister, Großeltern. Sie vermitteln ihm grundlegende Normen, die es zu sozialem Handeln befähigen. Als wichtigstes Mittel zur Kommunikation[1] erlernt das Kind die Sprache. Diese ermöglicht eine deutliche Übermittlung von Verhaltensanforderungen durch die Bezugspersonen („Lass das bleiben!" „Geh nicht auf die Straße!"). Das Kind kann seinerseits durch Worte auf die Verhaltensregeln reagieren: „Nein, will nicht!"

Um das erwartete Verhalten beim Kind sicherzustellen, stehen den Bezugspersonen positive Sanktionen (Belohnungen) und negative Sanktionen (Strafen) zur Verfügung (s. auch Kapitel 2.3.2).

> **Sekundäre Sozialisation**
> **Sie baut auf den Ergebnissen der primären Sozialisation auf und bezieht sich auf die Lernleistung, die ein – bereits primär sozialisiertes – Individuum als Heranwachsenden und Erwachsenen befähigt, sich den Verhaltenserwartungen neuer sozialer Umgebungen oder Bezugsgruppen anzupassen.**

Vorhandene Fähigkeiten werden erweitert und vertieft, indem das Kind in der Schule wichtige Kulturtechniken wie Schreiben, Lesen, Rechnen erlernt. Später verlangt der Eintritt in das Berufsleben und die Gründung einer Familie dem Individuum neue Anpassungsleistungen ab: Es muss neue gesellschaftliche Aufgaben und damit bestimmte Positionen übernehmen und Rollen einüben: Gelernt werden muss, wie man als Konsument, Patient, Wähler, Parteimitglied usw. handelt.

Der Sozialisationsprozess währt die ganze Spanne des individuellen Lebens. Selbst im hohen Alter müssen Anpassungs- und Lernleistungen erbracht werden, wenn z. B. die Übersiedlung in ein Altenheim bevorsteht.

„Der Umzug in ein Heim stellt für alte Menschen einen tiefen Einschnitt in ihr Leben dar: Die Wohnung ... muss aufgegeben werden, sie müssen in den meisten Fällen das ihnen vertraute Umfeld verlassen und sich auf eine völlig neue Lebenssituation einstellen. Da – wie Infratest ermittelte – die meisten neuen Bewohner aus einem Ein-Personen-Haushalt kommen, ist die Umstellung, nun plötzlich in einer großen Gemeinschaft zu leben, besonders groß."
Kuratorium Deutsche Altershilfe (Hg.): Rund ums Alter. München 1996, S. 183

Mit dem Einzug ins Heim sind – bisher unbekannte – Verhaltenserwartungen und -vorschriften verbunden: Einordnung in die Hausgemeinschaft, Beachtung der Hausordnung, Anpassung an den vorgegebenen Tagesrhythmus, Beteiligung an den Freizeitaktivitäten, Toleranz gegenüber den anderen Heimbewohnern und

---

[1] Kommunikation = Austausch von Informationen, Mitteilung, Vermittlung von Bedeutung

deren „Eigenheiten", evtl. Bereitschaft, mit einem anderen, unbekannten Menschen das Zimmer zu teilen usw. Der neue Bewohner muss also eine sekundäre Sozialisation als Heimbewohner durchlaufen.

> **Aufgabe**
>
> Beobachten Sie die Bewohner auf Ihrer Station im Altenheim. Vergleichen Sie einen Bewohner, der schon lange im Heim ist, mit einem „Neuzugang": Lassen sich Unterschiede hinsichtlich der Anpassung an Vorschriften, Verhaltenserwartungen vonseiten des Personals und vonseiten der anderen Heimbewohner etc. feststellen? Notieren Sie Fälle von „Widerstand", der von den Heimbewohnern geleistet wird (zu spät kommen, sich verweigern, nicht mitmachen wollen). Beobachten Sie auch, wie vom Personal auf diese Widerstände reagiert wird. Diskutieren Sie in der Klasse Ihre Beobachtungen!

Sozialisation ist stets ein wechselseitiger Prozess der Einflussnahme. In jedem Interaktionssystem (Familie, Gruppe usw.) beeinflusst und reguliert jedes Mitglied die Handlungsweisen jedes anderen Mitglieds:

- Das Kind sozialisiert auch seine Mutter und seinen Vater; diese lernen erst durch das Kind, ihre Elternrolle auszufüllen (sekundäre Sozialisation als „Mutter" und „Vater").
- Genauso sozialisiert der Altenheimbewohner oder Patient seine Bezugsperson „Pflegekraft" (Altenpflegerin, Krankenschwester).

Da (sekundäre) Sozialisation vor allem Rollenlernen bedeutet, werden im Folgenden die Begriffe „Position", „Rolle", „Norm(en)" und „Sanktion(en)" näher erläutert.

2.3 Position, Rolle, Norm und soziale Kontrolle

Petra: Puh, was wir alles lernen müssen in der Ausbildung! Hoffentlich weiß ich das später noch, wenn ich's dann für die Arbeit brauche! Vieles ist ja enorm wichtig, der ganze medizinische Bereich z. B., wenn ich da später einen Fehler mache, kann das schlimme Folgen haben!

Christian: Und das nicht nur für den Heimbewohner, sondern auch für dich, wenn es dich deine Stelle kostet! Ich bin überhaupt gespannt, wie das werden wird, wenn wir nach dem Abschluss der Ausbildung in unserem Beruf tätig sind. Denk doch nur an all das, was dann von uns verlangt und erwartet wird!

Petra: Und abgesehen von den ärztlichen Anweisungen sollst du es auch noch allen Recht machen, den Vorgesetzten, den Kolleginnen und Kollegen und natürlich den Heimbewohnern! Da wirst du dich manchmal ganz schön anstrengen müssen, um das zu schaffen!

> **Aufgabe**
>
> Diskutieren Sie, ausgehend von Ihrer Ausbildung und den Erfahrungen im Praktikum, die Anforderungen, die an Altenpflegerinnen gestellt werden. Versuchen Sie Petras Äußerung zu erklären, sich „ganz schön anstrengen zu müssen, um es allen Recht zu machen".

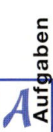

2.3.1 Position und Rolle

Der Begriff der „Rolle" ist uns aus dem Alltagssprachgebrauch bekannt. Schauspieler übernehmen in Theaterstücken und in Filmen Rollen, die von (Drehbuch-)Autoren entworfen worden sind. In der Soziologie sind die Begriffe Position und Rolle eng aufeinander bezogen.

Von Beginn der Menschheitsgeschichte an sind für das Zusammenwirken der Menschen in sozialen Verbänden die Aufgabenverteilung und die Arbeitsteilung von großer Bedeutung: Verhalten verfestigt sich im Hinblick auf bestimmte Aufgaben (Lehren, Lernen, Kochen, Pflege alter Menschen), mit denen schließlich bestimmte Positionen (Lehrerin, Schüler, Koch, Altenpflegerin) verbunden sind. Diese Positionen existieren auch dann, wenn sie (vorübergehend) nicht von einer Person „besetzt" sind, wenn z. B. in einer Stellenanzeige gerade nach einer geeigneten Person gesucht wird.

> **(Soziale) Positionen**
> **Dauerhafte, von einzelnen Personen ablösbare Orte im Netz sozialer Beziehungen, im gesellschaftlichen Beziehungsgefüge.**

Von einem Positionsinhaber kann ein bestimmtes Verhalten erwartet werden. Damit wird sein Verhalten für seine Mitmenschen vorhersagbar – ein elementarer Faktor für das Zusammenleben in Sozialverbänden. Mit einer Position verbunden sind also bestimmte Erwartungen eines regelhaften Verhaltens.

> **(Soziale) Rolle**
> **Die Summe oder das Bündel von Verhaltenserwartungen, die mit einer Position verbunden sind.**

Die einzelnen Verhaltenserwartungen (Rechte, Pflichten, Regeln usw.), die mit einer Position verbunden sind, werden (positionelle) Normen genannt. Normen schreiben Handeln oder Verhalten vor; sie geben Aufschluss darüber, wie der Aufgabenträger in einer bestimmten Situation handeln soll.

> **(Soziale) Norm**
> **Mehr oder weniger verbindliche Vorschrift für Verhalten und Handeln.**

- Formelle Normen sind meist schriftlich niedergelegt (Beispiele hierfür sind Gesetze, aber auch Arbeitsplatzbeschreibungen etc.).
- Informelle Normen sind Erwartungen, die nicht schriftlich festgehalten sind, die z. B. als Vorstellungen in den Köpfen der Interaktionspartner vorhanden sein können (Beispiel: Erwartung, im Gespräch während eines Redebeitrags nicht unterbrochen zu werden).

Wie der Verweis auf Gesetze deutlich macht, existieren

- allgemeine Normen, die als Handlungsanweisungen für alle Gesellschaftsmitglieder gelten, und
- besondere (spezifische) Normen, die nur für das Handeln in bestimmten Positionen oder – noch konkreter – in bestimmten Situationen gelten.

Wie am Beispiel der Arbeitsplatzbeschreibung deutlich wird, existieren die Verhaltenserwartungen oder Verhaltensregeln (positionelle Normen) unabhängig davon, ob ein „Rollenspieler" bereits den betreffenden „Part" (die Position) übernommen hat. Wenn ein Mensch eine bestimmte gesellschaftliche Aufgabe übernehmen will oder muss, hat er oft bereits vorher eine Ahnung von den damit verbundenen Verhaltenserwartungen. Den tatsächlichen Umfang und „Inhalt" der Verpflichtungen wird der Rollenträger jedoch erst bei der Ausübung kennen lernen – womit manches Mal auch unangenehme Erfahrungen verbunden sein können.

Die verschiedenen Interaktionspartner sind als Bezugspersonen oder Bezugsgruppen des Rollenträgers für das Rollenspiel maßgeblich: Sie sind es, die Erwartungen und Forderungen bezüglich des Verhaltens haben und an den Positionsinhaber herantragen.

> **Aufgabe**
> Sie befinden sich momentan in der Rolle der Altenpflegeschülerin. Ihre Lehrkräfte sind für Sie wichtige Bezugspersonen, die bestimmte Erwartungen an Sie als Schülerinnen haben. Notieren Sie diese Erwartungen bzw. Anforderungen. Angenommen, eine Lehrkraft würde von Ihnen erwarten, dass Sie für die Zeit des gesamten Unterrichts still, aufmerksam und konzentriert ihren Ausführungen folgen – entspricht Ihr Verhalten tatsächlich voll und ganz dieser „Norm"? Oder sind Sie manchmal abgelenkt, träumen Sie ab und zu vor sich hin, reden Sie manchmal leise mit Ihrer Nachbarin, lesen Sie gar unter der Bank in einer Zeitschrift (hoffentlich in einer Fachzeitschrift!)? Beobachten Sie sich selbst und Ihre Mitschülerinnen diesbezüglich! Überlegen Sie, wo die Grenzen für Ihr Verhalten liegen! Was geschieht, wenn Sie diese Grenzen überschreiten?

2.3.2 Normen und soziale Kontrolle

Wie wir am Beispiel des Verhaltens von Schülern und Schülerinnen im Unterricht sehen, stimmt das tatsächliche Verhalten des Rollenträgers nur selten völlig mit den Erwartungen überein. Kleinere Abweichungen sind vielmehr die Regel. Für den Positionsinhaber existiert ein gewisser Spiel- oder Freiraum, in dem er sein Rollenspiel ausgestalten – und diesem auch einen individuellen „Anstrich" geben – kann. Größere Abweichungen dagegen werden von den Rollenbezugsgruppen – die auch als Repräsentanten[1] der Gesellschaft im Hinblick auf die betreffende Position betrachtet werden können – verhindert. Es treten Mechanismen in Kraft, die den Rollenspieler dazu bewegen oder auch zwingen sollen, seine Pflichten in der erwünschten Weise auszuüben. Diese Steuerung des Verhaltens wird als soziale Kontrolle bezeichnet. Dabei wird mit bewährten Methoden gearbeitet: „Richtiges" Verhalten wird verstärkt, „falsches" Verhalten wird unterdrückt.

---

[1] Repräsentanten = (Stell-)Vertreter

Konkret heißt das: Verhalten, das den Erwartungen entspricht, also normkonformes Verhalten, wird belohnt (positive Sanktion), Verhalten, das gegen die Erwartungen verstößt, wird bestraft (negative Sanktion). Den gesellschaftlichen Sanktionsinstanzen steht eine Palette von Belohnungen und Bestrafungen zur Verfügung:

Belohnungen:	Bestrafungen:	Belohnungen:	Bestrafungen:
Liebe	Liebesentzug	Achtung	Nichtbeachtung
Wertschätzung	Geringschätzung	Beifall	Herabsetzung
Lob	Tadel	Anerkennung	Mahnung
Zuneigung	Ablehnung	Geschenke	Kritik
Titel	Zurücksetzung	Orden	Versetzung
Ehrungen	Abmahnung	Beförderung	Absetzung
Gehaltserhöhung	Entlassung		Exkommunikation
			Geldbuße
			Haftstrafe

Vgl.: Reimann, H. u.a.: Basale Soziologie: Hauptprobleme. Opladen 1991, S. 185

Eine Gesellschaft verfügt über unterschiedliche Sanktionsmechanismen, die sich nach dem Grad ihrer Härte in eine Rangordnung bringen lassen. Die Härte oder Schärfe der Sanktionen – vor allem der negativen, der Bestrafungen – steht mit der Bedeutung und Wertigkeit der Normen in Verbindung: Abweichungen bzw. Übertretungen von Verhaltensvorschriften, die von der Gesellschaft bzw. von Bezugsgruppen des Positionsinhabers als besonders wichtig erachtet werden und unbedingt eingehalten werden sollen, werden mit entsprechend strengen Bestrafungsmaßnahmen „vergolten". Eine Unterscheidung in Muss-, Soll- und Kannerwartungen trägt dieser Rangfolge Rechnung.

Da der Einzelne die Reaktion der anderen, der Rollenbezugspersonen oder Rollenbezugsgruppen, antizipieren[1] kann, bedarf es häufig gar nicht der Durchführung von Bestrafung (und Belohnung), nicht einmal der Ankündigung derselben (Drohung oder Lockung): Durch Lernprozesse wird in der Sozialisation eine Verinnerlichung der Normen erreicht, ein Gewissen etabliert, so dass sich der Rollenträger aus eigenem Antrieb normkonform verhält (s. dazu Kapitel 3.6.3: Das „Über-Ich" im Instanzenmodell nach Freud).

Aufgabe

Beobachten Sie auf Ihrer Station die Mechanismen sozialer Kontrolle, die das Pflegepersonal zum Einsatz bringt, wenn Heimbewohner sich normkonform verhalten oder aber Normen verletzen. Schreiben Sie diese auf (einschließlich Ihrer eigenen), wobei Sie sich an dem oben dargestellten Katalog von Belohnungen und Bestrafungen orientieren können. Beobachten Sie auch die Heimbewohner und deren Möglichkeiten, die Pflegekräfte zu sanktionieren.

---

[1] antizipieren = gedanklich vorwegnehmen

2.3.3 Die Berufsrolle „Altenpflegekraft"

Am Beispiel der Rolle „Altenpflegekraft" können die Ausführungen zur Rolle konkretisiert werden: Diese Rolle besteht aus verschiedenen Segmenten, denen jeweils die Erwartungen und Anforderungen einer bestimmten Bezugsgruppe oder Bezugsperson zugeordnet werden können. Im Fallbeispiel „Pflegekraft" sind diese Bezugsgruppen und -personen:

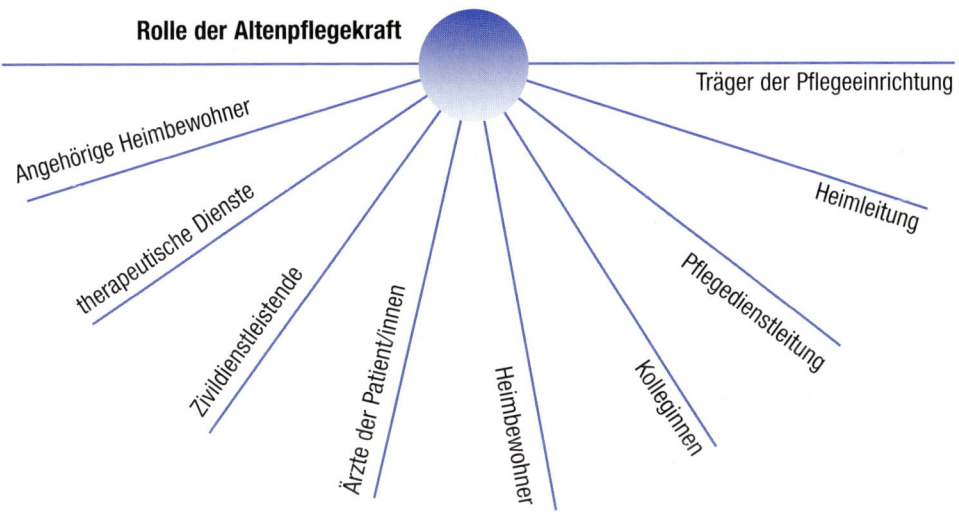

Aufgabe
Legen Sie – jede Schülerin für sich – für jede Bezugsgruppe bzw. Bezugsperson ein Blatt an und schreiben Sie die jeweiligen Erwartungen bzw. Verhaltensvorschriften im Einzelnen nieder. Denken Sie dabei nicht nur an die offiziellen, schriftlich festgelegten Vorschriften und Regeln! Vergleichen Sie in der Klasse Ihre Ergebnisse. Fragen Sie anschließend – wenn möglich – einzelne Bezugspersonen (z. B. Heimbewohner, Vorgesetzte, Kolleginnen) nach deren Erwartungen an Sie als Pflegekraft und überprüfen Sie Übereinstimmungen und Unterschiede zu Ihren Notizen!

Die Erwartungen oder Normen der verschiedenen Bezugsgruppen sind in ihrem Aufforderungscharakter ungleich gewichtet und die damit verbundene Sanktionsgewalt ist ungleich verteilt.

Einige Verhaltensregeln (Muss-Erwartungen) sind verbindlich und unbedingt zu befolgen (z. B. Anweisungen von Ärzten, Inhalt des Arbeitsvertrags), da ansonsten strenge negative Sanktionen drohen (z. B. Verlust der Berufsrolle „Pflegekraft": Kündigung des Arbeitsvertrags). Diese Rollenerfordernisse sind formeller Art (formelle Normen), verbunden mit formellen Sanktionen.

Vonseiten des Kollegenkreises und der Heimbewohner werden weniger verbindliche Erwartungen an den Rollenspieler herangetragen (informelle Normen), die bei

Nichterfüllung meist mit informellen, schwächeren Sanktionen belegt werden können: Verhält sich die Pflegekraft unkollegial, reagieren die Kolleginnen und Kollegen auf diese Normverletzung, indem sie die betreffende Person unfreundlich behandeln, „schneiden" und aus gemeinsamen Aktivitäten – so weit möglich – ausschließen. Die negative Sanktion besteht also in diesem Falle in der Missachtung, Geringschätzung, Meidung und Isolierung der normverletzenden Person.

Ein Rollenspiel, das sich nur auf die Beachtung und Einhaltung von Musserwartungen oder formellen Normen beschränkt, ist für die Person jedoch wenig befriedigend. Am Beispiel der Pflegekraft wird deutlich, dass die Interaktionshäufigkeit gerade mit Kollegen und Heimbewohnern mit ihren eher informellen Erwartungen hoch ist. Als unkollegial, inkompetent, unfreundlich, nicht einfühlsam usw. zu gelten, vom Kollegenteam gemieden und von den Heimbewohnern missachtet oder gar gehasst zu werden, kann eine starke psychische Belastung darstellen: Es besteht also durchaus Anlass, auch Soll- und Kann-Erwartungen zu erfüllen.

Der Positionsinhaber internalisiert[1] die Rollennormen – in seiner eigenen Auslegung. Das bedeutet im Übrigen auch, dass der Einzelne sich neben den tatsächlichen auch vermeintliche Erwartungen von Bezugsgruppen zu Eigen macht: Er verhält sich so, wie er vermutet, dass es von ihm erwartet wird. Häufig hat er sich bereits vor der Übernahme einer bestimmten Rolle mit den Rollennormen beschäftigt. Der Positionsinhaber hat also auch ein Rollenselbstbild, also Vorstellungen darüber, wie er (s)eine Rolle ausfüllen und gestalten möchte, welche Pflichten und Rechte (s)eine Rolle umfasst. Jede Rolle gewährt einen gewissen Toleranzspielraum für die individuelle Ausgestaltung und Interpretation durch den Rollenspieler, so dass dieser z. B. eigene Wertmaßstäbe – z. B. bezüglich der Berufsauffassung – bewahren und entsprechend der eigenen „Persönlichkeit" agieren kann. Aufgrund der vielfältigen und unterschiedlichen Erwartungen sind Konflikte jedoch vorprogrammiert.

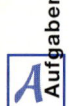

Aufgabe

Schreiben Sie auf Kärtchen – jede und jeder für sich – diejenigen Eigenschaften und Merkmale, die nach Ihrer Meinung wichtig sind für die Ausübung der Berufsrolle „Altenpflegerin", z. B.: freundlich, gewissenhaft, kompetent, aufmerksam, schnell, sauber, umfassend informiert sein, Bescheid wissen usw. Ordnen Sie diese nach ihrer Bedeutung („am wichtigsten" bis „weniger wichtig") und bilden Sie eine Rangfolge. Vergleichen Sie im Anschluss die Auflistungen aller Schülerinnen und Schüler und stellen Sie Übereinstimmungen und Unterschiede fest. Begründen Sie in der Diskussion Ihre „Rollenselbstbilder".

---

[1] internalisieren = Werte, Normen etc. übernehmen und sich zu Eigen machen, verinnerlichen

2.3.4 Rollenkonflikte

Aus den vielfältigen und unterschiedlichen Erwartungen, die allein mit einer einzigen Rolle verbunden sind, resultieren zahlreiche Konflikte. Die Normen der Rollenbezugsgruppen sind nämlich keineswegs aufeinander bezogen und selten konsistent[1]. Im Gegenteil: Sie können einander sogar fundamental widersprechen. Man spricht von einem Rollenkonflikt, wenn ein Positionsinhaber widersprüchlichen und miteinander unvereinbaren Erwartungen ausgesetzt ist. Den Erwartungskonflikt innerhalb (lat.: intra) einer Rolle bezeichnet man als Intrarollenkonflikt, den Erwartungskonflikt zwischen (lat.: inter) verschiedenen Rollen als Interrollenkonflikt.

Intrarollenkonflikt

Als Zivildienstleistender hat Christian Anna Klein kennen gelernt, die als Altenpflegerin in der ambulanten Altenpflege arbeitet. Sie betreut die 86-jährige Frau Schmid, die allein stehend ist, in einer kleinen Wohnung lebt und ihren Haushalt noch selber führen kann. Seit zwei Wochen muss ihr Bein bandagiert werden: eine – genau definierte – Tätigkeit, die nach dem neuen Pflegegesetz eine bestimmte Zeit in Anspruch nehmen darf und mit einem bestimmten Betrag vergütet wird. Frau Schmid, die nicht mehr viele Außenkontakte hat, freut sich sehr, jeden Tag von Anna Klein besucht zu werden, und möchte diese am liebsten gar nicht mehr gehen lassen. Sie bietet ihr regelmäßig Tee und Kekse an und will sich mit ihrem „Besuch" ausgiebig unterhalten. Anna Klein, die eine engagierte Pflegerin ist, will gern auf das Gesprächsangebot eingehen – schließlich versteht sie nicht nur zu gut, was Frau Schmid braucht, sondern findet sie auch sympathisch –, aber andererseits hat Anna Klein sich nach der Zeitvorgabe zu richten.

Das Beispiel von Anna Klein zeigt, dass die Anforderungen und Erwartungen, die an eine Rollenträgerin (hier: Berufsrolle „Altenpflegekraft") herangetragen werden, sehr vielfältig, unterschiedlich und häufig nicht deckungsgleich, also „unter einen Hut zu bringen" sind. Verschiedene Bezugsgruppen und -personen haben unterschiedliche Erwartungen, die einander widersprechen können: Die Patientin erwartet, dass die Pflegekraft viel Zeit „mitbringt" und ihr liebevolle Zuwendung angedeihen lässt, was auch deren Rollenselbstbild entspricht. Der Arbeitgeber schreibt andererseits ökonomisch vertretbares, rentables[2] Arbeiten vor, und die Stations- oder Pflegedienstleitung setzt die entsprechenden Vorgaben um. Konflikte, die sich aus widersprüchlichen Erwartungen verschiedener Bezugsgruppen oder -personen innerhalb einer Rolle ergeben, führen zum Intrarollenkonflikt.

Interrollenkonflikt

Jedes Individuum hat aber nun nicht nur eine einzige Position inne bzw. nur eine Rolle auszufüllen, sondern ist zu jeder Zeit seines Lebens Inhaber mehrerer Positionen und somit Träger mehrerer Rollen.

Eine Kollegin von Anna Klein, Berta Groß, ist allein erziehende Mutter einer achtjährigen Tochter und übt eine Vollzeitbeschäftigung als Altenpflegerin aus. Vorgesetzte und Kolleginnen erwarten, dass Frau Groß – wie alle anderen – regelmäßig Abend- und Wochenenddiens-

---

[1] konsistent = widerspruchsfrei, übereinstimmend
[2] rentabel = einträglich, lohnend, gewinnbringend

te übernimmt. Schließlich kommen sie ihr schon sehr entgegen, indem sie mit den Urlaubsplänen Rücksicht auf die Schulferien nehmen. Die Tochter von Frau Groß will am Abend ihre Mutter bei sich haben und reagiert häufig mit körperlichen Beschwerden, wenn diese zum Dienst aus dem Haus geht. Die Berufsrolle von Frau Groß steht also im Konflikt mit ihrer Familienrolle, der Rolle als allein erziehender Mutter. Würde Frau Groß in den Elternbeirat der Schule ihrer Tochter gewählt, so dass sie regelmäßig abends zu Beiratssitzungen gehen müsste, entstünde ein zusätzlicher Konflikt mit einer Freizeitrolle.

Eine „Lösung" von Rollenkonflikten ist nicht einfach. Rollenspieler müssen fähig sein, widersprüchliche Erwartungen „auszuhalten" oder zu dulden und dabei handlungsfähig zu bleiben. Rollenspieler verfügen allerdings über einige Strategien[1], um den durch Rollenkonflikte verursachten Rollenstress zu reduzieren.

Umgang mit Rollenstress

Eine (einfache) Strategie, die häufig gewählt wird, besteht darin, dass Rollenspieler sich an den Erwartungen jener Bezugspersonen oder -gruppen ausrichten, die über die größte Macht verfügen und die härtesten Strafen verhängen können.

In bestimmten Situationen können bestimmte Erwartungen an eine Position ausgeklammert oder „umgangen" werden. Anna Klein kann also mehr als die vorgesehene Zeit bei Frau Schmid verbringen, gegenüber ihren Vorgesetzten dies jedoch verheimlichen oder vertuschen. Berta Groß kann sich bei ihrem Arbeitgeber krankmelden, um Zeit für ihre Tochter zu haben. Eine solche Handlungsweise ist allerdings nur begrenzt möglich und nicht unproblematisch, da jederzeit eine Entlarvung drohen kann.

Eine andere Strategie wird mit dem Begriff der Rollendistanz bezeichnet, worunter ein bewusstes Loslösen, eine Distanzierung von normativen Anforderungen verstanden wird. Konflikthafte Momente im Rollenspiel werden dadurch entschärft, dass der Rollenträger

- seine distanzierte oder ablehnende Haltung gegenüber bestimmten Anforderungen durch entsprechende Äußerungen wie Murren, Brummen, Scherzen, Spotten zum Ausdruck bringt,
- durch eine (gespielte) Überanpassung, durch deutlich betonte Übererfüllung der Normen sein Handeln mit einem Schuss (Selbst-)Ironie unterlegt,
- sich „innerlich" distanziert, indem er „die anderen reden und machen lässt und sich seinen Teil denkt", oder aber sich in die Welt der Phantasie, in Tagträume flüchtet. Dies kann im Extremfall bis hin zur inneren Kündigung gehen: Der Rollenträger erfüllt nur mehr „mechanisch" seine Pflicht, hat sich innerlich aber weitgehend von der Rolle „verabschiedet".

Die Rollendistanz liefert dem Individuum die Möglichkeit, sich des Auseinanderstrebens von Rollenvorschrift und tatsächlich möglichem Rollenverhalten im Interaktionsprozess bewusst zu werden. Rollendistanz ist – in Grenzen – ein Teil des Rollenverhaltens, und gibt Hinweis darauf, dass der Rolleninhaber sich der Normen bewusst wird und sie reflektiert[1]. Zugleich eröffnet Rollendistanz den am Interak-

---

[1] Strategie = hier: Handlungsplan

tionsprozess Beteiligten die Chance, sich selbst als Individuen, als einzigartige Persönlichkeiten darzustellen und nicht nur als „marionettenhafte" Träger sozialer Rollen.

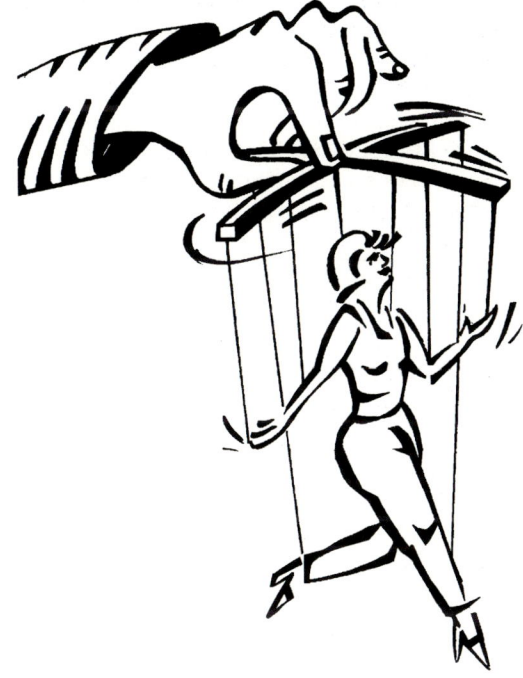

Manche Rollenkonflikte werden allerdings als unlösbar und unaufhebbar erlebt. In solchen Fällen bleibt meist nur der Rollenverzicht, d. h., die Rolle muss aufgegeben werden.

Möglicher Anlass für eine „innere Kündigung" kann bei Altenpfleger/innen das „Burnout-Syndrom[2]" aufgrund von Überforderung sein. Es bleibt allerdings meist nicht bei dieser extremen Form von Rollendistanz, sondern der Rollenstress wird als so schwer wiegend erlebt, dass die Rolle aufgegeben wird (tatsächliche Kündigung):

„Fünf Jahre nach dem Ende ihrer Ausbildung befinden sich nur noch etwa 18 % der Altenpfleger/innen eines Ausbildungsjahrganges in ihrem Beruf. Dies ergab eine Studie des Bundesinstituts für Berufsbildung (BIBB), das unterstützt wurde vom Kuratorium Deutsche Altershilfe. Etwa ein Viertel der examinierten Kräfte waren schon im ersten Berufsjahr wieder ausgeschieden. Die dafür am häufigsten genannten Gründe waren: ‚körperliche und psychische Überforderung', ‚schlechte Arbeitsbedingungen' und ‚eigene Mutterschaft'".
Grauer Panther, Februar 1998, S. 6

Der Verzicht auf eine „Freizeitrolle" (Vereinsmitgliedschaft etc.) hat weniger schwer wiegende Folgen für das Individuum als der Verzicht auf die Berufsrolle (Kündigung) oder die Familienrolle (Scheidung).

---

[1] reflektieren = hier: darüber nachdenken, etwas gedanklich abwägen
[2] Burnout = „Ausbrennen" (engl.)

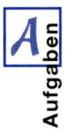

> **Aufgabe**
>
> Versetzen Sie sich in die Lage von Frau Klein und Frau Groß: Wie würden Sie in den oben geschilderten Fallbeispielen handeln? Inszenieren Sie dazu ein Rollenspiel: Verteilen Sie die Rollen von Frau Klein bzw. Frau Groß und die der beteiligten Bezugspersonen, die die widersprüchlichen Erwartungen haben, und spielen Sie die Situation durch. Als beobachtendes Publikum notieren die nicht agierenden Schülerinnen die Verhaltensweisen von Frau Klein und Frau Groß und bewerten diese nach dem Erfolg: Kann der Rollenkonflikt erfolgreich gelöst werden? Ist die Lösung für den Rollenspieler befriedigend? Hat sie für ihn Nachteile? Wer (Rollenspieler oder eine bzw. mehrere Bezugsperson/en) bleibt unzufrieden zurück? Spielen Sie auch von Ihnen selbst erlebte Rollenkonflikte im Rollenspiel nach!

2.4 Soziale Gruppe

Petra: Ich muss dir von der Bastelgruppe erzählen, die es in unserem Pflegeheim gibt. Die Gruppe trifft sich seit über einem Jahr regelmäßig und macht mittlerweile wirklich tolle Sachen. Es sind sechs Leute, vier Frauen und zwei Männer, und sie sind durch das gemeinsame Basteln richtig zusammengewachsen.

Christian: Und wie äußert sich das?

Petra: Na ja, sie verstehen sich sehr gut untereinander und sind auch sonst häufig zusammen. Manchmal geht das fast schon zu weit. Unsere neue Heimleiterin, Frau Mertens, wollte gleich bei der Gruppe mitmachen, aber die Gruppenmitglieder haben sich ihr gegenüber ziemlich abweisend verhalten, finde ich.

Christian: Das habe ich auch schon bemerkt, dass es bei festen Gruppen so Abschottungstendenzen nach außen gibt, so ein Gefühl „wir gegen den Rest der Welt". Schwierig, da was dagegen zu tun!

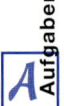

> **Aufgabe**
>
> Beobachten Sie im Praktikum Gruppen im Pflegeheim. Notieren Sie die Merkmale der Gruppe: Wie viele Mitglieder; wie lange gibt es die Gruppe bereits; Häufigkeit der Treffen, gemeinsame Aktivitäten; gibt es einen Gruppenleiter oder Anführer; gibt es häufigeren Wechsel unter den Gruppenmitgliedern? Lassen sich Abgrenzungstendenzen feststellen? Vergleichen Sie Ihre Notizen.

Bei den Ausführungen zu Rolle, Position und Norm wurde bereits mehrfach auf die Bedeutung der Bezugsgruppe(n) hingewiesen. Die Gruppe ist das häufigste soziale Gebilde überhaupt, eine grundlegende Form menschlichen Zusammenlebens. Die Bedeutung der Gruppe für das soziale Leben, besonders für alle Prozesse der Sozialisation und der sozialen Integration[1], ist umfassend. Die mit Abstand längsten Phasen seiner Geschichte verbrachte der Mensch in gruppenähnlichen Sozialverbänden (Horden, Klane, Stämme).

---

[1] Integration = Einbeziehung, Eingliederung (in ein größeres Ganzes)

> **Gruppe**
> Eine soziale Einheit, bestehend aus einer bestimmten Zahl von Personen, die zur Erreichung eines gemeinsamen Ziels über eine bestimmte Zeit hinweg in einem relativ stetigen Kommunikations- und Interaktionsprozess stehen und ein Gefühl der Zusammengehörigkeit entwickeln.

In Gruppen entstehen
- bestimmte Strukturen,
- unterschiedliche Positionen und Rollen, z. B. die Rolle des Gruppenleiters oder Gruppenführers,
- und gruppeneigene Normen.

In Zusammenhang mit unterschiedlichen Machtstrukturen, Ranghierarchien und Führungsstilen (demokratisch oder autoritär) lassen sich auch unterschiedliche Kommunikations- und Interaktionsstrukturen feststellen, die wiederum die Leistung der Gruppe beeinflussen können.

Auch die Zahl der Gruppenmitglieder ist von Bedeutung. Eine intensive und häufige Interaktion aller Gruppenmitglieder ist am ehesten in Kleingruppen mit einer überschaubaren Anzahl von Mitgliedern möglich.

Formelle und informelle Gruppen

Insbesondere für Arbeitsgruppen kann eine Unterscheidung in formelle Gruppen und informelle Gruppen getroffen werden.

Formelle Gruppen sind die von den Organisationen (Unternehmung, Betrieb) vorgegebenen Planeinheiten, deren Ziele, Regeln, Positionen, Rollen und Sanktionen von vornherein - meist in schriftlicher Form – festgelegt sind. Eine formelle Gruppe bildet z. B. das Arbeitsteam einer Sozialstation.

Im Rahmen solcher geplanten, arbeitsteilig organisierten Gruppen bilden sich spontan und ungeplant Gruppierungen, die auf persönlichen Beziehungen und Vereinbarungen der Gruppenmitglieder beruhen: die informellen Gruppen. Diese kommen dem Bedürfnis der Menschen nach personenorientierten, ganzheitlichen Sozialbeziehungen innerhalb der ansonsten sehr sachlichen Organisationsstrukturen entgegen. Es können sich also im Arbeitsteam der Sozialstation auf gemeinsamen Interessen und Neigungen, auf Sympathie und Freundschaft beruhende Gruppierungen bilden, die eigene Normen und Ziele entwickeln. Dabei können die spezifischen Normen der informellen Gruppe gegebenenfalls auch denen der formellen Gruppe widersprechen, was zu Konflikten führen kann.

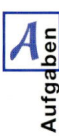

Aufgabe

Spielen Sie folgenden Fall im Rollenspiel nach: Von den 12 Pflegekräften einer Sozialstation bilden zwei zusammen mit der Stationsleiterin eine informelle Gruppe: Sie sind einander sympathisch, haben gemeinsame Interessen und verbringen auch einen Teil ihrer Freizeit zusammen. Die anderen Pflegekräfte gewinnen den Eindruck, dass ihre beiden Kolleginnen nicht nur früher und besser als sie selbst informiert sind, sondern auch der Dienstplan auf deren Wünsche abgestimmt wird (sie werden z. B. für „leichte" Touren eingeteilt). Die Normen der informellen Gruppe (Loyalität, Solidarität, gegenseitige Rücksichtnahme auf persönliche Wünsche und Bedürfnisse) geraten in Widerspruch zu den Regeln des formellen Arbeitsteams (Gleichbehandlung aller Mitarbeiterinnen). Der daraus entstehende „Unfrieden" kann im Extremfall die Zielerreichung der formellen Gruppe gefährden. Entwerfen Sie im Rollenspiel Handlungsmöglichkeiten für die unzufriedenen Mitarbeiterinnen.

Die Bildung informeller Gruppen lässt sich allerdings nicht vermeiden - und soll auch nicht vermieden werden. In dem Moment, wo „lebendige" Menschen aus Fleisch und Blut mit persönlichen Neigungen, Interessen, charakterlichen Eigenheiten die Positionen der formellen Gruppe einnehmen, werden sich zwangsläufig informelle Strukturen und Gruppierungen ausbilden. Die Menschen suchen sozialen Kontakt zu jenen Mitmenschen, die ihnen sympathisch sind, die ähnlich denken und fühlen, ähnliche Interessen haben; das tun sie auch und gerade am Arbeitsplatz, wo ein nicht unbeträchtlicher Teil des Lebens verbracht wird.

Durch informelle und freundschaftliche Beziehungen können sich Untergruppen und gruppeneigene Positionen ausbilden, die vom – allseits beliebten – „Star" der Gruppe über Mitläufer und Außenseiter bis hin zum – allseits abgelehnten – „Schwarzen Schaf" oder dem „Sündenbock" der Gruppe reichen.

Allgemein hängt die orientierende Wirkung einer Gruppe entscheidend davon ab, ob und wie stark sich die Person mit den Werten und Normen, Maßstäben und Sichtweisen einer Gruppe identifiziert[1]. Auf diese Bedeutung für die Orientierung des Individuums hebt der (oben bereits eingeführte) Begriff der Bezugsgruppe (auch Referenzgruppe genannt) ab.

> **Bezugsgruppe oder Referenzgruppe**
> Gruppe von Personen, nach der sich eine Person bei der Beurteilung bestimmter Zustände zu richten gelernt hat.

Die Mitgliedschaft in Gruppen ist für die Identität des einzelnen Individuums, für sein „Selbst" von großer Bedeutung. Die Identifikation mit der Gruppe wird häufig nach außen demonstriert, indem bestimmte Zeichen von allen Gruppenmitgliedern als Symbole der Zugehörigkeit verwendet werden: Gruppenname, besondere Kleidungsstücke bzw. eine bestimmte Art, diese zu tragen, eine bestimmte „Gruppensprache" (Jargon), nichtsprachliche Ausdrucksmittel (besonderer Handschlag zur Begrüßung).

---

[1] sich identifizieren = sich gleichsetzen (mit einer Person, einer Gruppe und deren Normen etc.)

Die Gruppe produziert einen gewissen Konformitätsdruck und ahndet Verstöße auch gegen ungeschriebene Gruppennormen mehr oder weniger rigoros. Negative Sanktionen können von Verspottung, Meidung, Nicht-Beachtung, Absonderung (Isolation) und „An-den-Rand-Drängen" (Marginalisierung) bis hin zum Ausschluss aus der Gruppe reichen.

In Arbeitsteams herrscht meist eine stillschweigende Übereinkunft darüber, „wie die Arbeit getan werden soll", d. h., es existieren ungeschriebene Normen bezüglich Arbeitstempo, Arbeitsstil, Genauigkeit usw. Wer von diesen Normen nach oben abweicht, wird als „Streber" stigmatisiert[1], wer nach unten abweicht, gilt als „Schmarotzer".

Der Konformitätsdruck bewirkt auch, dass in Gruppen eine Tendenz zur Vereinheitlichung von Meinungen und Urteilen zu beobachten ist. Nur sehr selbständige Menschen, die in der Regel selbstsicherer, offener und flexibler im Denken sind, sind in der Lage, eine abweichende oder Minderheitenmeinung zu vertreten, auch auf die Gefahr hin, dafür negativ sanktioniert zu werden.

Das Wir-Gefühl, das in einer Gruppe entsteht, führt dazu, dass sich die Gruppe nach außen abgrenzt. Eine Unterscheidung in die Eigen- oder Wir-Gruppe (ingroup) und die Fremd- oder Sie-Gruppe (out-group) wird getroffen. Die Identifikation mit der Eigengruppe wird durch die Abhebung von der Fremdgruppe erleichtert und vertieft. Dies kann so weit gehen, dass das Fremde schlechthin abgelehnt und als feindselig gefürchtet wird, während das Vertraute, die Eigengruppe zum absoluten Maßstab wird.

2.5 Soziale Schichten und sozialer Status

Petra: Mit unserem neuen Heimbewohner, Herrn Moser, habe ich wirklich Probleme. Ich finde, er behandelt mich total herablassend, also, eigentlich nicht nur mich, die anderen Schwestern empfinden das auch so.

Christian: Vielleicht ist er noch recht unsicher und hat sich noch nicht an die Situation im Heim gewöhnt?

Petra: Kann schon sein, aber ich glaube, es hängt damit zusammen, dass er meint, er ist etwas Besseres. Er hat einen Doktortitel und war Professor an einer Universität. Er redet auch immer so geschwollen daher. Damit macht er sich aber bloß unbeliebt, auch bei den anderen Heimbewohnern. Und dieses überhebliche Getue, fürchterlich! Dauernd zitiert er aus irgendwelchen Büchern und sagt dann: Na, das werden Sie wohl nicht kennen!

Christian: Na ja, er hat sich sicher ziemlich anstrengen müssen, um seine berufliche Position zu erreichen. Und als Professor hatte er in unserer Gesellschaft ein hohes Ansehen, und viel Geld verdient hat er sicher auch. Da ist er es eben gewöhnt, dass er entsprechend behandelt wird. Vielleicht fühlt er sich von den anderen nicht genügend geachtet und muss deshalb immer zeigen, wer er ist?

---

[1] stigmatisieren = jemanden brandmarken, anprangern

Petra: Na, dann hätte er sich halt in ein nobles Seniorenstift einkaufen müssen, da wäre er unter seinesgleichen gewesen!

Christian: Vielleicht will er das aber andererseits gar nicht? Das kann doch auch langweilig sein! Den Umgang mit seinesgleichen hatte er schließlich sein ganzes Berufsleben lang!

Mitglieder einer Gesellschaft lassen sich anhand bestimmter Merkmale unterscheiden und gliedern. Wird die Untergliederung der Gesellschaftsmitglieder nach bestimmten sozialen Merkmalen wie Einkommen, Beruf, Bildung, Vermögen (Besitz), Familienherkunft vorgenommen, erhält man eine Einteilung in soziale Schichten.

> **Soziale Schichten**
> **Einteilung und Untergliederung von Gesellschaftsmitgliedern nach bestimmten sozialen Merkmalen.**

Grundsätzlich gehen wir davon aus, dass in unserer Gesellschaft alle Menschen „frei und gleich" geboren sind und nur die individuelle Leistung zählt. Alle Gesellschaftsmitglieder sind – zumindest theoretisch – „vor dem Gesetz" gleich. Einkommen und Bildung sind jedoch ungleich verteilt: Manche Menschen beziehen ein hohes, andere ein niederes Einkommen und manche verfügen über ererbtes Vermögen. Manche Menschen haben eine „höhere" Bildung genossen, andere nicht.

Auch die Wertschätzung, die eine Gesellschaft mit den verschiedenen beruflichen Positionen verbindet (das Prestige), ist unterschiedlich hoch: Die Position eines Universitätsprofessors oder eines Arztes (besonders eines Chefarztes) nimmt einen höheren Rang in der Ordnung der Berufe ein als die einer Pflegekraft oder eines Sachbearbeiters.

Da also diese sozialen Merkmale eine bestimmte Stellung im Ungleichheitsgefüge ausdrücken, können sie auch als Statusmerkmale bezeichnet werden.

> **Sozialer Status**
> **Die mehr oder weniger hohe Stellung, die eine Person im Vergleich zu anderen Mitgliedern des Sozialsystems – z. B. in der Gesellschaft, in der Gemeinde, in einem Betrieb – einnimmt.**

Eine soziale Schicht ist dadurch gekennzeichnet, dass die Mitglieder jeder Schicht einen gleich hohen oder ähnlich hohen Status besitzen und von den Mitgliedern höher oder tiefer gelagerter Schichten jeweils durch eine bestimmte Statusgrenze getrennt sind. Zur Feststellung von sozialen Schichten wird, z. B. in Untersuchungen, häufig der so genannte sozio-ökonomische Status (SES) ermittelt, in dem nach Beruf, Einkommen und Schulbildung gefragt wird.

Manche Soziologen sprechen allerdings erst dann von einer sozialen Schicht, wenn die entsprechenden Bevölkerungsgruppen ein Bewusstsein ihrer Schichtzugehörigkeit ausbilden. Gefragt wird also auch nach der Selbstzurechnung und/oder statusbestimmtes Verhalten wird erfasst. Das Schichtbewusstsein lässt nämlich auf die Entwicklung schichtspezifischer Normen, Bräuche, Einstellungen, Sprachverhalten, Denkmuster bis hin zu einer Herausbildung schichtspezifischer Teilkulturen schließen.

Es gibt unterschiedliche Schichtungsmodelle, die zwischen zwei und sieben Schichten unterscheiden. Bekannt ist die Unterteilung in drei Schichten: die Oberschicht, die Mittelschicht, die Unterschicht. Das 6-Stufen-Modell unterteilt diese drei Schichten nochmals in je zwei Unter-, Mittel- und Oberschichten (untere Unterschicht, obere Unterschicht, usw.).

Aufgabe
Herr Moser gehört durch Ausbildung, Berufstätigkeit und Einkommen einer bestimmten Schicht an. Diskutieren Sie sein Schichtbewusstsein, das sich in seinem Verhalten im Altenheim bemerkbar macht (Sprachverhalten, Einstellungen, Interessen etc.).

Nach dem Zweiten Weltkrieg ist der mittlere Statusbereich stark angewachsen. Das bedeutet jedoch nicht, dass die Gesellschaft heute auf Mittelschichtsniveau „eingeebnet" wäre. Gesellschaftliche Vor- und Nachteile ergeben sich heute auch aus Merkmalen wie Geschlecht, Alter, Generationszugehörigkeit, Region, Nationalität, Familienverhältnissen, die teilweise quer zu den beruflichen Ungleichheiten stehen. Auch Ungleichheiten im Wohn-, Gesundheits- und Freizeitbereich nehmen an Bedeutung zu. So zerfallen scheinbar einheitliche Schichten – etwa die Mittelschicht – in eine Vielzahl unterschiedlicher Gruppierungen mit jeweils eigenen Kombinationen von gesellschaftlichen Vor- und Nachteilen. Man spricht deshalb anstelle von sozialen Schichten auch von unterschiedlichen sozialen Lagen.

In der „individualisierten Gesellschaft" (s. Kapitel 2.1) ist die Lebensführung immer häufiger durch Brüche im Lebenslauf (Arbeitsplatzverlust, Arbeitslosigkeit, Umschulung, Übernahme von schlecht bezahlten „Jobs", die nicht dem erlernten Beruf entsprechen) gekennzeichnet. Der Status ist nicht mehr einheitlich bzw. widerspruchsfrei (konsistent): Der Verdienst entspricht z. B. nicht der (Aus-)Bildung, oder Phasen mit hohem Einkommen wechseln sich ab mit Phasen, in denen die Einkünfte gering sind. In der „individualisierten Gesellschaft" hat sich auch der Zusammenhang zwischen schichtspezifischen Lebensbedingungen und der Herausbildung schichtspezifischer Einstellungen und Verhaltensweisen gelockert.

Heute wird deshalb statt der Schichtzugehörigkeit häufig die Zugehörigkeit zu (sozialen) Milieus und Lebensstilgruppierungen erforscht. Für Untersuchungen zum Lebensstil sind beispielsweise Freizeitgewohnheiten („Wie verbringen die Personen ihre Freizeit?") und Konsumgewohnheiten („Welche Waren kaufen die Personen, welche Marken bevorzugen sie?") ebenso wie das Medienverhalten („Sehen die Personen fern, lesen sie Zeitung, Zeitschriften usw.? Welche Programme und Sendungen bevorzugen sie) von Bedeutung für die Milieuzugehörigkeit.

Bei einer Umfrage, die 1989 in der Bundesrepublik durchgeführt wurde und in die knapp 1500 Menschen im Alter von 55 bis 70 Jahren einbezogen waren, wurden vier unterschiedliche Lebensstile älterer Menschen („Altersmilieus") festgestellt:

Die pflichtbewussten häuslichen Alten: *Wichtig sind ihnen Bescheidenheit, Sparsamkeit, die Familie, häusliche Pflichten, Gartenarbeit, Kaffekränzchen, Besuch von Kindern und Enkeln. Die Angst vor Abhängigkeit und vor dem Altenheim sind ausgeprägt. Ihr Leben spielt sich im Rahmen ihrer „vier Wände" ab (31 % der Befragten).*

Die aktiven „neuen" Alten: *Wichtig sind ihnen Selbstverwirklichung, Kreativität, Aufgeschlossenheit für das Neue. Sie genießen ihre Rente und nehmen weiterhin am sozialen Leben teil. In dieser Gruppe finden sich nicht unbedingt die Jüngsten der Älteren, hingegen überdurchschnittlich viele Menschen mit hohem Bildungsgrad und hohen Einkünften (25 %).*

Die sicherheits- und gemeinschaftsorientierten Alten: *Wichtig sind ihnen Hobbys, der Kontakt mit Nachbarn, Fernsehen. Nach einem harten Arbeitsleben bedeutet die Rente für sie Ruhe und Rückzug. Sie leben in bescheidenen, aber nicht ärmlichen Verhältnissen (29 %).*

Die resignierten Alten: *Sie führen ein Leben, das durch materielle und soziale Nachteile geprägt ist. Viele von ihnen haben gesundheitliche Probleme und leben in Einsamkeit und großer Armut. Sie suchen Trost in der Religion oder in Erinnerungen. Gefühle der Ohnmacht und die Angst vor dem Abgeschobenwerden sind ausgeprägt. Es ist die älteste Gruppe und die mit dem höchsten Frauenanteil (15 %).*

Die Älteren, Infratest-Studie zur Lebenssituation der 55- bis 70-Jährigen.

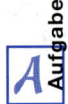

Aufgabe
Sammeln Sie Belege für die Bedeutung, die die Schichtzugehörigkeit der Bewohner eines Altenheimes (und die der Angehörigen) haben kann. Diskutieren Sie über diesbezügliche Erfahrungen im Praktikum. Notieren Sie Auswirkungen „sozialer Ungleichheit" im Alter.

2.6 Alte Menschen in der Gesellschaft

Christian: Der Zivi Tommy hat mal über Schwester Christa gesagt, dass sie „ja auch schon älter ist". Dabei ist sie gerade mal 36 Jahre alt!

Petra: Wenn man 19 ist, sind eben alle Menschen über 30 alt. Weißt du nicht mehr? „Trau keinem über dreißig!"

Christian: Die gleiche Einstellung haben mittlerweile Arbeitgeber! Für die gehörst du mit 45 schon zum alten Eisen!

Petra: Dabei werden die Menschen immer älter. Und im Großen und Ganzen bleiben sie auch im höheren Alter länger fit.

Christian: Ja, einige schon. Ich habe dir doch von meinem Opa erzählt, der mit 80 Jahren noch fit wie ein Turnschuh ist. Meine Nachbarin reist mit 82 auch noch munter in der Weltgeschichte herum und besucht ihre Enkel, die in Spanien leben. Sie hält sich übrigens nicht für alt – alt ist für sie, wenn jemand 90 ist! Sie sagt immer: Gut, dass ich jetzt, bevor ich alt werde, noch all das machen kann, wozu ich früher nie gekommen bin. Aber du siehst im Praktikum auch viele alte Menschen, denen es nicht so gut geht und für die das Alter ziemlich beschwerlich ist.

Petra: Da gibt es allerdings große Unterschiede, alt ist eben nicht gleich alt!

Alte Menschen in der Gesellschaft

> **Aufgabe**
> Schreiben Sie auf Kärtchen Ihre Begriffe und Vorstellungen von „Alter". Notieren Sie die Merkmale des Alters („Alt sein bedeutet:..."). Diskutieren Sie darüber in der Klasse und besprechen Sie, warum für den 19-jährigen Tommy Schwester Christa eine „ältere Frau" ist und für Christians Nachbarin das „Alter" bei neunzig beginnt. Greifen Sie dabei auch auf eigene Erfahrungen und Einstellungen zurück und tauschen Sie diese Erfahrungen untereinander aus.

„Das einzelne Gesellschaftsmitglied betritt die gesellschaftliche Bühne, schlüpft in die verschiedenen, vorgefundenen Lebensaltersrollen und tritt wieder ab. Das Individuum stirbt, die Rollen und die Gesellschaft bestehen weiter."
Reimann; H.: Interaktion und Kommunikation im Alter. in: Reimann, H. & Reimann, H. (Hg.): Das Alter. Einführung in die Gerontologie. Stuttgart 1983, S. 72.

Mit der Lebensaltersrolle des alten Menschen verknüpft die Gesellschaft bestimmte Erwartungen oder Normen, die mit dem in dieser Gesellschaft vorherrschenden Altersbild zusammenhängen (s. Kapitel 7). Der alte Mensch wird in einem Prozess der sekundären Sozialisation mit diesen Normen konfrontiert. In unserer Gesellschaft wurde – und wird z. T. immer noch – erwartet, dass alte Menschen ein bescheidenes, zurückgezogenes Leben führen sollten, gekennzeichnet durch Passivität, Verzicht, Ruhe, Beschaulichkeit und Abgeklärtheit.

Einerseits haben diese gesellschaftlichen Verhaltenserwartungen eine gewisse Berechtigung und Funktion. Sie wirken entlastend und öffnen sogar bestimmte „Freiräume": Der alte Mensch ist – wie ein reicher Aristokrat – befreit von Berufsarbeit und hat (endlich!) das Recht, faul zu sein und nur mehr tun und lassen zu können, was ihm gefällt.

Andererseits engen diese Erwartungen ein und fordern ein Verhalten, das nicht alle alten Menschen zu zeigen bereit oder fähig sind. Wie uns Georg Kreissler lehrte: Jemand, dem nur mehr das „Tauben füttern im Park" zugestanden wird, könnte mit Gift in der Tasche unterwegs sein!

Insgesamt lässt sich – gerade für die letzten Jahrzehnte – feststellen, dass die Zahl derjenigen Alten, die sich nicht normkonform verhalten, gestiegen ist und weiterhin steigen wird.

> **Aufgabe**
> Sichten Sie Zeitungen, Zeitschriften u. ä. und schneiden Sie Artikel aus, in denen über alte Menschen berichtet wird. Sortieren Sie die Artikel danach, ob die alten Menschen, über die berichtet wird, eher gemäß den Erwartungen, also normkonform (Bsp.: alte Frau, die den ganzen Tag aus dem Fenster schaut, die Arme auf ein Kissen aufgestützt etc.) oder nicht normkonform handeln (ungewöhnliche Aktivitäten: z. B. die 80-jährige Frau, die als Tandemspringerin mit dem Fallschirm abspringt). Diskutieren Sie mit anderen Ihre Zuordnung.

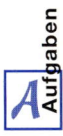

Wie das von alten Menschen gezeigte Verhalten vielfältiger und uneinheitlicher wird, lockern sich auch eingefahrene, klischeehafte Vorstellungen vom Alter. Zwei gesellschaftliche Prozesse, die andauern (und noch lange nicht abgeschlossen sind), tragen dazu entscheidend bei:

- Altsein ist zu einer Massenwirklichkeit geworden: Der Anteil der über 60-Jährigen in Deutschland lag im Jahre 1990 bei 21 %, wird bis zur Jahrtausendwende auf 25 % ansteigen und wird bis zum Jahre 2030 auf 34 % prognostiziert.

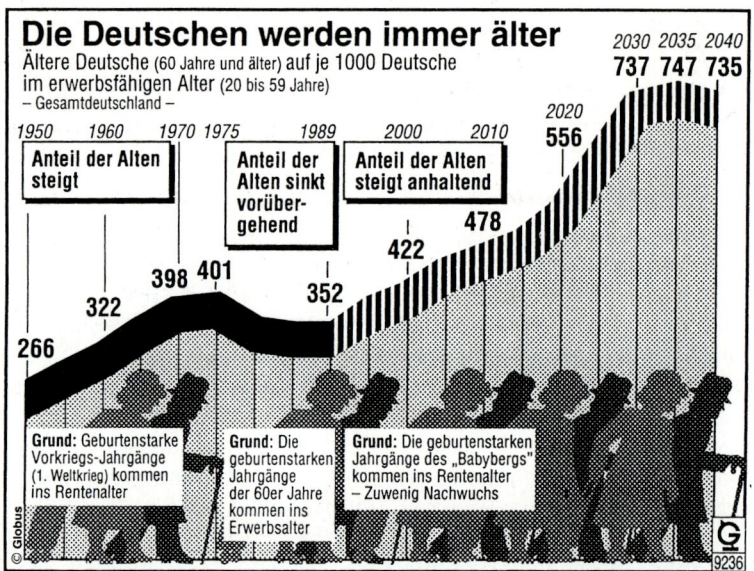

- Altsein als Lebensabschnitt zeichnet sich durch die zunehmende Dauer aus: Die gesamte Altersphase kann inzwischen 40–50 Jahre eines Lebens umfassen, und damit länger dauern als jede andere Phase des Lebenslaufs (Kindheit, Jugendzeit, Familenzeit, Ehezeit). Stellt man die Ausbildungs- und Studienzeiten in Rechnung, kann die Zeit des „Ruhestands" sogar die Arbeitsphase übersteigen.

Die genannten Prozesse führen zu einer widersprüchlichen Entwicklung: Auf der einen Seite wird das Bild einer „alternden Gesellschaft", einer „Greisenrepublik" entworfen, dominiert[1] von alten Menschen, die allein aufgrund ihrer zahlenmäßigen Überlegenheit die gesellschaftliche Wirklichkeit entscheidend prägen werden, wodurch früher oder später mit einem Generationenkonflikt zu rechnen ist. Die Kosten für Renten- und Gesundheitssysteme steigen, der Anteil der Erwerbstätigen geht zurück. Die „Vergreisung der Gesellschaft" gilt übrigens weltweit: „Vergreisende Menschheit – explodierende Kosten: Der globale Bankrott?", titelt etwa die Zeitschrift „Grauer Panther" in der Februarausgabe 1997.

„Rund um den Erdball nimmt die Zahl alter Menschen zu. Nach Berechnungen der Vereinten Nationen wird es im Jahre 2025 auf der Welt 1,2 Milliarden Menschen geben, die über 60 Jahre alt sind. 1950 waren es erst 200 Millionen. ... Der Blaue Planet bekommt einen Graustich."

Brauchbar, M. & Heer, H.: Zukunft Alter. Herausforderung und Chance. Reinbek 1995, S. 33

---

[1] dominieren = beherrschen, vorherrschen, bestimmen

Auf der anderen Seite kann Alter als allein aussagekräftige Kategorie immer weniger erklären, da die Möglichkeiten und Wirklichkeiten, die Lebensstile zunehmend vielfältiger werden.

„Es gibt wohl kaum eine Altersgruppe, die von so unterschiedlichen Lebenslagen und Lebensstilen geprägt ist wie die über 60-Jährigen. Es gibt nur wenig Gemeinsamkeiten zwischen

- *einem verheirateten, recht häuslich lebenden ehemaligen Stahlarbeiter, der sich im Vorruhestand vor allem um seinen Schrebergarten kümmert,*
- *einer alleinlebenden, pensionierten Lehrerin, die oft ins Theater und Konzert geht und sich ausgedehnte Reisen in ferne Länder leisten kann,*
- *einem pflegebedürftigen, auf den Rollstuhl angewiesenen verwitweten Rentner, der seine eigene Wohnung kaum mehr verlassen kann,*
- *einer 85-jährigen, leicht altersverwirrten Witwe im Pflegeheim, die von Sozialhilfe leben muss und zur persönlichen Verfügung nicht mehr als ein Taschengeld hat."*

Kuratorium Deutsche Altershilfe (Hg.): Rund ums Alter. München 1996, S. 92

Orientiert man sich also am Renten- oder Pensionsalter, umfasst die Gruppe der über 60-jährigen Menschen heute mindestens zwei Generationen.

Um die Aussagekraft der Kategorie „Alter" zu erhöhen, werden Versuche unternommen, Alter weiter aufzugliedern. Der Wiener (Geronto-)Soziologe Leopold Rosenmayr hat folgende, auch von der Weltgesundheitsorganisation (WHO) verwendete, Einteilung vorgeschlagen:

- ältere Menschen (60–74 Jahre)
- Alte (75–90 Jahre)
- Hochbetagte (über 90 Jahre)
- Langlebige (100 Jahre und mehr).

Häufig werden auch die so genannten Jung-Alten (beginnend bei 50 oder 55 Jahren bis ca. 70 oder 75) von den alten Alten (den Betagten) und diese nochmals von den Hochbetagten (Menschen über 85 Jahre) abgegrenzt. Um dem veränderten „Gesicht" von Alter Rechnung zu tragen, werden inzwischen auch vermehrt neutrale Bezeichnungen benutzt, z. B. der Begriff spätes Erwachsenenalter für Menschen zwischen 65 und 79 Jahren[1].

Aber selbst diese Einteilungen und Untergliederungen lassen wenig Aussagen über die individuelle Situation eines alten Menschen zu.

Da ist der 89-jährige Soziologe, der vor großem Publikum einen einstündigen, freien, aber druckreif formulierten Vortrag hält – im Stehen, lediglich auf einen Stock gestützt (Norbert Elias beim 23. Soziologentag 1986 in Hamburg). Und da ist der 67-jährige ehemalige Ingenieur, dem – als Dialysepatienten – nur mehr eine sehr reduzierte Teilnahme am sozialen Leben möglich ist, der seine Tage im Sessel vor dem Fernsehgerät verbringt und gerade noch ab und zu kurze Spaziergänge um den Block machen kann.

Vgl.: [1] Brauchbar, M & Heer, H.: Zukunft Alter. Herausforderung und Chance. Reinbek 1995, S. 27

Von Bedeutung für die Situation und die soziale Lage des einzelnen alten Menschen sind – neben dem Alter –

- das Geschlecht,
- die Biographie, der Lebenslauf (Ausbildung, Beruf, Ehe(n), Familie usw.),
- der gesundheitliche Zustand,
- der finanzielle Hintergrund (Höhe der Rente oder Pension, Vermögen),
- die Wohnsituation (Wohnort, Größe und Ausstattung der Wohnung),
- das Weltbild und der Werthorizont,
- die Kultur, in der der alte Mensch (in einer bestimmten historischen Epoche) sozialisiert worden ist.

Zwischen den genannten Dimensionen bestehen vielfältige Wechselwirkungen: Wer finanziell gut abgesichert ist, kann mehr unternehmen – z. B. Reisen – und mehr Kontakte pflegen, also mehr am gesellschaftlichen Leben teilhaben, kann mehr Geld für seine Gesundheit ausgeben, seinen Lebensabend in einer schönen (und gesunden!) Umgebung verbringen, sich bei Bedarf unter Umständen sogar eine Privatpflegerin leisten, die ihn in seiner gewohnten, komfortablen Umgebung nach seinen Wünschen und Bedürfnissen versorgt.

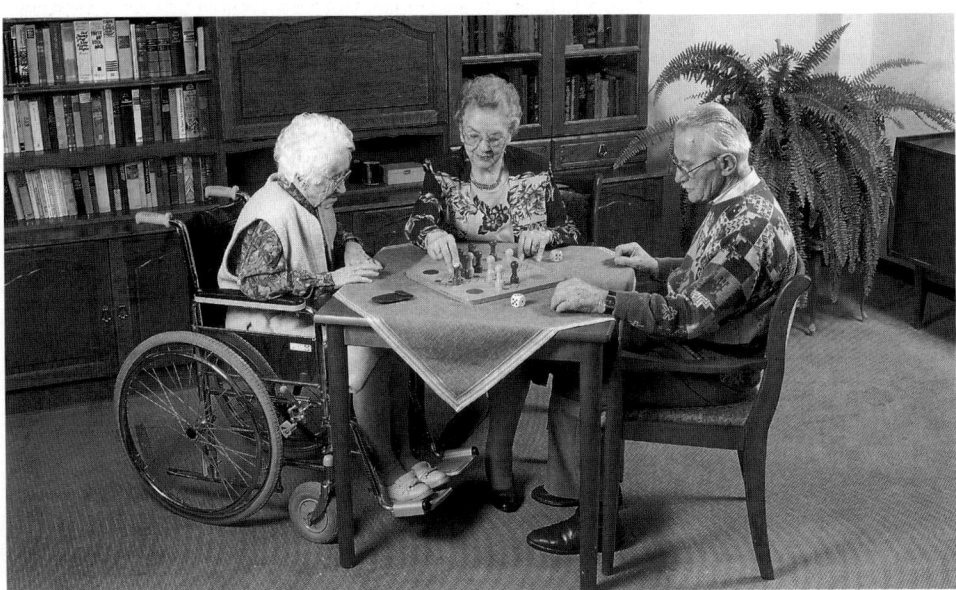

Auch können Zusammenhänge vermutet werden zwischen materieller Lage und Einstellung(en) bzw. dem „Weltbild": So ist es kaum verwunderlich, wenn in der Lebensstil-Gruppe der resignierten[1] Alten (s. Kapitel 2.5) materielle und soziale Nachteile einher gehen mit Gefühlen von Angst und Resignation. Allerdings kann nicht ohne weiteres eine eindeutige Wechselbeziehung zwischen materiellem Wohlstand und Zufriedenheit hergestellt und behauptet werden, da natürlich auch z. B. Persönlichkeitsmerkmale und Sozialisationserfahrungen von Bedeutung sind.

---

[1] Resignation = Schicksalsergebenheit, Verzicht, Entsagung

Als einschneidendes Erlebnis im Alter muss die Berufsaufgabe gelten. Der Rückzug aus dem Berufsleben – der Verlust der Berufsrolle – hat Folgen für

- die Einkommenssituation: Das Einkommen wird meist geringer,
- Interaktion und Kommunikation: Arbeitsplatzbedingte Kontakte nehmen ab, die Kommunikation zwischen Partnern wird vor neue Herausforderungen gestellt,
- den Status und das Prestige: Der mit der Berufsrolle verbundene Status und die daraus gewonnene Wertschätzung fallen weg,
- die Teilhabe am öffentlichen Leben: Der Bewegungsradius engt sich auf den (häuslichen) Nahbereich ein,
- das Zeitmanagement: Die gewohnte Zeitstruktur des Arbeitstages geht verloren, der regelmäßige Wechsel von Phasen der Aktivität (auch des Stresses) und Phasen der Erholung ist außer Kraft gesetzt.

Aber auch der – gewünschte oder erzwungene – Rückzug aus dem Berufsleben verläuft unterschiedlich, so dass sich auch hier ein uneinheitliches Bild ergibt:

Einige Berufsgruppen nämlich müssen oder können ihren Rückzug aus der aktiven Berufsarbeit verzögern bzw. selbst bestimmen. Dazu zählen vor allem die Angehörigen freier Berufe, Anwälte, Wissenschaftler, Künstler, Unternehmer, Ärzte – die jedoch seit kurzem ihre kassenärztliche Zulassung im Alter abgeben müssen, was bereits zu zahlreichen Protesten alter Ärzte führte – und insbesondere Politiker.

Für Angehörige von Berufen, die mit großen körperlichen und/oder psychischen Belastungen verbunden sind, bedeutet die Aufgabe der Erwerbstätigkeit hingegen häufig – trotz der oben genannten Folgen – auch eine Befreiung: Der „hart verdiente" Lebensabend beinhaltet nicht nur, sich endlich „ausruhen" zu können, sondern eröffnet Chancen, bisher vernachlässigte Aktivitäten, z. B. Hobbys auszuüben oder gar noch einmal „etwas ganz anderes" zu machen oder Neues zu lernen.

In Kapitel 7 werden die hier im Überblick dargestellten Bedingungsfaktoren für das „Altern" in der Gesellschaft der Gegenwart ausführlich dargestellt und ihre Auswirkungen auf die soziale Lage, die Situation und den Status alter Menschen weiter aufgeschlüsselt. Vermutet werden kann, dass für den Lebensentwurf des alten Menschen in einer individualisierten Gesellschaft die Bedeutung seiner Biographie, seiner persönlichen Geschichte, zunehmen wird.

2.7 Bedeutung für die Altenpflege

Zusammenfassung

- Der Mensch ist ein soziales Wesen. Er interagiert mit anderen in verschiedenen Sozialverbänden.
- Er orientiert sich an den Werten und Normen, die er als Mitglied einer bestimmten Gesellschaft in der Sozialisation vermittelt bekommen hat.
- Als Inhaber von Positionen (Beruf, Familie) ist der Mensch unterschiedlichen Verhaltenserwartungen (Normen) der Interaktionspartner (Bezugspersonen, Bezugs-

gruppen) ausgesetzt, die in der Summe die Rolle bilden: Berufliches Handeln ist Rollenhandeln.
- Menschen leben und arbeiten in Gruppen. Gruppen bilden eigene Strukturen, Positionen und Normen aus. Innerhalb formeller Gruppen bilden sich informelle Gruppen.
- Die Gesellschaft ist durch soziale Ungleichheit gekennzeichnet. Diese wird erfasst durch eine Unterscheidung und Einteilung in Schichten, Milieus und Lebensstilgruppierungen.
- Die Lebenssituation alter Menschen in der Gesellschaft ist durch eine Vielzahl von Merkmalen geprägt. Ein wichtiger Einschnitt stellt die Berufsaufgabe, der Verlust der Berufsrolle, dar.

Bedeutung für Altenpflegerinnen

Die Pflegekraft handelt in einer Berufsrolle, mit der bestimmte Anforderungen und Verhaltenserwartungen, Rechte und Pflichten (Normen) verbunden sind. Eine Nichteinhaltung der Normen wird negativ sanktioniert. Unterschiedliche Verhaltensregeln und -anforderungen können zu Rollenkonflikten führen.

Aufgabe

Greifen Sie Konflikte auf, die Sie im Praktikum im Pflegeteam erlebt haben, und stellen Sie diese im Rollenspiel nach. Lassen Sie sich von den anderen Schülerinnen, die das Publikum bilden, beobachten und diskutieren Sie mit ihnen die Verhaltensweisen der Beteiligten. Suchen Sie gemeinsam nach Möglichkeiten, die Konflikte zu entschärfen oder zu verhindern.

Bedeutung für Bewohner

Alte Menschen sind zu einer bestimmten Zeit in einer bestimmten Gesellschaft (primär) sozialisiert worden. Im Alter müssen sie neue Lern- und Anpassungsleistungen erbringen, z. B. nach dem Verlust der Berufsrolle, nach dem Verlust des Partners, der Partnerin, beim Einzug ins Altenheim.

Aufgaben

1 Planen Sie ein Rollenspiel: „Frau Schmid kommt ins Altenheim".
2 Erfinden Sie für Frau Schmid einen Lebenslauf (Kindheit, Jugend, Schullaufbahn, Arbeit: Beruf und/oder Haushalt, Familie usw.).
3 Formulieren Sie für die unterschiedlichen Bezugsgruppen und Bezugspersonen Erwartungen (Heimordnung mit entsprechenden Pflichten, Erwartungen der Mitbewohner etc.) und übernehmen Sie die verschiedenen Rollen. Denken Sie auch an die Erwartungen, die Frau Schmid an die Bezugsgruppen hat. Lassen Sie Rollenkonflikte auftreten (z. B.: Frau Schmid will bestimmte Möbel mitbringen, sie will eine Katze halten, sie will nicht um 21:00 Uhr ins Bett gehen, sie will nicht mit Frau Möller das Zimmer teilen usw.) und versuchen Sie, diese zu lösen.
4 Diskutieren Sie nach dem Rollenspiel die Verhaltensweisen der einzelnen Rollenträger und besprechen Sie mögliche Ursachen für das gezeigte Verhalten.

Anregungen für die Berufspraxis

Denken Sie daran, dass Verhaltens- und Handlungsweisen, Einstellungen und Meinungen usw. gesellschaftlich geprägt und vermittelt sind. Berücksichtigen Sie deshalb in Ihrer Berufspraxis stets auch den gesellschaftlichen und kulturellen Hintergrund Ihrer Interaktionspartner – und natürlich auch Ihren eigenen.

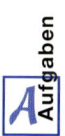

Aufgaben

1 Beschreiben Sie, was die Soziologie unter Gesellschaft, Kultur und Werten versteht!
2 Unterscheiden Sie die Phasen der Sozialisation. Warum ist Sozialisation ein lebenslanger Prozess?
3 Beschreiben Sie Merkmale einer Gruppe. Wie unterscheiden sich formelle und informelle Gruppen?
4 Wie kann soziale Ungleichheit in einer Gesellschaft festgestellt werden?
5 Welche Merkmale bestimmen die Lebenssituation alter Menschen?
6 Weshalb ist „Alter" allein eine wenig aussagekräftige Kategorie?

3 Kapitel
Grundlagen der Psychologie

Denken
Gedächtnis
Attributationen
Einstellungen

Fühlen
Gefühle
Angst

Psychologie
Wissenschaft
Menschenbilder
Ziele

Lernen
Klassisches Konditionieren
Operantes Konditionieren
Modelllernen
Kognitives Lernen
Verhaltenskontrolle

Wollen
Bedürfnisse/Motive
Einflussfaktoren

Tiefenpsychologisches Modell

Christian: Wir haben jetzt so viel über den Menschen gehört – was soll das jetzt noch – Psychologie!

Petra: Bei Psychologie muss ich immer an die Seiten aus den Illustrierten denken „Der Psychologe empfiehlt".

Christian: Mir fällt da so Hypnose, Scientology ein. Der Psychologe, der dich mit einem Blick durchschaut hat, der dich mit einigen Worten dazu bringt, dass du, ohne zu wollen, dein Leben umkrempelst. Denk doch mal an den Film „Das Schweigen der Lämmer". Der war auch Psychologe und hat den Menschen die Haut am lebendigen Leib abgezogen und dann doch alle reinlegen können und sich im Süden ein schönes Leben gemacht.

Petra: Ach, Quatsch. Die Psychologen sind nur ein bisschen schrullige Figuren, die ein bisschen Lebenserfahrung haben und das gut rüber bringen können. So wie ein Pfarrer. Früher ging man zum Pfarrer mit seinen Problemen. Heute läuft alles zum Psychologen. Ich frag mich nur, was man uns da erzählen will.

Im vorherigen Kapitel haben wir gesehen, dass die Gesellschaft, in der wir leben, einen wesentlichen Einfluss auf uns hat. Die Vorgänge in der Gesellschaft beeinflussen uns, sowie auch die alten Menschen, mehr oder weniger direkt. Bisher ungeklärt blieb, was geht in uns und in den alten oder alternden Menschen vor? Wir wollen untersuchen, wie wir Menschen denken, lernen, fühlen, um letztendlich zu verstehen, wie und warum wir handeln.

Der Gegenstand der Psychologie sind wir selbst.

Aufgaben
1 Schreiben Sie Ihre Definition von Psychologie auf ein Kärtchen. Heften Sie diese Kärtchen an eine Magnetwand oder eine Pinnwand. Erarbeiten Sie Gemeinsamkeiten und Gegensätze ihres Verständnisses von Psychologie.
2 Suchen Sie in Nachschlagewerken nach Definitionen von Psychologie. Erarbeiten Sie die wichtigsten Unterschiede zwischen den Definitionen.

Eine Möglichkeit, um zu einer Definition von Psychologie zu gelangen, ist die Wortanalyse[1]. Bereits im ersten Kapitel haben wir erfahren, dass „logie" oder Logos aus dem Griechischen kommt und Wissenschaft bedeutet.

Psychologie ist die Wissenschaft von der Psyche.

Was bedeutet aber Psyche?

Aufgaben
1 Suchen Sie in Nachschlagwerken nach Definitionen von Psyche. Beachten Sie dabei auch möglichst Lexika der Philosophie, Psychologie, Theologie oder Anatomie, Medizin.
2 Sicherlich hat jeder eine Definition von Psyche oder Seele, die er am ehesten akzeptieren kann. Bilden Sie Gruppen von Vertretern ähnlicher Auffassung von Psyche. Erarbeiten Sie in den Arbeitsgruppen, welches Menschenbild zu dem jeweiligen Verständnis von Psyche gehört. Welches ist vor diesem Hintergrund Ihre Aufgabe in der Altenpflege? Was ist das Ziel Ihrer Arbeit? (Vgl. Fach Ethik).

Wir haben also festgestellt, dass die Psychologie eine Wissenschaft ist. Jede Wissenschaft will ihr Aufgabengebiet beschreiben und erklären. Das Aufgabengebiet der Psychologie ist die Seele. Also muss die Seele in der Psychologie etwas sein, was man beobachten und beschreiben kann.

Psyche ist das, was das Handeln, Lernen, Denken, Wollen, Fühlen, Wahrnehmen des Menschen ausmacht.

Ordnen wir diese Begriffe, dann gibt es:
Verhalten: von außen beobachtbare Handlungen oder körperliche Reaktionen eines Menschen
Erleben: Vorgänge, die nur der betroffene Mensch wahrnehmen kann, die sein Innenleben betreffen.

---

[1] Wortanalyse = Zergliederung des Wortes in seine einzelnen Wortkomponenten

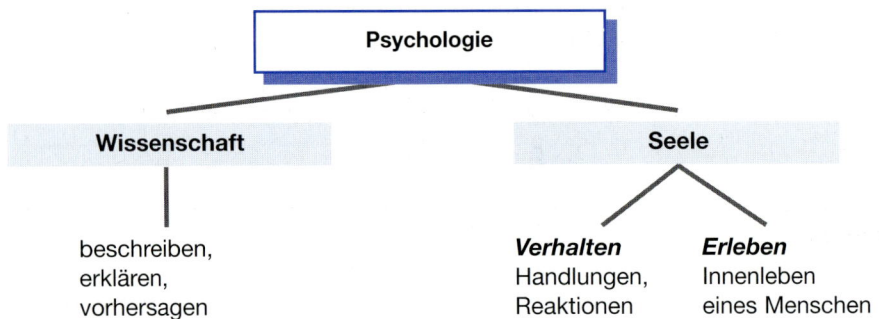

3.1 Einführung

In der Klasse hat es Streit gegeben. Der Klassenlehrer hat versucht zu schlichten. Trotzdem sind scheinbar nicht alle Probleme aus der Welt geschaffen. Christian und Petra unterhalten sich mit einigen Mitschülern noch weiter in der Cafeteria.

Theo: Diese Ilse ist nur so zickig, weil sie eine alte Jungfer ist.

Christian: Ach wo, so alt ist die noch gar nicht. Die meint nur, alle wären gegen sie.

Petra: Sie hatte es ja auch nicht leicht in ihrem Leben. Wenn man immer nur eins auf den Deckel bekommt, dann wird man halt so.

Theo: Aber schau, mit wem die sich immer zusammen tut. Ausgerechnet mit der Jule. Da zeigt sich wieder – sag mir, mit wem du umgehst, dann sag ich dir, wer du bist.

Anna: So frustrierte Leute suchen sich immer unbewusst Gleichgesinnte. Sie merkt gar nicht, dass sie sich gegenseitig runter ziehen. Ich glaube, die Ilse kann sich selbst nicht leiden. Deshalb ist sie so zickig zu uns.

Petra: Aber die Jule ist doch gar nicht zickig. Die ist doch richtig nett. Zum Glück kommt wenigstens die mit der armen Ilse zurecht.

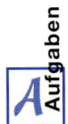

Aufgaben

1 Denken Sie an einen Menschen aus ihrem Bekanntenkreis, den sie für „zickig" halten. Sammeln Sie die Erklärungsmöglichkeiten oder Gründe für diese Persönlichkeitseigenschaft.

2 Sammeln Sie in der Klasse weitere Alltagsweisheiten und schreiben Sie dieses Wissen jeweils auf ein Kärtchen. Denken Sie dabei auch an Sprichwörter, wie z. B. „was Hänschen nicht lernt, lernt Hans nimmermehr", an Dinge, die Sie gelesen haben, oder an Menschenkenntnisse, die Sie sich anders erworben haben.

Im Eingangsbeispiel wurden mehrere Hypothesen aufgestellt, warum eine Mitschülerin ein Verhalten zeigt, das im Klassenverband zu Schwierigkeiten führt. Das bedeutet, dass eigentlich jeder von uns schon eine Vielzahl von psychologischem Wissen hat. Jeder hat eine Vorstellung von dem, was der Mensch ist, wie er sich verhält oder wie er erlebt. Hätten wir das nicht, wäre das Zusammenleben sehr schwierig. Wir könnten nie voraussagen, wie unser Partner sich im nächsten Moment verhält. Wir könnten keinen Menschen einschätzen, uns nicht im Umgang mit anderen Menschen orientieren.

> Jeder von uns weiß (oder meint zu wissen), wie unser Sozialpartner sich verhalten wird und was er erlebt.

Aufgabe
Stellen Sie sich noch einmal die Situation im Eingangsbeispiel vor und sammeln Sie Meinungen darüber, wie sich Ilse nach der Pause verhalten wird und was sie erleben wird. (Beachten Sie dabei die Definitionen von Verhalten und Erleben).

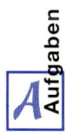

3.1.1 Alltags- und wissenschaftliche Psychologie

Petra geht in der nächsten Pause zu Ilse, um mit ihr zu sprechen. Sie ist der Meinung, dass man ihr helfen muss.

Petra: Hallo Ilse. Es tut mir leid wegen dem Streit vorher.

Ilse: Ich bin es gewohnt.

Petra: Deshalb wollte ich mit dir sprechen. Wenn du dich so verhältst, dann forderst du die anderen ja geradezu heraus, so bösartig zu reagieren.

Ilse: Soll ich mir etwa alles gefallen lassen? Ich hab daheim auch noch meine alten Eltern zu pflegen und muss Geld verdienen und die Schule und alles.

Petra: Ja, das weiß ich ja. Aber wenn du nicht gleich so aggressiv reagiert hättest, dann wären die anderen nicht so gemein geworden. Wir hätten vielleicht eine bessere Lösung gefunden.

Alltagspsychologie

Jeder Mensch ist ab und zu „psychologisch" tätig. Wir „durchschauen" die anderen und fällen Urteile über ihren Charakter. Und sicherlich war jeder von uns schon mal „Therapeut" oder „Ratgeber". Jeder hat schon einmal einen Freund, ein Familienmitglied, einen Arbeitskollegen in einer schwierigen Lage beraten oder ihm in einer Problemsituation geholfen. Jeder Mensch besitzt eine Alltagspsychologie.

> Alltagspsychologie ist die Bezeichnung für die psychologischen Kenntnisse, die aufgrund von persönlichen Lebenserfahrungen gesammelt werden.

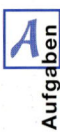

Aufgabe

Nehmen Sie ihre Sammlung von psychologischem Wissen zur Hand, welche Sie bei der Aufgabe 2 auf S. 72 erarbeitet haben. Sortieren Sie jene Kärtchen aus, die der oben genannten Definition von Alltagspsychologie entsprechen. Befestigen Sie diese Kärtchen auf einer Magnettafel (Pinnwand) und suchen Sie nach Gemeinsamkeiten und Unterschieden zwischen diesen Wissenseinheiten.

Merkmale der Alltagspsychologie

Merkmal	Beispiel
Alltagspsychologie ist subjektiv[1].	Theo und Anna empfinden Jule als zickig, Petra findet sie sehr nett.
Alltagspsychologie beruht auf unzulässigen Verallgemeinerungen	Theo (oder einer seiner Vorfahren) hat wahrscheinlich einmal eine schlechte Erfahrung mit alten Jungfern gemacht. Daraus wurde von einem Fall auf alle Fälle geschlossen.
Alltagspsychologie ist in der Regel nicht überprüfbar und auch nicht wiederholbar.	Die negative Erfahrung, die Theo (oder einer seiner Vorfahren) mit alten Jungfern gemacht hat, kann von keinem Wissenschaftler wiederholt werden. Niemand hat überprüft, ob wirklich alle alten Jungfern zickig sind. Diese Hypothese[2] wird wahrscheinlich wissenschaftlich nicht bestätigt werden können.
Alltagspsychologie beruht auf nicht systematisch gewonnenen Erkenntnissen.	Die Aussage, dass Ilse zickig ist, beruht auf Einzelbeobachtungen im Klassenzimmer.

Aufgabe

Beobachten Sie einen Tag lang ihre Kolleginnen auf der Station, bei der Übergabe, in der Pause beim Umgang mit den alten Menschen. Schreiben Sie alle Aussagen auf, die auf Alltagspsychologie beruhen. Besprechen Sie im Klassenverband die gängigsten Alltagstheorien, die auf den Stationen vertreten werden. Diskutieren Sie die Folgen dieser Alltagspsychologie für die Bewohner und die Zusammenarbeit der Kollegen (z. B. die Meinung, alte Menschen werden wieder kindisch usw.).

Obwohl die Alltagspsychologie meist nicht mit der Realität übereinstimmt, wird sie von allen Menschen angewandt. Häufig kann sie nicht widerlegt werden, weil alle Menschen derselben Meinung sind. Die wissenschaftliche Psychologie versucht, systematisch menschliches Verhalten zu analysieren, um nach und nach unsere Vorurteile zu überprüfen.

„Gesunder Menschenverstand ist eine Sammlung von Vorurteilen, die man bis zum 18. Lebensjahr erworben hat." (Albert Einstein)

---

[1] subjektiv = verschiedene Personen kommen bei ein und demselben Sachverhalt zu unterschiedlichen Erkenntnissen
[2] Hypothese = zunächst unbewiesene Annahme, die durch Beweise gesichert werden soll.

Wissenschaftliche Psychologie

Die wissenschaftliche Psychologie will uns helfen, die Vorurteile zu vermeiden, die durch Alltagspsychologie entstehen. Die Erkenntnisse werden mit Hilfe wissenschaftlicher Methoden gewonnen (s. Kapitel 1).

Peter kennt das Sprichwort „Sag mir, mit wem du gehst, und ich sag dir, wer du bist." Vielleicht hat er auch schon beobachten können, dass gleich gesinnte Menschen öfter zusammen anzutreffen sind. Die wissenschaftliche Psychologie hat dieses Problem auch aufgegriffen und mit wissenschaftlichen Methoden untersucht. Es konnte tatsächlich festgestellt werden, dass Menschen mit ähnlichen Interessen oder Einstellungen eher Freundschaften schließen.

> **Wissenschaftliche Psychologie unterscheidet sich von der Alltagspsychologie durch die Art der Gewinnung von Erkenntnissen (das methodische Vorgehen).**

Merkmale wissenschaftlicher Psychologie:

Merkmal	Beispiel
Wissenschaftliche Aussagen sind überprüfbar.	Die Art und Weise, wie Wissenschaftler zu der Erkenntnis kamen, dass Menschen mit ähnlichen Interessen eher Freundschaften schließen, muss jederzeit wiederholbar sein.
Wissenschaftliche Aussagen sind objektiv.	Auch wenn verschiedene Forscher dieses Problem untersuchen, müssen sie immer zum selben Ergebnis kommen.
Wissenschaftliche Aussagen sind zuverlässig.	Diese Aussage muss mit hoher Wahrscheinlichkeit für alle Menschen zutreffen.

3.1.2 Ziele der Psychologie

Die Psychologie, als die Wissenschaft vom Erleben und Verhalten des Menschen, versucht eben dieses Erleben und Verhalten zu erfassen, um es zu verstehen und um uns zu ermöglichen, unser Verhalten und das unserer Mitmenschen besser einschätzen zu können oder gar verändern zu können.

Beschreiben

Um ein Problem erfassen zu können, muss es erst einmal beschrieben werden.

> **Beschreiben bedeutet beobachten bzw. messen.**

Wenn Theo sagt, dass Ilse zickig ist, dann beobachtet er ganz bestimmte Verhaltensweisen, aus denen er schließt, dass sie zickig ist.

Wenn Sie sagen, die Bewohnerin hat Angst, dann beobachten Sie bestimmte Verhaltensweise wie Zittern, verkrampften Gesichtsausdruck, erweiterte Pupillen etc., woraus Sie auf Angst schließen.

Beobachten bedeutet also, nur das festzuhalten, was wir sehen, hören, fühlen oder anders messen können. Alle Vermutungen, alles was wir glauben, meinen oder interpretieren, bleibt vorerst ausgeschlossen.

Erklären

Wenn wir Ilses Verhalten beobachtet haben, dann wissen wir zwar, was sie tut, aber wir wissen nicht warum. Das Verhalten muss erklärt werden.

> **Erklären bedeutet, Beziehungen zwischen beschriebenen Merkmalen herstellen.**

Zum Beispiel können wir beobachten, dass Ilse sich aggressiv verhält. In Experimenten (s. Kapitel 1) stellt man dann fest, dass es eine Beziehung zwischen Frustration[1] und Aggressivität[2] gibt. Man kann sagen, **wenn** jemand frustriert ist, **dann** wird er aggressiv.

Sie kennen aber sicherlich Situationen, in denen jemand frustriert war, ohne aggressiv zu werden. Deshalb gibt es in der Psychologie keine Gesetze, sondern nur **Gesetzmäßigkeiten.**

In unserem Fall lautet die Gesetzmäßigkeit: Wenn man einen Menschen frustriert, dann wird er sehr wahrscheinlich aggressiv.

Voraussage und Veränderung

Diese Gesetzmäßigkeiten wären immer noch reine Theorie, wenn es nicht möglich wäre, sie im täglichen Leben einzusetzen.

Theo weiß jetzt, dass Ilse nicht einfach zickig ist (was immer das für ihn bedeutet). Durch genaues Beobachten ihres Verhaltens hat er festgestellt, dass sie aggressives Verhalten zeigt.

Peter weiß, dass Aggression mit großer Wahrscheinlichkeit dann entsteht, wenn jemand sich bedroht fühlt oder wenn jemand frustriert wird.

Er kann nun prüfen, ob eine dieser Möglichkeiten auf Ilse zutrifft. Er stellt fest, dass alle Bemerkungen von Ilse, in der Klasse entweder mit Stöhnen (Ohh, schon wieder die) oder von höhnischen Bemerkungen (ja, ja – wir wissen schon ...) begleitet werden. Das muss für Ilse frustrierend sein.

Peter kann davon ausgehen, dass dann, wenn Ilse nicht mehr frustriert oder bedroht wird, sie auch kein aggressives Verhalten mehr zeigt. Deswegen spricht er in der nächsten Klassenstunde seine Kollegen auf diese Problematik an. Ilses Verhalten wird verändert, indem sich die Bedingungen in der Klasse ändern.

> **Das Ziel der Psychologie ist es, menschliches Verhalten und Erleben zu beschreiben, zu erklären, vorherzusagen und zu verändern.**

---

[1] Frustration = Erlebnis der Enttäuschung und Zurücksetzung durch erzwungenen Verzicht oder Versagung von Befriedigung
[2] Aggressivität = feindselige Haltung eines Menschen

Einführung

```
         Ziele der Psychologie
    ┌──────────┬──────────┬──────────┐
Beschreiben  Erklären  Voraussagen  Verändern
```

3.1.3 Menschenbilder der Psychologie

Theo beschreibt der Klasse seine neue Position zur Auseinandersetzung der Klasse mit Ilse.

Theo: Ilse wird immer aggressiv, weil sie sich von uns bedroht fühlt und frustriert wird.

Anna: Ich glaube eher, der Grund für ihr Verhalten liegt im Unterbewusstsein. Ihre negativen Gefühle sich selbst gegenüber verschiebt sie auf andere. Um ihr Verhalten zu ändern, muss Ilse sich selbst akzeptieren.

Christian: Ich glaube, das ist nur ein Problem in ihrem Kopf. Weshalb fühlt sie sich denn bedroht und frustriert? Mir wäre das egal. Ich glaube, sie meint, allen Menschen gefallen zu müssen.

Petra: Wer solch eine Kindheit und Jugend hatte, der hat ganz einfach gelernt, dass Angriff die beste Verteidigung ist. Auch du wärst heute so, wenn du immer für Gutmütigkeit bestraft worden wärst und nur dann einigermaßen zurecht gekommen wärst, wenn du nach allen Seiten ausgeschlagen hättest.

Jutta: Ich glaube, ihr Problem liegt darin, dass sie noch nie wirklich versucht hat, ihre eigenen Bedürfnisse zu erfüllen.

Klaus: Ach was – gib ihr ein paar Beruhigungstabletten und das Problem ist gelöst.

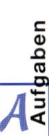

Aufgaben
1 Stellen Sie die Unterschiede zwischen den Meinungen dieser Kollegen dar. Welche Gesetzmäßigkeiten werden aufgeführt und wie will jeder Einzelne das Verhalten von Ilse verändern?
2 Schließen sich die einzelnen Theorien gegenseitig aus? Erstellen Sie einen Plan, wie das Problem „Ilse" gelöst werden könnte.

Vielleicht ist es Ihnen auch schon passiert, dass sie z. B. in einem Buch, einer Zeitschrift oder im Fernseher eine psychologische Theorie gehört haben, die ihnen sehr einleuchtend erschien, jedoch wieder ganz anders war, als das, was sie bis dahin für richtig hielten. Der Grund für diese Verwirrung sind **unterschiedliche Menschenbilder**, die der Psychologie zugrunde liegen. Aus diesen unterschiedlichen Menschenbildern entwickelten sich unterschiedliche Forschungsrichtungen und Therapiekonzepte.

Physiologisches Menschenbild

Erleben und Verhalten wird auf physiologische Grundlagen zurückgeführt.

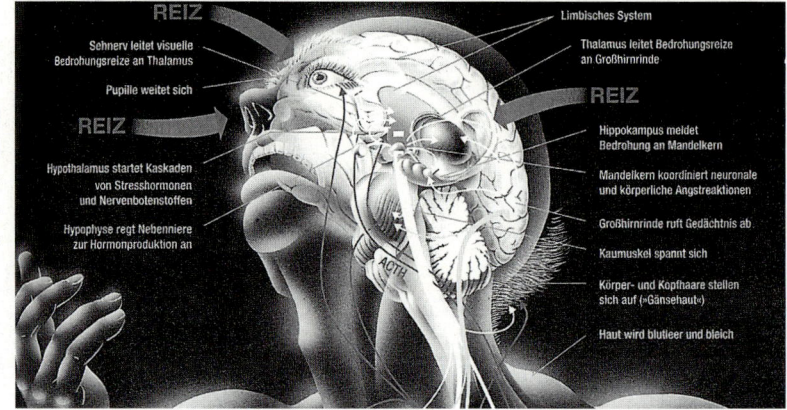

Klaus vertritt dieses Menschenbild. Ilses Verhalten wird durch Störungen im Nervensystem erklärt. Es wird versucht ihr Verhalten zu ändern, indem man diese physiologische Störung beseitigt, z. B. durch Medikamente.

Psychoanalytisches Menschenbild

Verhalten und Erleben werden durch das Wechselspiel von ES, ICH und ÜBER-ICH gesteuert. Bei Ungleichgewicht kommt es zu Verdrängungsmechanismen (s. Kapitel 3.6).

Anna vertritt dieses Menschenbild. Da Ilses ÜBER-ICH ständig sagt, „Ilse ist eine Versagerin und nicht liebenswert", kommt es zu einem Ungleichgewicht, das Ilse nur mit Verdrängung lösen kann. Sie verschiebt ihren Hass auf sich selbst auf die anderen.

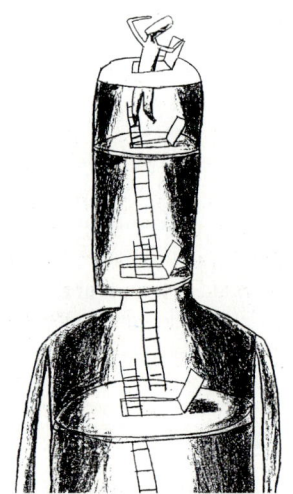

Verhaltensorientiertes (lerntheoretisches) Menschenbild

Verhalten und Erleben wird durch die Lernerfahrungen bestimmt, die man bisher gemacht hat.

Petra vertritt dieses Menschenbild. Ilse hat durch Erfahrung gelernt, dass sie sich nur durchsetzen kann, wenn sie aggressiv ist. Sie hat gelernt, dass Gutmütigkeit bestraft wird.

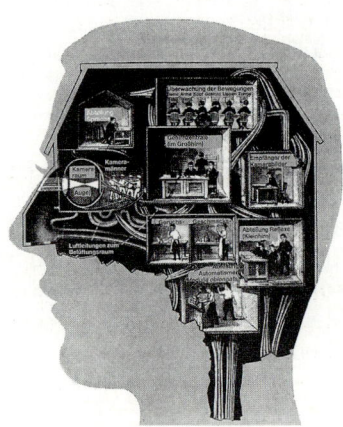

Kognitives Menschenbild

Verhalten und Erleben wird durch „geistige" Prozesse bestimmt.

Christian vertritt dieses Menschenbild. Ilse fühlt sich frustriert, weil sie meint, von allen Menschen anerkannt werden zu müssen. Würde sie das nicht glauben, könnten die Bemerkungen in der Klasse keine Frustration auslösen.

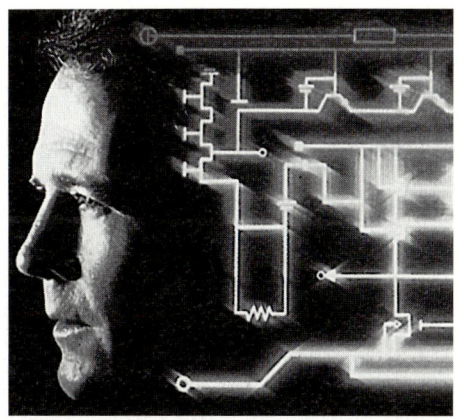

Humanistisches Menschenbild

Der Mensch strebt nach Selbstbestimmung, Freiheit und Unabhängigkeit. Er hat das Bedürfnis, seine eigenen Möglichkeiten zu verwirklichen und auszuschöpfen. Der Mensch bildet eine unteilbare Einheit. Wird diese Einheit zerstört, so entstehen Probleme.

Jutta vertritt dieses Menschenbild. Ilse wurde in ihrem Bestreben nach Freiheit und Selbstbestimmung behindert. Dadurch wurden Teile ihrer Persönlichkeit abgespalten, die nach Selbstverwirklichung strebten. Ilse verleugnet einen Teil ihrer selbst.

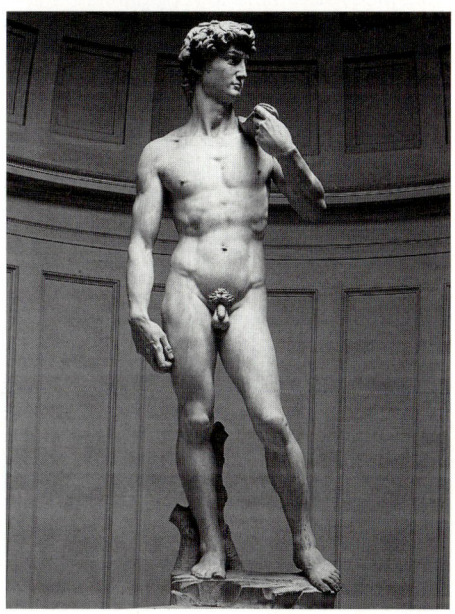

Betont werden soll hier, dass es nicht *das* richtige oder ein falsches Menschenbild gibt. Jedes dieser Menschenbilder führte zu zahlreichen Forschungsarbeiten, die uns jeweils wertvolle Informationen über die Psyche des Menschen brachten.

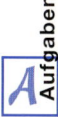

Aufgabe

Spielen Sie im Rollenspiel folgende Situation: Ein Schüler möchte für sich die Klärung eines Problems (z. B. wissen, warum er raucht und wie er das Rauchen abstellen kann). Fünf andere Schüler spielen je einen Vertreter eines Menschenbildes. Der Schüler mit einem Problem befragt die Vertreter jedes Menschenbildes. Diese versuchen nun jeweils die anderen von der Richtigkeit ihres Menschenbildes zu überzeugen und können sich ein Streitgespräch liefern. Auf Flipchart können Vor- und Nachteile der Anwendung des entsprechenden Menschenbildes festgehalten werden.

3.1.4 Der Mensch in seiner Ganzheit: Leib-Seele-Einheit

Ilse fragt im Psychologieunterricht nach, weil sie mit dem Schreiben nicht mitkommt. In der Klasse gibt es ein Aufstöhnen. „Wieder muss diese Ilse nachfragen", „ist die so doof, dass die es nie begreift?", usw.

Ilse spürt plötzlich ihr Herz schneller schlagen, sie spürt, wie ihr das Blut in das Gesicht schießt. Es wird ihr plötzlich sehr warm, sie bekommt feuchte Hände und merkt, wie sich ihre Hände zu Fäusten zusammen krampfen. Tausend Gedanken schießen durch ihren Kopf. Sie hat das Gefühl einen Kloß im Hals zu haben und kein Wort raus zu bringen. Schließlich sagt sie mit etwas zu schriller Stimme: „Wenn ihr alle so gescheit seid, dann sagt es mir doch". Alle schweigen, nur Theo murmelt für alle hörbar – „immer muss sie so zickig sein".

Ilse ist den Rest der Stunde bemüht, sich zu beruhigen. Als die Pause kommt, fühlt sie ihr Herz nicht mehr so laut schlagen, sie schwitzt auch nicht mehr. Sie merkt aber, dass sie, wie immer wenn sie sich aufregt, Kopfweh bekommen hat.

Psychische Prozesse und körperliche Reaktionen

Jeder von uns hat schon die Erfahrung gemacht, dass Erleben eng an körperliche Reaktionen geknüpft ist. Umgekehrt ist es so, dass körperliche Veränderungen (z. B. Schmerzen) zu starkem Erleben (z. B. Angst, Niedergeschlagenheit) führen können. Die Psychologie beschäftigt sich also nicht nur mit dem Erleben körperlicher Reaktionen, sondern auch mit den körperlichen Reaktionen auf das Erleben. Das hier angestrebte Menschenbild ist ein möglichst allumfassendes.

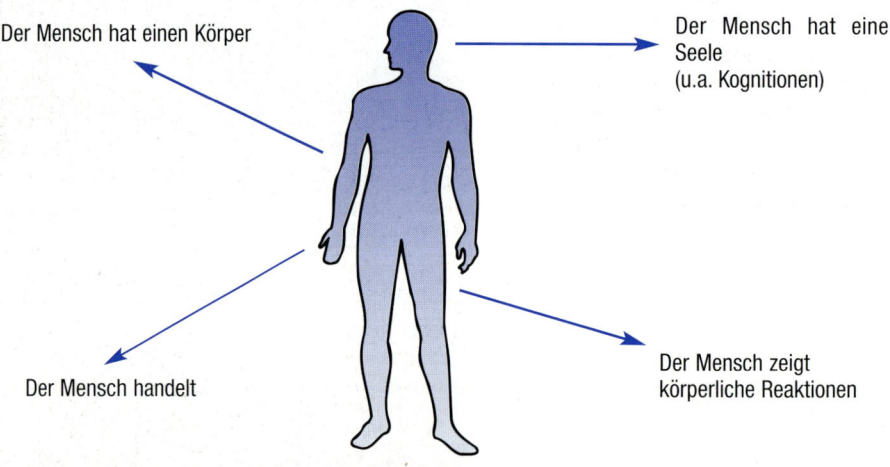

> **Es ist nicht möglich physische Prozesse von psychischen Prozessen zu trennen. Leib und Seele sind untrennbar miteinander verbunden.**

Um Verhalten und Erleben beschreiben, erklären und vorhersagen zu können, müssen wir den Menschen in seiner Ganzheit betrachten.

---

[1] Kognition = Erkenntnisse, das Wahrnehmen, Denken, Erkennen

Einführung

3.1.5 Bedeutung für die Altenpflege

Am Anfang des Kapitels haben sich Petra und Christian gefragt, warum sie etwas über Psychologie lernen sollen. Jetzt müsste ihre Frage beantwortet sein. Psychologische Erkenntnisse vermitteln wissenschaftlich überprüftes Wissen über den Menschen.

Zu allen Zeiten waren die Menschen bemüht, sich das Erleben und Handeln der Menschen zu erklären. Jede Kultur schaffte sich ein Menschenbild, an dem sie messen konnte, was erlaubt ist und was nicht, was normal ist und was nicht.

> **Aufgabe**
> Tragen Sie in der Klasse all Ihr Wissen über Menschenbilder in unterschiedlichen Kulturen zusammen. Wie erklären sich unterschiedliche Völker ungewöhnliches Verhalten, wodurch wird das Handeln und Fühlen geleitet? Gibt es Unterschiede in der Auffassung darüber was unnormal ist? Vergleichen Sie auf diese Weise z. B. das christliche Menschenbild mit dem von Naturvölkern, dem buddhistischen oder dem mohammedanischen Menschenbild.

Im Mittelalter stellten sich viele Menschen vor, dass unnatürliches Verhalten, Gewalttaten, Krankheit und Unheil durch überall lauernde Dämonen zu erklären sei.

Dementsprechend galt die Vorstellung, dass abnormales Verhalten nur durch die Vertreibung der entsprechenden Dämonen erfolgen kann. So entstanden die Praktiken des Exorzierens[1] bis hin zu den Hexenverbrennungen.

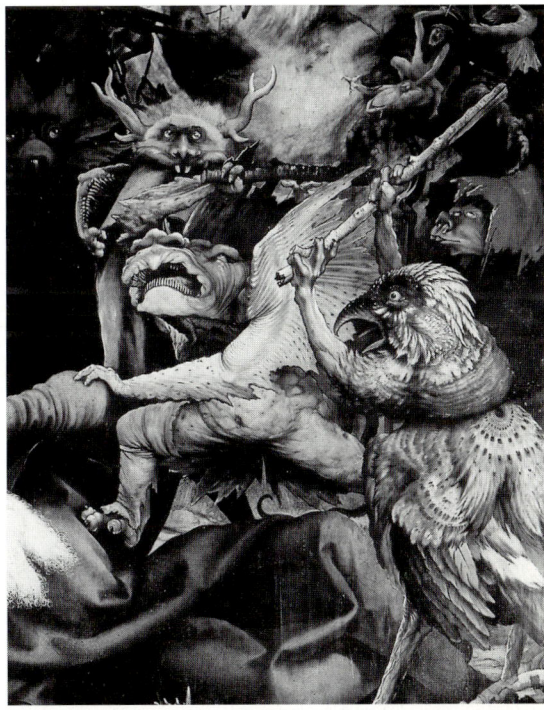

In der professionell betriebenen Altenpflege ist es zum einen wichtig, nicht von falschen Menschenbildern geleitet zu werden. Wir können die alten Menschen besser verstehen, ihr Verhalten besser einschätzen und vermeiden viele Fehler, wenn

---

[1] Exorzierung = Praktik der Austreibung von Dämonen oder bösen Geistern durch Worte und/oder Handlungen.

wir unsere Interpretationen ihres Verhaltens auf wissenschaftliche Erkenntnisse stützen. Auch viele Probleme mit den Kollegen könnten vermieden werden, wenn Interpretationsfehler ihres Verhaltens, unzulässige Verallgemeinerungen usw. vermieden werden.

Zum anderen können wir effektiver arbeiten, erwünschte Ziele leichter erreichen, wenn wir unser Handeln auf eine wissenschaftliche Grundlage stellen. Damit können viele Fehler vermieden werden.

> **Die Bedeutung der Psychologie für die Altenpflege besteht darin, Wissen bereit zu stellen,**
> - **um das Verhalten der alten Menschen und der Kollegen besser einschätzen zu können und**
> - **um das eigene Verhalten effektiver einsetzen zu können.**

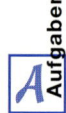

Aufgaben
1 Erarbeiten Sie den Unterschied zwischen Soziologie und Psychologie
2 Womit beschäftigt sich die Psychologie?
3 Erläutern Sie den Unterschied zwischen Alltagspsychologie und wissenschaftlicher Psychologie.
4 Beschreiben Sie in der Psychologie gängige Menschenbilder.
5 Beschreiben Sie die Konsequenzen unterschiedlicher Menschenbilder für die Altenpflege.

3.2 Denken (Kognition)

Auf der Station des Altenpflegeheimes in dem Petra, Klaus und Inge arbeiten, gab es einen Zwischenfall. Herr Albert hat einen Suizidversuch unternommen. Er muss seine Bedarfsmedikation seit Wochen grundlos gefordert haben. Diese Medikamente hat er gesammelt und an diesem Vormittag alle geschluckt.

Herr Albert ist 67 Jahre alt und war bis vor einem knappen Jahr ein erfolgreicher Geschäftsmann, obwohl er unter einer schweren Diabetes leidet und seit einigen Jahren Dialysepatient ist. Vor einem halben Jahr musste ihm ein Raucherbein abgenommen werden. Seitdem ist Herr Albert auch inkontinent.

Seine Frau fühlte sich mit seiner Pflege immer mehr überfordert. Im gemeinsamen Einverständnis zog Herr Albert in das nahe gelegene Pflegeheim. Seine Frau kommt täglich zwei mal für mehrere Stunden zu ihm. Auch seine Söhne, die das väterliche Geschäft erfolgreich weiterführen, besuchen ihn relativ häufig.

Wegen der Begleiterkrankungen entstanden nach der Amputation Komplikationen. Auch sein zweites Bein ist in Gefahr, abgenommen zu werden.

Herr Albert überlebte den Suizidversuch, weil seine Frau an diesem Tag eine Stunde früher als sonst zu ihm kam, seinen Zustand erkannte und die Pflegekräfte alarmierte.

Denken (Kognition)

In Christian und Petras Klasse gibt es eine heftige Diskussion.

Petra: Wie konnte er nur so was tun? Endlich geht es ihm besser nach seiner Beinamputation und dann kommt so was.

Inge: Solche Menschen sind undankbar. Seine Frau besucht ihn doch, er wird gut gepflegt. Was will er noch?

Christian: Ich kann ihn sehr gut verstehen. Was hat er noch vom Leben?

Paul: Seine Frau wäre ihn elegant los geworden. Er ist ihr doch nur eine Last. Sie ist gesund und unternehmungslustig und er ist ein voller Pflegefall.

Klaus: Er hat mir auch einmal geklagt, dass das Pflegeheim so teuer sei. Da gingen alle Ersparnisse drauf. Er meinte, lieber erben die Kinder das Geld, als dass er sich noch Jahre lang herumquält und das Heim sich bereichert.

Ilse: Aber sowas tut man nicht. Niemand hat das Recht über Leben und Tod zu entscheiden. Das liegt nicht in unserer Hand.

Jule: Solche Geschäftsmänner sind alle nur Egoisten. Er hat nur an sich gedacht. Es ist ihm egal, was er seiner Frau und den Altenpflegern angetan hat.

Christian: Ich wäre stinksauer auf alle, weil sie es mir nicht gegönnt haben, ruhig einzuschlafen. So können alle noch jahrelang mit jedem Handgriff beweisen, wie hilflos ich bin und wie dankbar ich ihnen sein muss usw.

Klaus: Ich würde mir wie ein Versager vorkommen. Ich bin nicht mal mehr imstande, mir richtig das Leben zu nehmen.

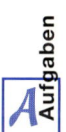

Aufgabe
Schreiben Sie auf Kärtchen, was Sie mit Suizid verbinden. Was fällt ihnen dazu ein? Was für Bilder, Gedanken, Erlebnisse, Gefühle entstehen bei Ihnen?

Obwohl alle dieselbe Situation schildern, gibt es große Unterschiede in der Art und Weise, wie sie diese Situation einschätzen. Ein und dieselbe Situation wird von jedem Menschen unterschiedlich wahrgenommen, interpretiert, verarbeitet, erinnert und erzählt. Jeder hat andere Kognitionen. Die kognitiven Fähigkeiten führen bei jedem zu einem anderen Ergebnis.

Kognitive Fähigkeiten sind Intelligenz, Kreativität, Denken, Erkennen, Vorstellungen, Erwerb von Wissen, Vergessen, Lernfähigkeit, Prozesse der Wahrnehmung (s. Kapitel 5) usw.

Kognitionen sind alle psychischen Fähigkeiten, Funktionen und Prozesse, die der Aufnahme, der Verarbeitung und der Speicherung von Informationen dienen.

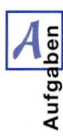

Aufgaben

1 Bilden Sie Arbeitsgruppen und erarbeiten Sie die Bedeutung und Funktion einzelner kognitiver Fähigkeiten. Versuchen Sie abzuschätzen, was für praktische Folgen der Verlust dieser kognitiven Fähigkeit für Ihr Leben hätte. Besprechen Sie Ihre Ergebnisse in der Klasse.

2 Beobachten Sie leicht verwirrte Bewohner auf ihrer Station. Versuchen Sie einzuschätzen, welche kognitiven Fähigkeiten diese verloren haben. Tauschen Sie Ihre Erfahrungen in der Klasse aus.

Im Folgenden wird die Grundlage kognitiver Fähigkeiten, das Gedächtnis, sowie einige spezielle Prozesse (Attributionen und Einstellungen) beschrieben.

3.2.1 Ein Gedächtnismodell

Petra, Klaus und Inge werden von Ihren Klassenkollegen gedrängt, genau zu beschreiben, was geschah, nachdem Herr Albert in seinem Zimmer gefunden wurde.

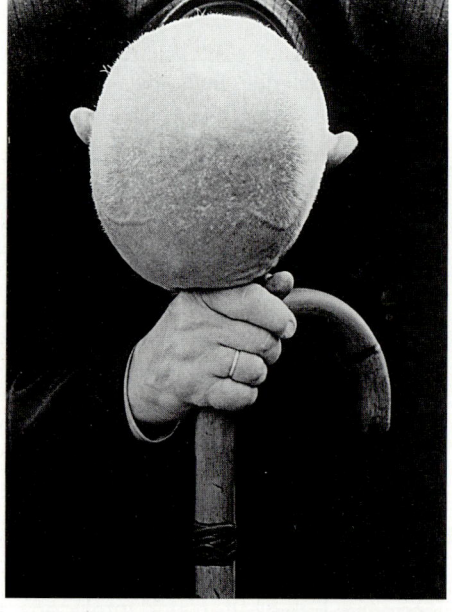

Klaus: Er saß in seinem Lehnstuhl. Jeder Altenpfleger hätte gemeint, er macht ein friedliches Nickerchen. Ich wäre nie auf die Idee gekommen, dass er voll Schlaftabletten ist.

Petra: Es lagen aber alle Packungen auf dem Beistelltisch. Und er hatte sich irgendwie ein weißes Hemd und eine Krawatte angezogen.

Klaus: Ehrlich? Das ist mir gar nicht aufgefallen. Ich musste nur denken, das hat er gut gemacht. So ein Pech für ihn, dass seine Frau heute eine Stunde früher gekommen ist.

Inge: Ich erinnere mich nur noch daran, dass ich plötzlich schreckliche Angst hatte, etwas falsch zu machen. Ich wusste ja gar nicht, was man in so einer Situation tut.

Das Gedächtnis speichert die Informationen aus der Umwelt, unsere Erfahrungen, das Wissen über Abläufe[1] usw. Diese Informationen benötigen wir für motorische Abläufe, zum Sprechen, Denken, Probleme lösen, um mit unseren Bedürfnissen, Gefühlen oder Wünschen umgehen zu können, im Umgang mit unseren Mitmenschen, überhaupt um zu leben. Das Gedächtnis ist also eine Grundlage der Psyche. Es ist die Grundlage unseres Verhaltens und Erlebens.

---

[1] Motorische Abläufe = alle willkürlichen (willentlich gesteuerten) Bewegungsabläufe

Denken (Kognition)

> Gedächtnis ist die geistige Fähigkeit, Erfahrungen aufzunehmen, zu speichern und später wiederzugeben oder wieder zu erkennen.

Drei Ebenen des Gedächtnisses

Allgemein geht man davon aus, dass unser Gedächtnis drei unterschiedliche Ebenen oder Stufen der Verarbeitung von Informationen hat.

- **Das Sensorische Gedächtnis:** Informationen aus der Umwelt kommen über die Sinnesorgane in das Sensorische Gedächtnis, wo innerhalb von ca. 1,5 Sekunden entschieden werden muss, welche Informationen wichtig sind und welche nicht. Nur Informationen, die mit Aufmerksamkeit bedacht werden, erreichen das Kurzzeitgedächtnis.

Klaus hat die leeren Medikamentenschachteln am Tisch nicht mit Aufmerksamkeit bedacht. Diese Information hat das Kurzzeitgedächtnis nicht erreicht.

- Im **Kurzzeitgedächtnis**, dem **Arbeitsspeicher**, werden die Informationen aus dem Sensorischen Gedächtnis überarbeitet, organisiert, überdacht, mit Informationen aus dem Langzeitgedächtnis verbunden und so lange verfügbar gehalten, solange sie mit Aufmerksamkeit bedacht werden.

Die Information „Herr Albert hat einen Suizidversuch gemacht" wurde im Kurzzeitgedächtnis bei jedem Altenpflegeschüler mit anderen Informationen aus dem Langzeitgedächtnis verbunden. Klaus dachte – „gut für ihn, wenn er es geschafft hätte, schade, dass seine Frau so früh kam". Bei Inge kam aus dem Langzeitspeicher die Information „keine Handlungsabläufe für diese Gelegenheit verfügbar".

- Das **Langzeitgedächtnis** bewahrt die Informationen für den Abruf zu einem späteren Zeitpunkt auf. Man geht davon aus, dass Informationen, die einmal gespeichert wurden, auch nicht mehr verloren gehen (nur bei organischen Hirnschädigungen). Vergessen bedeutet also nur, dass die betreffende Information nicht gefunden wird bzw. nicht zugänglich ist.

Der Suizidversuch von Herrn Albert wurde bei jedem der drei Altenpflegeschüler unterschiedlich im Langzeitgedächtnis gespeichert. Wenn jemand sie nach Jahren nach diesem Vorfall fragen wird, dann wird sich Petra an leere Medikamentenschachteln erinnern, Klaus an einen friedlich im Lehnstuhl sitzenden Herrn, der von den Angehörigen in seiner Ruhe gestört wird und Inge an ihre Angst, etwas falsch zu machen.

Speicherung der Information im Langzeitgedächtnis

Unser Wissen wird in Form von **semantischen**[1] **Netzwerken** gespeichert. Man stellt sich vor, jeder Begriff – jedes Wort bildet einen Knoten. Diese Knoten (Wörter, Bedeutungen, Gefühle) sind miteinander stärker oder weniger stark verbunden. Wird ein Knoten aktiviert, so breitet sich die Aktivität auch auf andere Knoten aus, die mit diesem verbunden sind. Je stärker diese Verbindung ist, um so leichter und schneller verbreitet sich die Aktivität.

---

[1] Semantik = die Bedeutung, der Inhalt eines Wortes

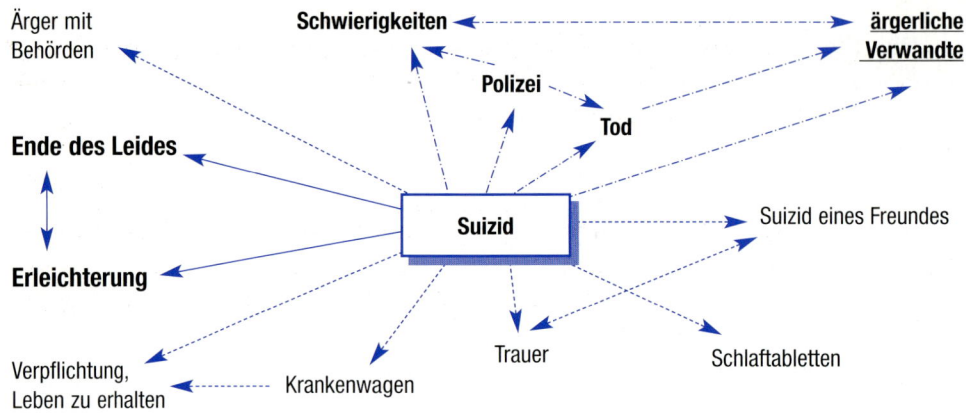

Wenn Klaus an Suizid denkt, dann werden gleichzeitig die Knoten „Ende des Leides" und „Erleichterung" aktiviert. Bei Inge hingegen ist die Verbindung von Suizid mit Tod, ärgerlichen Verwandten, Polizei, Schwierigkeiten stärker.

Bei jeder Erfahrung, die wir machen, werden neue Verbindungen zwischen Knoten hergestellt oder bestehende Verbindungen verfestigt. Verbindungen, die lange Zeit nicht hergestellt wurden, verblassen mit der Zeit.

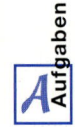

Aufgabe

Erstellen Sie ihr persönliches semantisches Netzwerk für Begriffe wie „Alter", „Schule", „Arbeit" oder andere.

Vergleichen Sie die Netzwerke zweier Klassenkollegen und erarbeiten Sie, was für Konsequenzen die unterschiedlichen Netzwerke (die unterschiedliche kognitive Struktur) für das Handeln dieser Personen hat.

3.2.2 Attributionen

Fragt man die Schüler der Altenpflegeklasse, warum Herr Albert Suizid begangen hat, so erhalten wir unterschiedliche Antworten:

Petra: Weil er pessimistisch ist. Er sieht seine Erfolge nicht.

Inge: Weil er undankbar ist. Er sieht die Bemühungen der anderen nicht.

Christian: Weil er realistisch ist. Er hat nichts mehr vom Leben.

Paul: Weil er so rücksichtsvoll ist, er will seiner Frau nicht das Leben erschweren.

Klaus: Weil er kühl und rational denkt. Er will sein Lebenswerk seinen Kindern vererben und nicht wegen seiner Krankheit verlieren.

Ilse: Weil er keine Achtung vor dem Leben, keine Gottesfurcht hat.

Jule: Weil er ein Egoist ist. Er hat nicht an die Folgen seiner Tat für Pfleger und Angehörige gedacht.

Denken (Kognition)

Immer wenn wir einer Situation gegenüber stehen, versuchen wir den Ereignissen Sinn zu verleihen. Wenn Herr Albert einen Suizidversuch macht, ergibt das nur einen Sinn, wenn wir die Ursache für dieses Verhalten kennen (zu kennen meinen). Unwillkürlich werden wir also seinem Verhalten eine Ursache zuschreiben.

Abhängig von den Erfahrungen, die wir bisher in unserem Leben gemacht haben, werden ganz bestimmte Knoten in unserem Gedächtnis aktiv. Es könnte sein, dass jedem von uns ein anderer Grund für das Verhalten von Herr Albert einfällt. Es handelt sich also um eine subjektive Meinung. Wie wir uns das Verhalten anderer Menschen, aber auch unser eigenes Verhalten erklären, ist abhängig von unserer kognitiven Struktur, also von unseren bisherigen Erfahrungen.

Da wir innerhalb einer Gesellschaft häufig ähnliche Erfahrungen machen, ähneln sich bestimmte Teile unserer kognitiven Struktur. Wir schreiben dann Ereignissen alle denselben Grund zu. So entstehen z. B. Vorurteile.

> **Attributionen sind Meinungen über kausale[1] Zusammenhänge (und zwar subjektive Alltagsmeinungen, keineswegs wissenschaftliche Aussagen über Kausalbeziehungen)**

Abhängig von der Attribution schließen wir auf bestimmte Eigenschaften, Fähigkeiten und Einstellungen der Menschen. Abhängig von den Eigenschaften, Fähigkeiten und Einstellungen der Menschen erwarten wir ein bestimmtes Verhalten bei diesen Menschen.

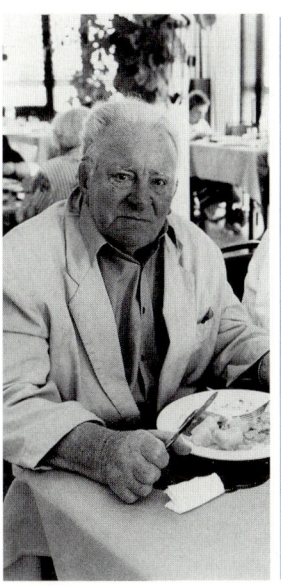

Aufgaben

1 Stellen Sie sich vor, es ist ihr erster Tag auf einer Station. Herr Auner sitzt beim Mittagessen, sieht etwas abwesend ins Leere, seine Tischnachbarin redet auf ihn ein, er antwortet nicht. Da greift er nach der Kaffeetasse und verschüttet diese. Der Kaffee läuft über den Tisch auf seine Hosen.

2 Schreiben Sie auf ein Kärtchen, wie Sie Herrn Auner einschätzen.

3 Heften Sie die Kärtchen an die Magnetwand (Pinnwand) und suchen Sie nach Gemeinsamkeiten und Unterschieden der Gründe für Herr Auners Verhalten. Ordnen Sie die Kärtchen nach Gruppen.

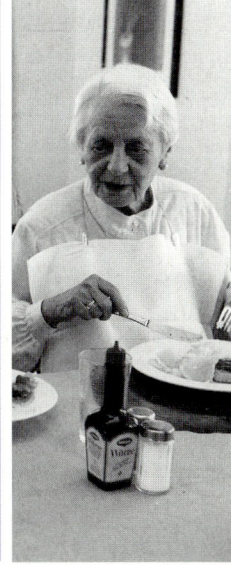

---

[1] kausal = ursächlich

Einteilung

Allgemein kann man Attributionen in folgende 3 Gruppen einteilen:

Attribution	Beispiel
	Herr Albert macht einen Suizidversuch weil –
Stimulusattribution	die Tabletten so günstig zur Hand waren.
Personenattribution	er so undankbar und egoistisch ist.
Umständeattribution	seine Situation so ausweglos ist.

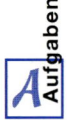

Aufgabe

Spielen Sie im Rollenspiel drei Situationen durch. Ein Schüler ist Herr Auner und ein Schüler der Altenpfleger. Nacheinander werden die drei Arten der Attribution gespielt. Die Klasse beobachtet: Wie verhält sich der Altenpflegeschüler, wie verhält sich Herr Auner? Anschließend soll Herr Auner berichten, wie er sich in den einzelnen Situationen fühlte.

Unsere Kognitionen haben einen entscheidenden Einfluss auf unser Verhalten. Wir meinen auf eine Situation zu reagieren (Herr Albert hat Suizid begangen, oder Herr Auner hat Kaffee verschüttet), dabei wird diese Situation automatisch mit unserem Wissen im Gedächtnis verknüpft. Wir können keine Situation objektiv beurteilen.

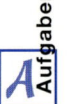

Aufgaben

1 Suchen Sie sich eine schwierige Situation auf der Station aus. Befragen Sie alle Beteiligten (Altenpfleger, Bewohner, Stationsleitung, Angehörige usw.) nach ihren Attributionen. Wo werden die Ursachen für die Entstehung der schwierigen Situation oder des Konfliktes gesehen?

2 Wählen Sie eine Attribution zur Erklärung der schwierigen Situation. Ordnen Sie diese einer der drei vorgestellten Attributionsarten zu. Formulieren Sie, wie die Situation durch die anderen beiden Attributionsmöglichkeiten beschrieben werden könnte.

3.2.3 Einstellungen

Unser Verhalten ist nicht nur abhängig von unseren Attributionen, also von der Ursache, die wir einem Verhalten zuschreiben, sondern auch von unserer Einstellung zu diesem Verhalten.

> Die Einstellung einer Person zu einem Objekt ist ihre (subjektive) Bewertung des Objekts.

Christian, Paul und Klaus bewerten Suizid anders als Petra, Ilse, Jule und Inge. Sie haben unterschiedliche Einstellungen zum Thema Suizid.

> **Aufgabe**
> Analysieren Sie die unterschiedlichen Einstellungen zum Thema Suizid. Suchen Sie nach charakteristischen Merkmalen einer Einstellung. Welche Bereiche unseres Lebens beeinflusst eine Einstellung?

Einstellungen haben immer eine	Beispiel:
	Die Einstellung zu Suzid hängt zusammen mit:
• kognitive Komponente	dem, was wir über Suizidversuche wissen (Es besteht Lebensgefahr usw.)
• affektive Komponente	dem Gefühl beim Gedanken an Suizid (Angst, Wut oder Erleichterung etc.)
• Verhaltens-Komponente	dem Verhalten (Rettungsdienst alarmieren, Wiederbelebungsversuche)

> **Aufgabe**
> Denken Sie nochmals an die schwierige Situation auf der Station, zu der Sie die Beteiligten nach ihren Attributionen befragt haben. Versuchen Sie auch die Einstellungen der Beteiligten bezogen auf die Situation herauszufinden.

3.2.4 Bedeutung für die Altenpflege

Fassen wir das bisher Gelernte zusammen, so können wir sagen:
- Aus der Umwelt erreichen uns nur jene Informationen, die im Sensorischen Gedächtnis mit Aufmerksamkeit bedacht werden.
- Diese Informationen werden im Kurzzeitgedächtnis überarbeitet und mit Informationen aus dem Langzeitgedächtnis verknüpft.
- Diese ausgewählten und überarbeiteten Informationen werden im Langzeitgedächtnis gespeichert.

Das bedeutet, dass jeder Mensch seine eigene kognitive Struktur (sein semantisches Netzwerk) entwickelt, die davon abhängig ist, was der Mensch bisher erlebt hat und womit er Ereignisse verbindet.

Besonders wichtig für unser Denken, Erleben und Handeln sind Attributionen und Einstellungen.

Bedeutung für Altenpflegerinnen

Stellen Sie sich vor, Christian und Jule würden gemeinsam auf einer Station arbeiten.

Jule verbindet Suizidversuch mit Egoismus, keine Achtung vor dem Leben, keine Gottesfurcht. Sie ist Suizidversuchen gegenüber sehr negativ eingestellt.

Christian hingegen verbindet Suizidversuch mit Erlösung von Leiden. Dafür hat er eine negative Einstellung den Menschen gegenüber, die versuchen, Leben um jeden Preis zu erhalten,.

Stellen Sie sich vor, die beiden gehen gemeinsam in das Zimmer von Herr Albert und finden ihn.

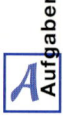

Aufgaben

1 Spielen Sie diese Situation im Rollenspiel. Welche Folgen hätten die Handlungsvarianten?

2 Spielen Sie im Rollenspiel, wie Jule und Christian der Stationsleitung berichten, was vorgefallen ist. Dabei können Sie einmal annehmen, die Stationsleitung sei so eingestellt wie Jule und einmal so wie Christian.

3 Sammeln Sie weitere Einstellungen, die das Handeln von Altenpflegern entscheidend beeinflussen (z. B. die Einstellung zu Sauberkeit, zu Krankheit, zur Arbeit usw.). Spielen Sie im Rollenspiel Situationen, in denen Menschen mit diesen unterschiedlichen Einstellungen gemeinsam ein Problem lösen sollen.

Im Rollenspiel ist es wahrscheinlich deutlich geworden, dass es zu großen Spannungen bei der Arbeit kommen kann, aufgrund von unterschiedlichen Kognitionen. Diese Spannungen können zwischen allen Beteiligten bestehen – Altenpflegern untereinander, Altenpflegern und Bewohnern, Altenpflegern und Stationsleitung oder Bewohnern untereinander.

Zu professionellem Handeln gehört, sich bewusst zu sein, dass Menschen unterschiedliche Einstellungen, Attributionen, Gedanken haben, die in enger Verbindung zu ihrer Lebensgeschichte stehen. Um besser miteinander umgehen zu können, muss versucht werden, die Kognitionen der Menschen, mit denen wir arbeiten, zu erfassen und zu verstehen. (s. auch Wahrnehmungspsychologie oder Psychohygiene, Kommunikation)

Bedeutung für Bewohner

Stellen Sie sich vor, Klaus besucht Herrn Albert, weil sein Fall ihn so beschäftigt. Er ist voll Mitgefühl und will Herrn Albert trösten, weil sein Suizidversuch fehlgeschlagen hat.

Herr Albert sieht ihn entsetzt an. Er ist überglücklich, weiter leben zu dürfen. Er ist dankbar, dass seine Familie sich in dieser schwierigen Situation so viel um ihn bemüht hat und ihm gezeigt hat, dass sie ihn trotz seiner Behinderung schätzt und liebt. Er weiß gar nicht mehr, was ihn dazu bringen konnte, seinem Leben ein Ende zu setzen.

Der häufigste Fehler, den Pflegekräfte beim Umgang mit Bewohnern machen, ist von eigenen Gedanken, Einstellungen und Attributionen auf die anderer Menschen zu schließen. Dabei geschehen zwangsläufig Fehler, die bei den Bewohnern wiederum für Irritation sorgen.

> **Aufgabe**
> Diskutieren Sie in der Klasse, was für Folgen die in der vorherigen Aufgabe gesammelten unterschiedlichen Einstellungen für die Bewohner haben.

Für die tägliche Arbeit ist es wichtig zu beachten:
- jeder Mensch ist einzigartig,
- ich meine nur zu wissen, was andere Menschen denken,
- kein anderer Mensch kann wissen, was ich denke.

Deshalb sollte immer gelten:
- erkenne andere Menschen in ihrer Einzigartigkeit an,
- frage immer, was der andere Mensch denkt,
- sage immer, was du selbst denkst.

> **Aufgaben**
> 1. Umschreiben Sie den Begriff „Kognition" mit eigenen Worten.
> 2. Beschreiben Sie eine Vorstellung davon, wie unser Wissen aufbewahrt wird.
> 3. Kann etwas vergessen werden? Erklären Sie, wieso uns längst vergessene Sachen irgendwann plötzlich wieder einfallen.
> 4. Erarbeiten Sie den Unterschied zwischen Attributionen und Einstellungen.
> 5. Verdeutlichen Sie die Bedeutung der Kognitionen für Ihre tägliche Arbeit.
> 6. Bilden Sie Arbeitsgruppen. Jede Arbeitsgruppe sucht sich eine Situation aus, die auf der Station alltäglich ist (Bewohner verschüttet Getränke, Bewohner fällt, Kollegin will heimgehen, weil sie sich unwohl fühlt, etc.).
> 7. Erarbeiten Sie für diese Situationen mindestens drei mögliche Abläufe, in Abhängigkeit von den Kognitionen der beiden beteiligten Menschen.
> 8. Fassen Sie die Ergebnisse auf Flip-Chart zusammen. Besprechen Sie diese in der Klasse.

3.3 Wollen (Motivation)

Eine der fundamentalsten Fragen, die über menschliches Verhalten gestellt werden können, ist „warum"? Warum verhalten wir uns? Warum verhalten wir uns genau so, wie wir es tun? Warum hört ein Verhalten auf?

Warum hat Herr Albert einen Suizidversuch begangen? Warum raucht Herr Albert, obwohl ihm der Arzt dies streng verboten hat? Warum raucht er, obwohl man ihm deswegen schon ein Bein abnehmen musste? Warum entschloss sich die Familie, Herrn Albert ins Pflegeheim zu bringen? Warum nimmt seine Frau lieber mehrmals am Tag den Weg ins Pflegeheim auf sich, als ihren Mann zu Hause pflegen zu lassen?

Wissenschaftler fanden heraus, dass es bestimmte Prozesse geben muss, die unser Verhalten in eine bestimmte Richtung lenken. Sie meinten, es müsse Prozesse geben, die darüber bestimmen, wie intensiv ein Verhalten ist und wie lange oder mit welcher Ausdauer dies gezeigt wird. Alle diese Prozesse nannten sie Motivation.

> **Motivation ist die Bezeichnung für Prozesse, die Verhalten aktivieren sowie dieses hinsichtlich seiner Richtung, Ausdauer und Intensität steuern.**

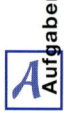

> **Aufgabe**
> Schreiben Sie auf Kärtchen alle Prozesse (z. B. Gedanken oder Gefühle etc.), die Herrn Albert dazu bewegt haben könnten, den Suizidversuch zu unternehmen. Was hat Herrn Albert zum Suizidversuch motiviert?

3.3.1 Bedürfnisse und Motive

Woher kommt unsere Motivation? Es muss doch einen Grund haben, dass ein Verhalten eine bestimmte Richtung und Intensität erhält.

Bedürfnisse

Wie auch bei den Tieren, können wir auch beim Menschen beobachten, dass bestimmte Bedürfnisse das Verhalten lenken. Wenn wir Hunger haben, werden wir unwillkürlich losziehen, um etwas zu essen zu besorgen. Je größer unser Bedürfnis nach Essen ist, um so intensiver werden wir uns dieser Tätigkeit widmen. Konnte dann das Bedürfnis (in unserem Fall der Hunger) befriedigt (gestillt) werden, so verschwindet auch das Verhalten.

> **Ein Bedürfnis ist eine Mangelerscheinung, die zu einem Wunsch nach Befriedigung führt, zu einem Drang nach Aktivität.**

Wenn Sie gegen Ende der Stunde anfangen, unruhig auf dem Stuhl hin und her zu rücken, immer öfter auf die Uhr sehen, dann haben Sie wahrscheinlich ein Bedürfnis nach Bewegung.

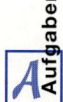

> **Aufgaben**
> 1 Suchen Sie nach weiteren Bedürfnissen, die Ihr Verhalten bei der Arbeit beeinflussen können.
> 2 Suchen Sie nach Bedürfnissen, die das Verhalten der Bewohner beeinflussen können.
> 3 Ordnen Sie diese einmal nach der Schwere der Bedürfnisbefriedigung und einmal nach der Wichtigkeit der Bedürfnisbefriedigung (z. B. in einer Matrix).

Wollen (Motivation)

Schwere der Befriedigung/ Wichtigkeit der Befriedigung	sehr schwer	schwer	usw.
sehr wichtig			
wichtig			
usw.			

Motive

Nicht jedes Verhalten kann durch Bedürfnisse erklärt werden. Nicht immer steckt ein Mangelzustand hinter dem, was wir tun. Trotzdem tun wir nichts ohne einen Grund (und wenn der Grund auch der ist, nichts tun zu wollen). Diese Gründe für unser Verhalten nannten die Wissenschaftler Motive.

> **Motive sind von außen nicht erkennbare Beweggründe, die das menschliche Verhalten aktivieren und auf ein bestimmtes Ziel hin steuern.**

Herr Albert hatte ein Motiv, sich umbringen zu wollen. Sie haben ein Motiv, die Altenpflegeausbildung zu machen. Die Stationsleitung hat ein Motiv, wenn sie Sie lobt, usw.

Bedürfnisse und Motive sind nicht beobachtbar. Sie sind bloß die Antriebskräfte, von denen man annimmt, dass sie dem zielgerichteten Verhalten zugrunde liegen. Motive und Bedürfnisse sind psychische Kräfte (so wie auch Emotionen).

> **Aufgabe**
> Schreiben Sie auf Kärtchen mögliche Motive und Bedürfnisse die Herrn Albert zu einem Suizidversuch veranlasst haben könnten. Sammeln Sie die Kärtchen an der Pinnwand.

Warum sprechen wir überhaupt über Motive?

Unser Ziel ist es, menschliches Verhalten zu beschreiben, zu verstehen, um es eventuell zu verändern (s. Kapitel 3.1.2). Wenn aber Motive dem Verhalten Richtung und Intensität geben, dann muss man nur die Motive oder die Bedürfnisse eines Menschen ändern, um sein Verhalten zu ändern.

Wenn der Lehrer möchte, dass der Schüler aufmerksam zuhört und nicht auf seinem Stuhl herumrutscht und ständig auf die Uhr schaut, dann muss der Lehrer den Schüler zur Aufmerksamkeit motivieren.

Wenn Sie Herrn Alberts Verhalten ändern möchten, so dass er keine Suizidversuche mehr unternimmt, sondern das Rauchen aufgibt und sich aktiv an den Bemühungen beteiligt, seinen Zustand zu verbessern, dann müssen Sie ihn dazu motivieren.

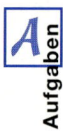

Aufgaben

1. Bilden Sie Arbeitsgruppen, in denen jeweils ein Motiv oder ein Bedürfnis besprochen wird, das dazu führte, dass Herr Albert einen Suizidversuch unternahm. Hätte man dieses Bedürfnis anders befriedigen können? Was für ein Motiv könnte Herrn Albert dazu bringen, doch noch weiter leben zu wollen?

2. Beobachten Sie das Verhalten eines Ihrer Bewohner, mindestens eine Stunde lang. Welche Motive und Bedürfnisse lenken sein Verhalten? Beachten Sie dabei, dass z. B. auch nichts tun ein Verhalten ist und dass ein Verhalten auch von mehreren Motiven oder Bedürfnissen gelenkt werden kann.

Viele Wissenschaftler haben versucht zu erklären, wie Motive und Bedürfnisse unser Verhalten beeinflussen. Sie haben versucht herauszufinden, wie Motive oder Bedürfnisse überhaupt entstehen. Wie ändern sich Motive und Bedürfnisse? Einige dieser Vorstellungen werden im Folgenden besprochen.

3.3.2 Bedürfnishierarchie (Maslow)

Vor dem Hintergrund der Annahme, dass Bedürfnisse zugleich auch Motive für Handlungen sind, die zur Befriedigung der Bedürfnisse führen, hat A. H. Maslow eine Unterteilung dieser Bedürfnisse vorgenommen. Die Bedürfnispyramide ist bis heute die Grundlage vieler Diskussionen und Modelle. Auf der Grundlage dieser Bedürfnispyramide werden ebenso Pflegepläne erstellt, wie Personalentwicklungsmaßnahmen geplant oder ganze Therapien aufgebaut.

Maslow ordnet die Motive in so genannte Grundlegende- oder Defizitbedürfnisse und Meta- oder Wachstumsbedürfnisse.

Defizitbedürfnisse

Den Defizitbedürfnissen ist gemeinsam, dass das Verhalten nur dazu dient, einen Mangelzustand auf der jeweiligen Stufe auszugleichen, etwas zu bekommen.

Defizitbedürfnisse führen zu einem Verhalten, dass danach strebt, diesen Mangelzustand auszugleichen.

Ein Defizitbedürfnis ist das Bedürfnis nach Essen und Trinken. Haben wir Hunger oder Durst, so werden wir so lange bemüht sein, dieses Bedürfnis zu stillen, bis der Hunger oder der Durst gelöscht ist. Dann wird dieses Verhalten aufhören. Wir werden aufhören zu essen oder zu trinken.

Wachstumsbedürfnisse

Bei den Wachstumsbedürfnissen geht es darum, aus einem vorhandenen Überfluss heraus etwas zu geben, etwas kreativ zu entwickeln, sich selbst zu entfalten und eigene Fähigkeiten zur Geltung zu bringen.

> **Wachstumsbedürfnisse führen zu Handlungen, die nicht dem Überleben des Menschen dienen, sondern der individuellen Persönlichkeitsentfaltung.**

Eine alte Dame im Altenheim erfreut sich noch guter Gesundheit. Sie blickt voller Zufriedenheit auf ein erfülltes Leben. Sie hat eine schöne Rente und auch ein gut angelegtes Vermögen. Sie wird von ihren Kindern oft besucht und vor allem die Enkel lieben die Oma, die die schönsten und spannendsten Geschichten erzählen kann und immer eine Überraschung bereit hat. Auch im Heim und in der Stadt hat sie zahlreiche Kontakte. Trotzdem sitzt sie täglich mindestens zwei Stunden an ihrem kleinen Schreibtisch und kämpft sich durch die Schriften griechischer Philosophen. Auf Störungen kann die sonst so liebenswürdige Dame sehr ärgerlich reagieren.

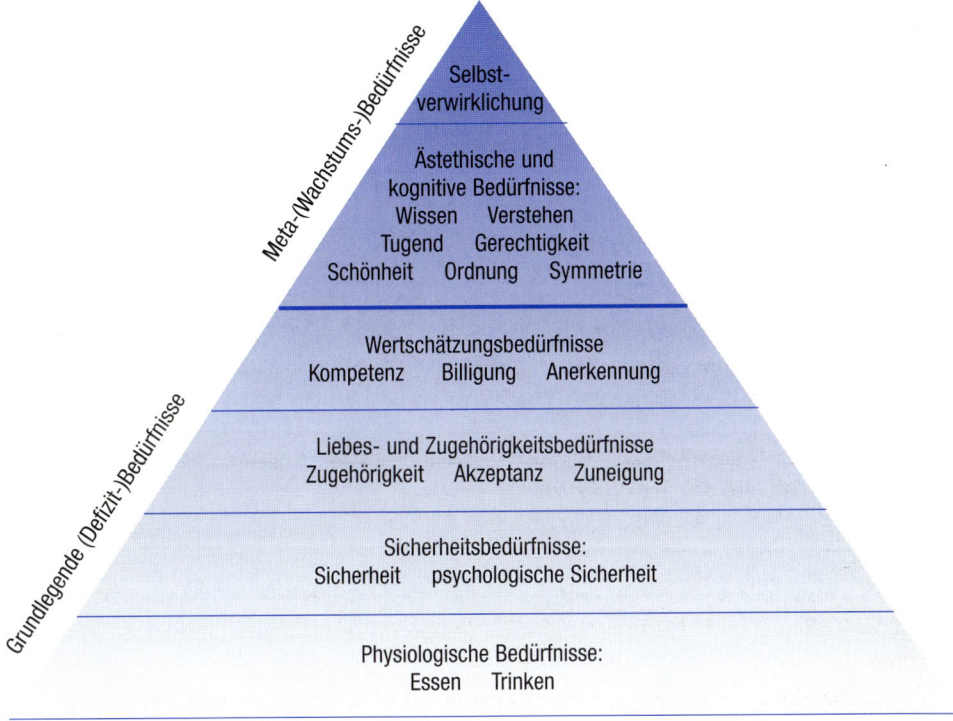

Defizitbedürfnisse

Zu den grundlegenden Bedürfnissen oder Defizitbedürfnissen gehören in der untersten Stufe Motive, die dem **physiologischen Gleichgewicht** dienen.

Die zweite Stufe besteht aus dem grundlegenden **Bedürfnis nach Sicherheit**. Darunter zählt auch körperliche Unversehrtheit, wirtschaftliche Sicherheit, eine kleine Zukunftsperspektive.

Die nächste Stufe beinhaltet das **Bedürfnis nach Zuwendung**, Freundschaft, Liebe. Dieses Bedürfnis macht den Menschen zu einem sozialen Wesen. Aufgrund dieses Bedürfnisses fühlen wir uns außerhalb von Familie oder einer Gruppe unwohl.

Das nächste **Bedürfnis** ist das **nach Anerkennung**. Nur wer von anderen anerkannt, gelobt und geschätzt wird, kann sich selbst schätzen und akzeptieren.

Wachstumsbedürfnisse

Zu den Wachstumsbedürfnissen gehört das **Bedürfnis nach Schönheit** und **ideellen Werten**. Die Krönung der menschlichen Bedürfnisse ist schließlich das **Bedürfnis nach Selbstverwirklichung**. Der Mensch hat das Bedürfnis, sich selbst zu entfalten, eigene Fähigkeiten zur Geltung zu bringen. Damit kann erklärt werden, warum Menschen unzufrieden sind, auch wenn sie genug Nahrung haben, gesund sind, finanziell abgesichert sind, Freunde haben, allgemein anerkannt sind. Diese Menschen haben das Bedürfnis, ihre Persönlichkeit zu entfalten, etwas von Ihren Fähigkeiten an die Gesellschaft weiterzugeben. Dies kann durch schöpferische Tätigkeit, aber auch durch helfende Tätigkeiten geschehen.

Zu den Wachstumsbedürfnissen gehören auch religiöse Bedürfnisse, die Beschäftigung mit dem Sinn des Lebens.

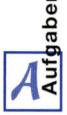

Aufgaben

1 Nehmen Sie die Liste der Motive zur Hand, die Ihrer Meinung nach zum Suizidversuch von Herr Albert führten. Welcher Stufe der Maslowschen Bedürfnispyramide würden Sie diese zuteilen?

2 Überlegen Sie, welche Bedürfnisstruktur bei einem kranken Bewohner auf ihrer Station gerade aktuell ist. Zu welchem Verhalten wird das jeweilige Bedürfnis den Bewohner motivieren?

3 Analysieren Sie Ihre eigenen Bedürfnisse. Zu welchem Verhalten motivieren Sie diese Bedürfnisse?

4 Vergleichen Sie diese beiden Bedürfnisstrukturen. Dafür könnte eine Tabelle hilfreich sein, die so ähnlich aussehen könnte:

Bedürfnis	Bewohnerverhalten	Altenpflegerverhalten
z. B. physiologische Bedürfnisse		
Sicherheitsbedürfnisse		
usw.		

Konsequenzen für die Arbeit

Die Bedürfnispyramide von Maslow wurde von Grond (1991) für die Arbeit in der Altenpflege überarbeitet.

Er geht davon aus, dass die Bedürfnisse der Bewohner in drei Gruppen zusammen gefasst werden können. Die ersten beiden Stufen gehören zu den existentiellen Bedürfnissen. Die nächsten beiden Stufen sind soziale Bedürfnisse und die Wachstumsbedürfnisse nennt er Ich-Bedürfnisse.

Berücksichtigt man, dass Altenpfleger die Bedürfnisse alter Menschen zu befriedigen versuchen, so kann diese Pyramide eine nützliche Hilfe dafür sein. Grond (1991) ordnet jedem Bedürfnis jene Tätigkeiten zu, die zu einer Befriedigung führen. So werden z. B. die physiologischen Bedürfnisse durch essen, trinken, ausscheiden usw. befriedigt.

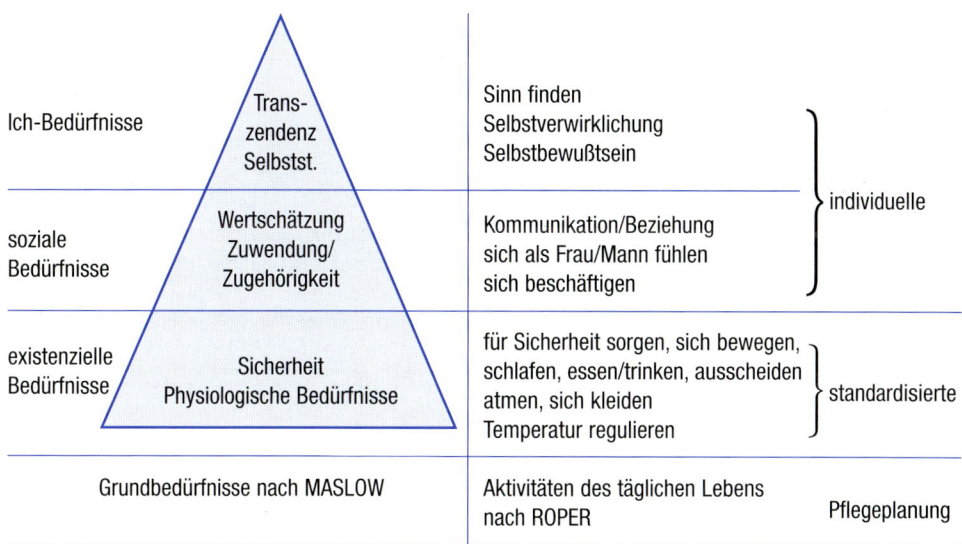

Grond, E.: Praxis der psychischen Altenpflege. München 1991, S. 18

In den meisten Pflegeheimen sind die **existentiellen Bedürfnisse** der Bewohner befriedigt.

Schwieriger wird es bei der Erfüllung der **sozialen Bedürfnisse**. Ist das Bedürfnis nach verbaler und nonverbaler Kommunikation befriedigt? Helfen die Altenpfleger dem Bewohner, Beziehungen aufzubauen, wenn alle früheren Beziehungen abgebrochen sind? Werden bestehende Beziehungen gepflegt? Haben die Bewohner die Möglichkeit, sich als Mann oder Frau mit Frisur oder Schmuck zu fühlen? Werden Schamgefühle beim Waschen usw. respektiert? Wie geht man im Heim mit Erotik und Sexualität um? Wird z. B. Selbstbefriedigung tabuisiert oder lächerlich gemacht oder gar moralisch verurteilt?

Ist das Bedürfnis nach Beschäftigung erfüllt? Haben die Bewohner die Möglichkeit, kleine hauswirtschaftliche oder handwerkliche Tätigkeiten auszuführen? Können sie kreativen Hobbys nachgehen? Haben sie vielleicht die Möglichkeit, ein Haustier zu pflegen?

Welche **Ich-Bedürfnisse** haben Bewohner in Pflegeheimen? Die ästhetischen und kognitiven Bedürfnisse können durch die Einrichtung des Heimes wenigstens teilweise befriedigt werden. Den Bewohnern kann ermöglicht werden Musik, Kunst, Natur zu erleben. Es kann ein kulturelles Leben im Heim organisiert werden.

Ein weiteres **Bedürfnis** ist jenes, in der eigenen Biographie **einen Sinn zu finden**. Viele Bewohner finden keinen Sinn mehr in ihrem von Krankheit, Schmerzen und Verlusten geprägten Leben. Pflegende können die Bewohner ermutigen, positive Aktivitäten aufzubauen, sie auf schöne Augenblicke in ihrem täglichen Leben aufmerksam machen. Sie können mit den Bewohnern über ihre Biographie sprechen und sie darauf aufmerksam machen, dass es auch viele positive Erlebnisse gab. Sie können das Selbstwertgefühl der Bewohner stärken, indem sie für das, was diese erreicht haben, loben. Die Pflegenden können Gespräche mit Seelsorgern vermitteln. Für viele Bewohner ist der Glaube an den verzeihenden und liebenden Gott die letzte Hoffnung.

Aufgaben

1 Wählen Sie einen Bewohner im Pflegeheim aus, dessen Verhalten den Pflegern immer wieder Probleme bereitet. Analysieren Sie seine Bedürfnisstruktur – erfassen Sie möglichst alle Bedürfnisse und ordnen Sie sie in die Bedürfnispyramide ein. Planen Sie (möglichst zusammen mit der Stationsleitung) ein größeres Eingehen auf die Bedürfnisse dieses Bewohners. Halten Sie (z. B. in einer Tabelle) regelmäßig fest, wie sich sein Verhalten ändert.

Bedürfnis	Möglichkeit der Befriedigung	Verhaltensänderungen

2 Prüfen Sie, inwieweit auf Ihrer Station die von Grond beschriebenen Bedürfnisse der Bewohner erfüllt sind. Klären Sie, welche Bedürfnisse nicht erfüllt werden. Zu welchem Verhalten motivieren diese nicht erfüllten Bedürfnisse die Bewohner? Wie könnten die Bedürfnisse erfüllt werden?

3.3.3 Einflussfaktoren auf die Motivation

Bedürfnisse und Motive geben unserem Verhalten eine bestimmte Richtung. Wahrscheinlich sitzen alle Schüler der Altenpflegeschule gerade in der Klasse, weil sie das Bedürfnis haben, sich gut für die Abschlussprüfung vorzubereiten. Doch warum zeigen zwei Menschen mit dem selben Bedürfnis oder Motiv unterschiedliches Verhalten?

Zwei Altenpflegeschüler können motiviert sein die Ausbildung erfolgreich zu beenden und zeigen trotzdem unterschiedliches Lernverhalten.

Zwei Bewohner können motiviert sein, nach einem Beinbruch wieder gehen zu lernen. Trotzdem zeigen sie sehr unterschiedliches Übungsverhalten.

Erinnern wir uns an Herrn Albert. Vermutlich gibt es noch mehr Bewohner, die ein Bedürfnis nach Erlösung von ihren Schmerzen, ihrer Hilflosigkeit und vielleicht Einsamkeit haben. Trotzdem begeht nicht jeder einen Suizidversuch.

Anreize, ein Ziel zu erreichen

Wie stark ein Bedürfnis nach Befriedigung strebt oder wie zielstrebig Motive verfolgt werden, hängt davon ab, wie subjektiv wichtig das Ziel ist, wie stark der Anreiz ist, das Ziel zu erreichen.

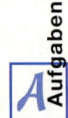

Aufgaben

1 Suchen Sie nach Anreizen, die Herrn Albert motivieren, seinem Leben ein Ende zu setzen. Welche Anreize fehlen ihm, um zum Weiterleben motiviert zu sein?

2 Sammeln Sie Anreize, die Sie zur Ausübung ihres Berufes motivieren.

Wollen (Motivation)

Jede Handlung kann gelingen oder misslingen

Die Einflussfaktoren auf unsere Motivation wurden von Wissenschaftlern in zahllosen Untersuchungen erforscht. Wenn wir etwas tun, so haben wir einen Grund und wollen ein Ziel erreichen. Wir wollen eine Leistung erbringen. Diese Leistung kann darin bestehen, genügend Essen zum Überleben zu haben, sie kann darin bestehen, gute Freunde gefunden zu haben und sie kann darin bestehen, eine Prüfung erfolgreich bestanden zu haben. Jede Handlung, die wir ausführen, kann gelingen oder misslingen.

Je nachdem, wie stark unsere Bemühungen sind, irgend eine Handlung zu einem positiven Ergebnis zu bringen, spricht man von einer größeren oder kleineren Leistungsmotivation.

> **Leistungsmotivation ist das Bestreben, Tätigkeiten, die man für wichtig hält, zu einem für sich positiven Ergebnis zu bringen. Die Ausführung dieser Tätigkeiten kann demnach gelingen oder misslingen.**

Zwei Altenpflegeschüler können gleich stark motiviert sein, die Ausbildung mit Erfolg zu beenden. Trotzdem können sie unterschiedlich stark leistungsmotiviert sein, also unterschiedlich stark bestrebt sein, dies Ziel zu erreichen.

Unsere Leistungsmotivation wird um so größer sein, je größer der **Anreiz** ist, eine Tätigkeit erfolgreich auszuführen. Sie hängt also eng zusammen mit unserer Hoffnung auf Erfolg. Diese **Hoffnung auf Erfolg** hängt aber von unseren Kognitionen (s. Kapitel 3.2) ab.

> ### Aufgaben
> 1 Spielen Sie im Rollenspiel mögliche Gedanken von Herrn Albert vor seinem Suizidversuch. Ein Schüler verkörpert Gedanken, die davon ausgehen, dass sein Suizidversuch gelingt. Ein anderer Schüler spielt mit Gedanken, die davon ausgehen, dass der Suizidversuch misslingt.
> 2 Spielen Sie im Rollenspiel zwei Jugendliche, die darüber sprechen, eine Altenpflegeausbildung zu beginnen. Einer hat große Hoffnung, die Ausbildung erfolgreich abzuschließen, der andere hat keine Hoffnung auf Erfolg bei der Ausbildung. Schreiben Sie auf, was die beiden denken. Erarbeiten Sie die Unterschiede in ihrem weiteren Verhalten.

Erfolgsorientierte Menschen

Hat jemand in seinem Leben von Kind auf viele Erfolge erlebt, so wird er sich auch zutrauen, neue Aufgaben zu bewältigen. Gelegentliche Misserfolge werden nicht einer angeblichen eigenen Unfähigkeit zugeschrieben. Diese Menschen sind erfolgsorientiert.

> **Erfolgsorientierte Menschen schreiben Erfolge ihren Fähigkeiten zu. Misserfolge werden nicht mit einer angeblichen Unfähigkeit in Verbindung gebracht, sondern mit äußeren Faktoren wie z. B. Unglück.**

Misserfolgsorientierte Menschen

Andere Menschen wurden selten für ihre Erfolge gelobt. Erfolge waren vielleicht immer selbstverständlich. Dafür wurden sie für jeden Misserfolg persönlich verantwortlich gemacht. Es kann sein, dass so jemand nur Misserfolge erwartet. Von seinen Erfolgen behauptet er, dass sie nicht seinen Fähigkeiten zugeschrieben werden können. Aus diesem Grund trauen sie sich auch nicht, neue Herausforderungen anzunehmen. Durch ihr zaghaftes Verhalten, fördern sie vielleicht auch Misserfolge. Diese Menschen sind misserfolgsorientiert.

> **Misserfolgsorientierte Menschen schreiben Misserfolge ihrer eigenen Unfähigkeit zu. Erfolge werden nicht mit der eigenen Fähigkeit in Verbindung gebracht, sondern z. B. mit Zufall oder äußeren Bedingungen.**

	Attributionen	Beispiele
erfolgsorientiert	Erfolg aufgrund eigener Fähigkeiten	Ich schaffe die Ausbildung, weil ich nicht dumm bin.
	Misserfolg aufgrund äußerer Bedingungen	Wenn ich die Ausbildung nicht schaffe, dann nur, weil meine Kinder so häufig krank waren.
misserfolgsorientiert	Erfolg aufgrund äußerer Bedingungen	Ich schaffe die Ausbildung nur, weil die Lehrer Mitleid mit mir haben.
	Misserfolg aufgrund eigener Fähigkeiten	Wenn ich die Ausbildung nicht schaffe, dann weil ich so ein Versager bin.

Ob jemand erfolgsorientiert ist oder nicht, hängt also von seinen **Attributionen** ab. (s. Kapitel 3.2.2)

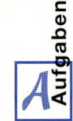

Aufgaben

1. Analysieren Sie, welche Attributionen bei Herrn Albert zu der mangelnden Motivation, weiter zu leben, führten und welche zu seiner Motivation, einen Suizidversuch zu unternehmen, beitrugen.
2. Erforschen Sie sich mal selber. Wie sieht es mit Ihrer Motivation aus? Sind Sie eher ein erfolgsorientierter oder eher ein misserfolgsorientierter Mensch? An welchen eigenen Attributionen erkennen Sie das?
3. Suchen Sie sich einen Bewohner aus, der schon seit einiger Zeit nicht mehr aufstehen möchte, keinen Lebensmut mehr hat, zu keinen Aktivitäten zu bewegen ist. Suchen Sie zu diesem Bewohner das Gespräch und finden Sie heraus, welche Attributionen seine Leistungsmotivation lähmen.

Für die Arbeit als Altenpfleger bedeutet dieses, dass den Bewohnern das Gefühl vermittelt werden muss, dass ihre Fortschritte ihr eigener Verdienst sind. Auch die kleinsten Erfolge sind ihren eigenen Fähigkeiten zuzuschreiben. Geschieht dies nicht, so entsteht das **Gefühl der Hilflosigkeit**. Die Menschen fühlen sich ausgeliefert, meinen, die Ereignisse überrollen sie, haben das Gefühl, keine Kontrolle über die Ereignisse zu haben.

3.3.4 Aggression

„Was ist das, das in uns hurt, lügt, stiehlt und mordet?"
Georg Büchner

In der Tagespresse ist immer wieder zu lesen, dass alte Menschen in Pflegeheimen misshandelt werden. In Fachzeitschriften suchen Altenpfleger immer wieder Rat, wie mit aggressiven alten Menschen umgegangen werden kann. Auch das Thema Gewaltanwendung durch Familienangehörige alter Menschen taucht immer wieder auf. Und dann darf auch die Aggression gegen sich selbst nicht vergessen werden.

Zu Tode gepflegt

Altwerden in Deutschland – eine Strafe?

Abgeschoben, vergessen und misshandelt

Was ist Aggression?

Aggression ist ein Verhalten, es ist kein Gefühl. Gelegentlich kann Aggression von dem Gefühl Wut begleitet werden. Aggression ist ein beabsichtigtes Verhalten. Es ist kein Versehen. Dies Verhalten führt zu einer Schädigung. Es können andere Menschen geschädigt werden und man kann sich selbst schädigen.

Aggression tritt auf, um sich zu wehren. Ausdruck von Aggression ist das Bedürfnis anzugreifen, Angriffslust.

> **Aggression ist ein absichtliches Angriffsverhalten, mit dem Ziel, sich zu wehren.**

Dabei spricht man auch von direkter und indirekter Aggression. Ebenso kann man aktiv aggressiv sein oder passiv seine Aggressivität ausdrücken.

Aggression		direkte	indirekte
körperlich	aktiv	Schlagen, Kratzen, Beißen	Verursachen von Mehrarbeit durch Inkontinenz, Spucken usw.
	passiv	Verursachung von Mehrarbeit durch Langsamkeit	Nahrungsverweigerung
verbal	aktiv	Beleidigen, Anschreien, Beschimpfen	Verbreiten von Gerüchten
	passiv	Verweigerung zu sprechen	Verweigerung einer Zustimmung

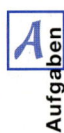

Aufgabe

Die Tabelle ist erstellt mit Beispielen für aggressives Verhalten von Bewohnern. Füllen Sie die Tabelle mit Beispielen für aggressives Verhalten von Pflegern, dann mit Beispielen für aggressives Verhalten von Vorgesetzten und schließlich mit Beispielen für autoaggressives[1] Verhalten.

Wie entstehen Aggressionen?

1. Die **psychoanalytische Theorie** nimmt neben dem Lebenstrieb einen Todestrieb (Thanatos) an. Aggression ist eine Äußerungsform dieses Todestriebes.
2. Die **Triebtheorie** um Konrad Lorenz (1903–1989) nimmt an, dass Aggression eine Instinktäußerung ist. Aggression entwächst dem Motiv, seinen Lebensraum und seine Nachkommen zu verteidigen und eine soziale Rangordnung zu bilden. Diese Triebe stauen sich auf und brauchen immer wieder eine Entladung.

An diesen beiden Triebtheorien wird immer wieder kritisiert, dass nur von einem Verhalten auf einen Trieb geschlossen wird. Die tatsächliche Existenz dieser Triebe kann nicht bewiesen werden.

3. Die **Frustrations-Aggressions-Theorie** geht davon aus, dass auf jede Frustration Aggression folgt. Frustration bedeutet dabei die Störung einer zielgerichteten Handlung, Enttäuschung und Versagung.

Wenn z. B. eine Bewohnerin seit Tagen darum bittet, dass ihr eine Illustrierte mitgebracht wird und keine Reaktion erfolgt, dann kann es sein, dass sie die Altenpflegerin eines Tages anschreit.

Wenn Herr Albert ein großes Bedürfnis zu rauchen hat, er aber nicht an seine Zigaretten kommt und er auch niemanden rufen will, weil er nicht wieder zeigen will, wie hilflos er ist, dann kann er starke Aggressionen entwickeln.

4. Das **Lerntheoretische Aggressionsmodell** geht davon aus, dass Aggression gelernt wird, wie jedes andere Verhalten auch. Dabei spielt insbesondere das Modelllernen eine große Rolle (s. Kapitel 3.5.3). Durch Beobachtung eines Modells, dessen Aggression belohnt wird, sozial gebilligt wird oder moralisch rechtfertigt wird, kann aggressives Verhalten beim Beobachter enthemmt werden.

Eine Bewohnerin sieht, dass ihre Zimmernachbarin viel mehr Aufmerksamkeit durch die Pflegekräfte erhält und ihre Wünsche schnell und reibungslos erfüllt werden, weil sie bei jeder Kleinigkeit einen Wutanfall bekommt, laut schimpft und auch handgreiflich wird. Diese Bewohnerin wird wahrscheinlich auch beginnen, mit den Pflegekräften zu schimpfen, wenn ihre Wünsche nicht berücksichtigt werden.

Auch am Erfolg des eigenen Tuns kann Aggression gelernt werden (operantes Konditionieren Kapitel 3.5.2). Aggression kann als Instrument eingesetzt werden, um Ziele zu erreichen.

---

[1] Autoaggressives Verhalten = gegen sich selbst gerichtete Aggressivität, sich selbst schädigendes Verhalten

Wollen (Motivation)

Aufgaben

1 Versuchen Sie einen Tag lang im Heim alle Formen der Aggression von Bewohnern aufzuschreiben und in das Schema auf S. 101 einzuordnen. Achten Sie dabei insbesondere auf passive Aggressionsformen.

2 Versuchen Sie jede der beobachteten Aggressionen zu erklären. Hätte dies Verhalten vermieden werden können? Welche Triebe konnten nicht befriedigt werden, oder welche Bedürfnisse wurden versagt, so dass Frustration entstand? Können die Aggressionen lerntheoretisch erklärt werden?

aggressives Verhalten	Situation	mögliche Erklärung

Zusammenfassend können wir festhalten, aggressives Verhalten entsteht durch:
- Triebe/Bedürfnisse
- Gefühle wie Kontrollverlust die auf Kognitionen beruhen
- Lernprozessen, die eng an unsere Erfahrungen gebunden sind.

Dementsprechend muss immer, wenn dies Verhalten geändert werden soll, untersucht werden, welche Bedürfnisse dahinter stecken, wie der Betroffene die Situation wahrnimmt und was er mit seinen Aggressionen erreichen will. Wichtig ist, sich immer bewusst zu sein, dass Aggression auch wieder Aggression hervorrufen kann.

3.3.5 Bedeutung für die Altenpflege

Zusammenfassung

Wir haben gesehen, dass wir unser Verhalten, das Verhalten unserer Kollegen und das der Bewohner nur verstehen können, wenn wir die entsprechende Motivation beachten.

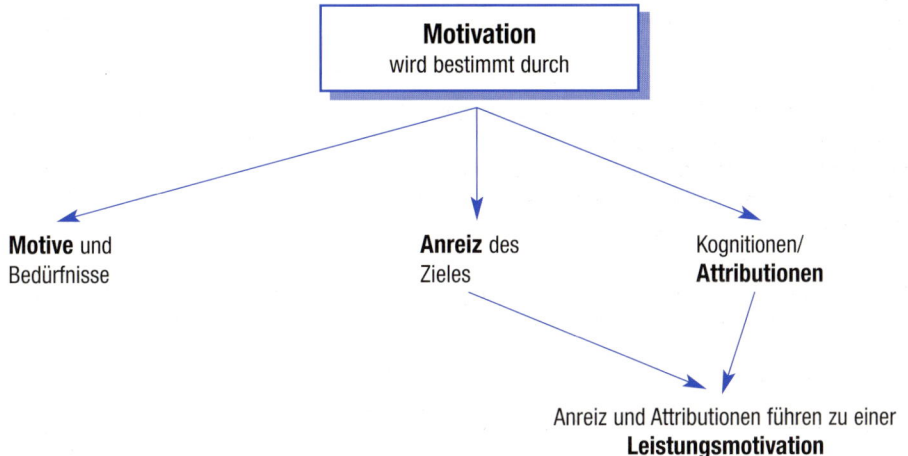

Es gibt unterschiedliche Arten von Bedürfnissen:

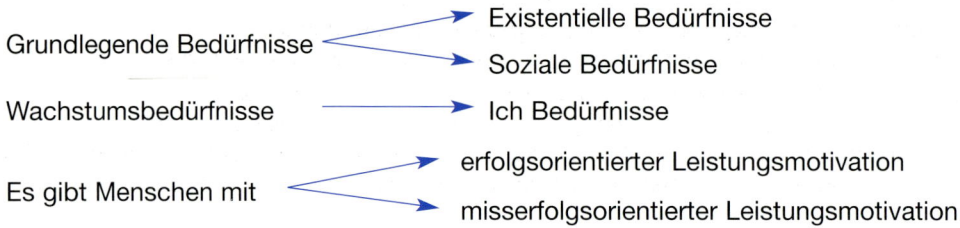

Ob jemand erfolgsorientiert ist oder nicht hängt davon ab, wie dieser Mensch Erfolg und Misserfolg attribuiert.

Die Leistungsmotivation entscheidet darüber, wie jemand sich neuen Zielen und Aufgaben nähert.

Bedeutung für Altenpflegerinnen

Auch bei unserer alltäglichen Arbeit werden wir in nicht unerheblichem Maße von unseren Bedürfnissen gelenkt. Umgekehrt bedeutet das, dass jeder Mensch sich um so freier und intensiver seiner Arbeit widmen kann, je mehr Bedürfnisse auf Maslows Bedürfnispyramide erfüllt sind. Erlaubt die Arbeit einem Menschen, seinen Wachstumsbedürfnissen nachzugehen, so wird er alle seine kreativen Kräfte in die Arbeit einbringen.

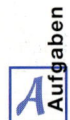

> **Aufgaben**
> 1 Stellen Sie sich vor, Sie müssten auf einer Station arbeiten, auf der nur allein die Stationsleiterin die Aufgaben verteilt, alle Entscheidungen trifft, keine Informationen weitergibt. Wie würden Sie sich fühlen? Welche Ihrer Bedürfnisse würden in diesem Fall nicht erfüllt?
> 2 Erstellen Sie eine Liste mit Möglichkeiten, auf Ihrer Station Wachstumsbedürfnisse zu befriedigen. Suchen Sie nach möglichen Veränderungen, damit auf Ihrer Station noch mehr Wachstumsbedürfnisse erfüllt werden können. Diskutieren Sie in der Klasse, was theoretisch machbar wäre und was eher nicht möglich ist.

Bedeutung für Bewohner

Alte Menschen haben dieselben Bedürfnisse wie junge Menschen. Für einen Altenpfleger ist es also äußerst wichtig, sich immer vor Augen zu halten, dass kein Mensch zufrieden ist, wenn seine existentiellen Bedürfnisse befriedigt sind. Möchten wir also Menschen pflegen, so müssen wir immer auch die sozialen Bedürfnisse und die Ich-Bedürfnisse berücksichtigen.

Die nächste wichtige Erkenntnis der Motivationstheorien für die Altenpflege ist diejenige, dass alte Menschen, wie auch Jüngere, immer ein Gefühl der Kompetenz[1] und Kontrolle brauchen, um überhaupt motiviert zu sein, etwas zu tun, Ziele zu verfolgen.

---

[1] Kompetenz = Fähigkeit

Häufig hört man Sätze wie:
„In meinem Alter kann man doch nicht mehr allein leben."
„In meinem Alter heilen die Knochen sowieso nie mehr zusammen."
„Ach, Schwester, wenn ich Sie nicht hätte, ich weiß nicht, was ich machen würde."
Auf Fortschritte angesprochen, kann man dann Antworten erhalten wie:
„Ja, ja - die Krankengymnastin (oder der Arzt, die Technik usw.) ist wirklich fähig."
„Ja, heute ist aber auch so schönes Wetter, im Radio haben sie aber schon für morgen wieder Regen angesagt, da fühle ich mich immer schlechter."

Um bis ins hohe Alter aktiv zu bleiben, um sich von möglichen Altersleiden nicht völlig entmutigen zu lassen, um aktiv an Genesungsprozessen teilzunehmen, müssen Bewohner leistungsmotiviert bleiben. Sie müssen das Gefühl haben, Ziele erreichen zu können.

Wir können Bewohnern helfen, sich kompetent zu fühlen, um aktiv zu bleiben:
- indem wir ihnen helfen, schon kleine Erfolge wahrzunehmen
- indem wir verdeutlichen, dass Erfolge durch ihre Fähigkeiten oder Anstrengungen zustande kamen
- indem wir vermeiden, den Bewohnern das Gefühl zu vermitteln, dass ihre Erfolge durch unsere Bemühungen zustande kamen
- indem wir jeden kleinen Erfolg wirklich würdigen und nicht verharmlosen („Sie haben aber heute einen guten Tag!")

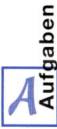

Aufgaben

1. Erklären Sie die Begriffe Motivation, Motiv und Bedürfnis mit eigenen Worten.
2. Erläutern Sie die wichtigsten Aussagen aus Maslows Bedürfnishierarchie.
3. Erklären Sie den Zusammenhang zwischen Motivation und Attribution.
4. Beschreiben Sie die Attributionen, die zu Erfolgsorientierung bzw. zu Misserfolgsorientierung führen.
5. Erläutern Sie die Folgen unterschiedlicher Leistungsmotivation auf das Verhalten.
6. Erklären Sie mit eigenen Worten den Begriff Aggression und erläutern Sie unterschiedliche Formen der Aggression.
7. Beschreiben Sie mindestens zwei Möglichkeiten, wie man sich das Entstehen von Aggression erklären kann.

3.4 Fühlen (Emotion)

In der Cafeteria von Christian und Petras Altenpflegeschule wird wieder über Herrn Alberts Suizidversuch gesprochen. Die Kollegen aus den anderen Klassen interessieren sich für den Vorfall.

Hannelore: Ich wäre zu Tode erschrocken gewesen, wenn einer unserer Bewohner so was gemacht hätte. Wie hast du dich gefühlt?

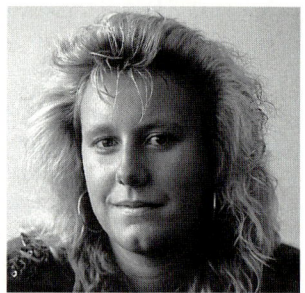

Petra: Ich war eigentlich wütend. Ich hatte mir in der letzten Zeit so viel Mühe mit seinem Bein gegeben.

Inge: Ich hatte plötzlich schreckliche Angst, etwas falsch zu machen. Ich konnte gar nicht mehr klar denken.

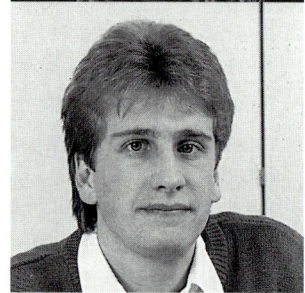

Klaus: Eigentlich war ich enttäuscht, dass er es nicht geschafft hat. Ich hätte ihm das Leid, das ihm noch bevor steht, ersparen wollen.

Ilse: Ich bin immer wieder empört, wenn ich höre, dass Menschen ihr Leben so wenig achten.

Paul: Denkt doch nicht immer nur an euch – stellt euch mal vor, wie Herr Albert sich jetzt fühlt. Er ist sicher stinksauer, weil man es ihm nicht gönnt, ruhig einzuschlafen.

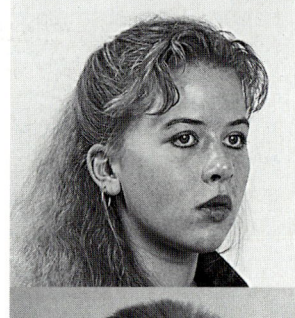

Christian: Seine Hilflosigkeit muss ihm furchtbare Qualen bereiten. Ich glaube, ich würde rasend werden, wenn ich so auf jeden Handgriff angewiesen wäre.

Klaus: Ich hätte das Gefühl, ein Versager zu sein. Ich bin nicht mal mehr imstande, mir richtig das Leben zu nehmen.

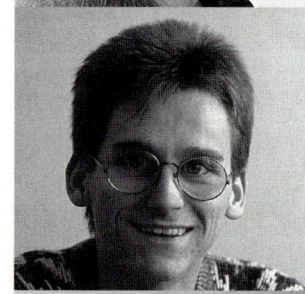

Inge: Er wird sicher sehr froh sein, dass wir ihn von dieser Dummheit abgehalten haben. Er wird dankbar sein für jeden Tag, den er noch leben kann.

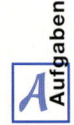

Aufgaben

1 Suchen Sie nach anderen Gefühlen, die beim Gedanken an Suizid auftauchen.

2 Schreiben Sie die Gefühle auf, die Sie beim Gedanken an eine Abenddämmerung, ihren besten Freund, Krankheit oder einen Autounfall empfinden.

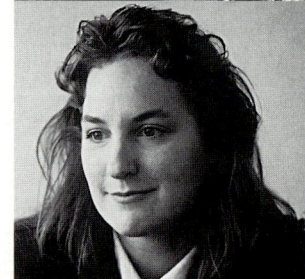

Fühlen (Emotion)

Unser Gedächtnis, unsere Kognitionen beeinflussen nicht nur unsere Handlungen, sondern auch unsere Gefühle, unsere Emotionen.

> **Aufgabe**
> Bilden Sie Arbeitsgruppen. Erarbeiten Sie jeweils alle Anzeichen für ein Gefühl (z. B. Angst, Wut, Glück). Denken Sie dabei an das Verhalten, die Gedanken usw., wenn Sie oder eine andere Person dieses Gefühl empfinden. Die Merkmale können auf Kärtchen geschrieben werden. Anschließend werden die Ergebnisse gesammelt und an der Pinnwand z. B. wie folgt geordnet:
>
> | Merkmal: | Angst | Glück | Schreck |
> |---|---|---|---|
> | körperliche | | | |
> | Gedanken | | | |
> | Attributionen | | | |
> | Einstellungen | | | |
> | Verhalten | | | |
> | usw. | | | |

Gefühle (oder Emotionen) umfassen einerseits körperliche Zustände, andererseits beeinflussen sie die psychische Befindlichkeit des Menschen. Sie sind verbunden mit bestimmten Kognitionen. Daher beeinflussen Emotionen auch unser Verhalten.

> **Aufgabe**
> Suchen Sie in Lexika und Nachschlagwerken nach der Bedeutung des Wortes „Gefühl" oder „Emotion".

Emotion ist ein komplexes Muster von Veränderungen (physiologische Erregung, kognitive Prozesse und Verhalten), bezogen auf eine Situation, die das Individuum als persönlich bedeutsam wahrgenommen hat.

3.4.1 Entstehung von Gefühlen

Gefühle sind immer verbunden mit unterschiedlich intensiven[1] physiologischen Veränderungen. Gleichzeitig bewirken Gefühle auch psychische Vorgänge. Die Wahrnehmung, das Denken verändert sich. Die Erregung wird als Freude, Ärger oder Angst interpretiert. Die Befindlichkeit wird als angenehm oder unangenehm bewertet und von Lust oder Unlust begleitet.

---

[1] Intensität = Stärke

Im Folgenden soll am Beispiel des Suizidversuches von Herrn Albert die Entstehung der Emotion Schreck bei Petra schematisch dargestellt werden:

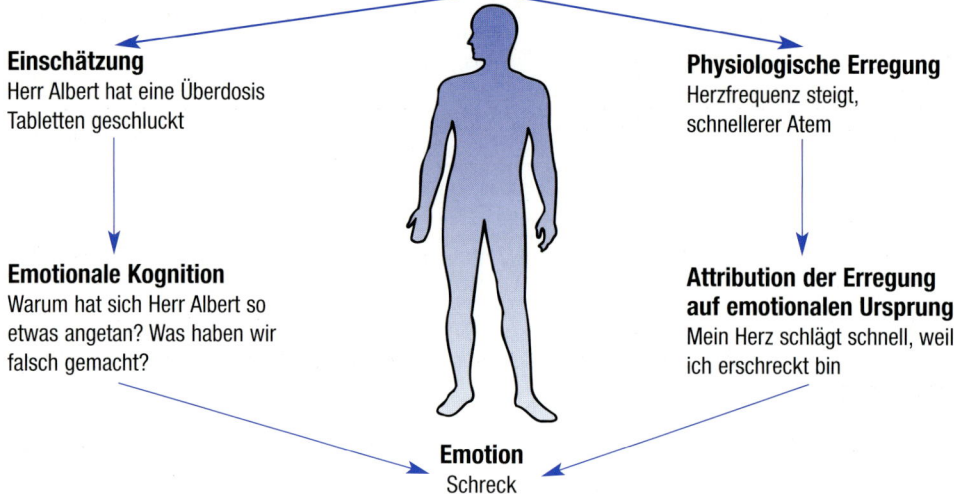

Die Art des erlebten Gefühls hängt von der subjektiven Einschätzung der Situation und von der subjektiven Erklärung für die Erregung ab. Erregung kann als Freude, Angst, Ekel oder Ärger interpretiert werden.

> Emotionen sind immer verbunden mit körperlicher Erregung.
> Welche Emotion empfunden wird, ist abhängig von:
> • der subjektiven Einschätzung der Situation und
> • der subjektiven Erklärung für die empfundene Erregung.

Petra hätte in dieser Situation auch eine andere Emotion empfinden können:

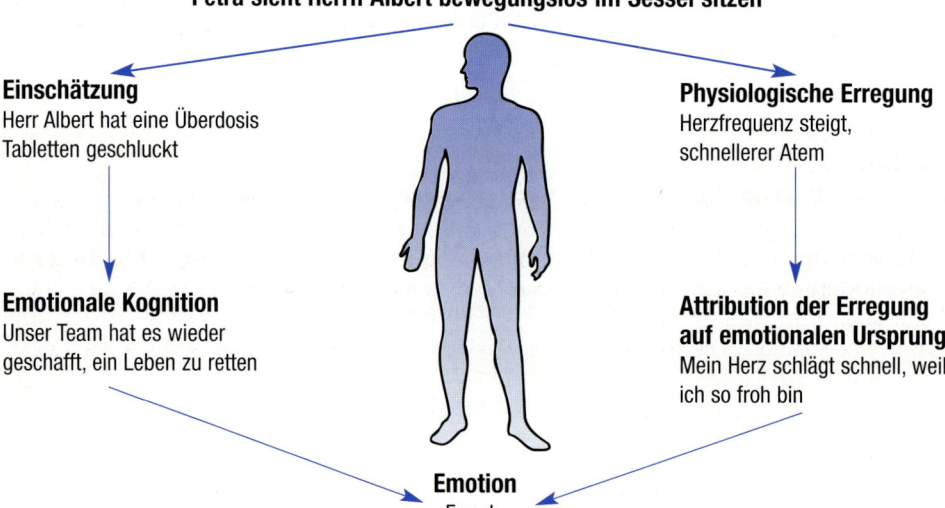

Aufgaben

1. Welche Kognitionen hatten wohl Inge, Petra oder Klaus?
2. Versuchen Sie einen Tag lang, ihre Emotionen bei der Arbeit zu beobachten. Legen Sie sich einen Beobachtungsbogen an. Tragen Sie die empfundene Emotion ein, die Situation, die dazu führte, die Kognitionen, die zu dieser Emotion führten.

Emotion	Situation	Kognition
Freude	Frau B hat alleine gegessen	Frau B hat sich von ihrem letzten Schlaganfall sichtlich erholt

Werner Herkner (1983) fasst die Erkenntnisse über Emotionen folgendermaßen zusammen:

- die Stärke eines Gefühls hängt von der Stärke der körperlichen Erregung ab.

Je heftiger das Herz beim Anblick des Geburtstagskuchen klopft, um so mehr Freude empfindet man.

- Die Art des erlebten Gefühls hängt von der subjektiven Erklärung für die Erregung ab.

Ob man in einer Situation Ärger oder Freude empfindet, hängt davon ab, welche Erklärung man für die Erregung hat. Die Erregung beim Anblick eines Sterbenden kann als Freude darüber interpretiert werden, dass die Leiden dieses Menschen zu Ende gehen und er bei Gott Frieden finden wird. Andererseits kann diese Erregung auch als Angst interpretiert werden – Angst vor dem Verlust eines Menschen, Angst vor der Ungewissheit seines weiteren Schicksals.

- Nicht jede Erregung wird als Gefühl empfunden. Hat man eine andere Erklärung für diese Erregung, so wird sie nicht als Gefühl interpretiert.

Wenn man als untrainierter Mensch eine schwere Tasche in den 7. Stock trägt, hat man dieselben physiologischen Symptome wie wenn ein unbekannter Hund auf einen losstürmt. Man schwitzt, das Herz klopft laut, man meint eventuell gleich einen Schwächeanfall zu bekommen. Nach dem Tragen der Tasche empfindet man jedoch keine Emotion. Dieselben physiologischen Symptome führen angesichts eines losstürmenden Hundes möglicherweise zu Angst.

Aufgabe

Arbeiten Sie mit diesen Erkenntnissen weiter an den Ergebnissen Ihres Beobachtungsbogens. Wählen Sie in der Klasse oder in Arbeitsgruppen eine Situationen aus, die zu besonders unlustbetonten Emotionen führte. Erarbeiten Sie Möglichkeiten, diese unangenehme Emotion zu beseitigen. Beachten Sie dabei den engen Zusammenhang der Emotionen mit körperlichen und kognitiven Prozessen.

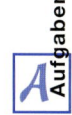

3.4.2 Folgen für die Arbeit

Emotionen führen nicht nur zu physiologischen Veränderungen und kognitiven Prozessen. Emotionen beeinflussen auch unser Verhalten.

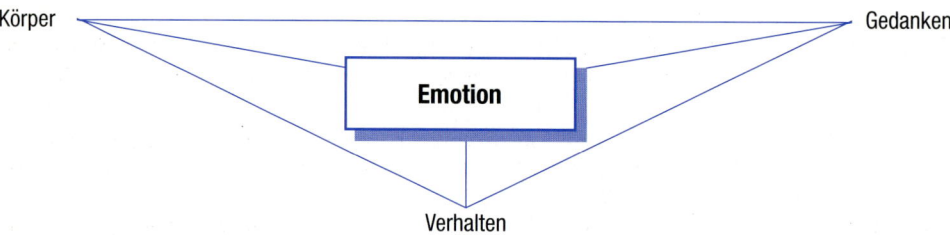

> Emotionen (Gefühle) sind Zustände, die sich auf den Körper, die Gedanken und auf das Verhalten des Menschen auswirken.

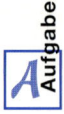

Aufgabe
Nehmen Sie erneut Ihren Beobachtungsbogen zur Hand. In jeder Situation, in der Sie eine Emotion bemerkt haben, haben Sie anschließend etwas getan. Inwieweit waren diese Reaktionen von der Emotionen gesteuert? Wie hätten Sie sich verhalten, wenn Sie eine andere Emotion empfunden hätten?

Verfolgen wir das Ziel der Psychologie – menschliches Verhalten zu beobachten, zu verstehen, vorherzusagen und eventuell zu verändern, so spielen Emotionen eine wesentliche Rolle.

Emotionen bei den Bewohnern

Herr Albert ist aus der psychiatrischen Abteilung des Krankenhauses wieder auf die Pflegestation gekommen. Er hebt nicht den Blick, als er auf sein Zimmer gefahren wird, er versucht den neugierigen Blicken der anderen Bewohner zu entgehen. Er verlangt, gleich ins Bett gebracht zu werden, angeblich weil der Tag so anstrengend für ihn war. Als Petra ins Zimmer kommt, um zu signalisieren, dass Herr Albert sich auf sie verlassen kann, dreht dieser sich demonstrativ zur Wand. Eine Stunde später bittet er um seine Bedarfsmedikation. Er klagt über Herzbeschwerden, Schwindel und Übelkeit.

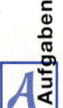

Aufgaben
1. Nach dem, was Sie bisher über Emotionen erfahren haben – Was geht wohl in Herr Albert vor? Wie können Sie Herrn Alberts Verhalten erklären? Ordnen Sie ihre Ergebnisse den vier Begriffen im oben abgebildeten Schema zu. Besprechen Sie die Zusammenhänge.
2. Entwerfen Sie eine Strategie um Herrn Albert zu helfen, ohne die Bedarfsmedikation anzuwenden.
3. Einigen Sie sich in der Klasse auf eine Emotion (z. B. Ekel, Mitleid, Verzweiflung usw.) und erarbeiten Sie, wie diese Emotion mit Ihren körperlichen, gedanklichen Prozessen zusammenhängt und was für einen Einfluss sie auf Ihr Verhalten hat. Erarbeiten Sie insbesondere Unterschiede zwischen einzelnen Schülern.

Um professionell arbeiten zu können, ist es immer wichtig, auch das eigene Verhalten zu beobachten, zu verstehen und wenn nötig zu verändern.

3.4.3 Angst

Beispielhaft für alle Emotionen besprechen wir das Gefühl der Angst ausführlicher, weil es vermutlich für die meisten Menschen die unangenehmste Emotion ist.

Angst ist ein Gefühl, das als beklemmend, bedrückend und als unangenehm empfunden wird. Wie alle Emotionen ist Angst mit körperlichen Reaktionen und kognitiven Prozessen verbunden. Und wie alle Emotionen führt Angst zu einem Verhalten. Wie alle Emotionen ist auch Angst ein völlig normaler und überlebenswichtiger Zustand. Angst schützt uns vor gefährlichen und unüberlegten Situationen. Angst warnt uns vor einer Gefahr, bevor wir von dieser überrollt werden.

Angst entsteht, wenn wir eine Situation als bedrohlich wahrnehmen.

Um unseren Körper auf die Gefahr vorzubereiten, schüttet unser Körper das Hormon Adrenalin aus. Dieses Hormon verteilt sich sehr schnell im Körper und wirkt auf fast alle Organe (vgl. auch Anatomie oder Krankheitslehre).

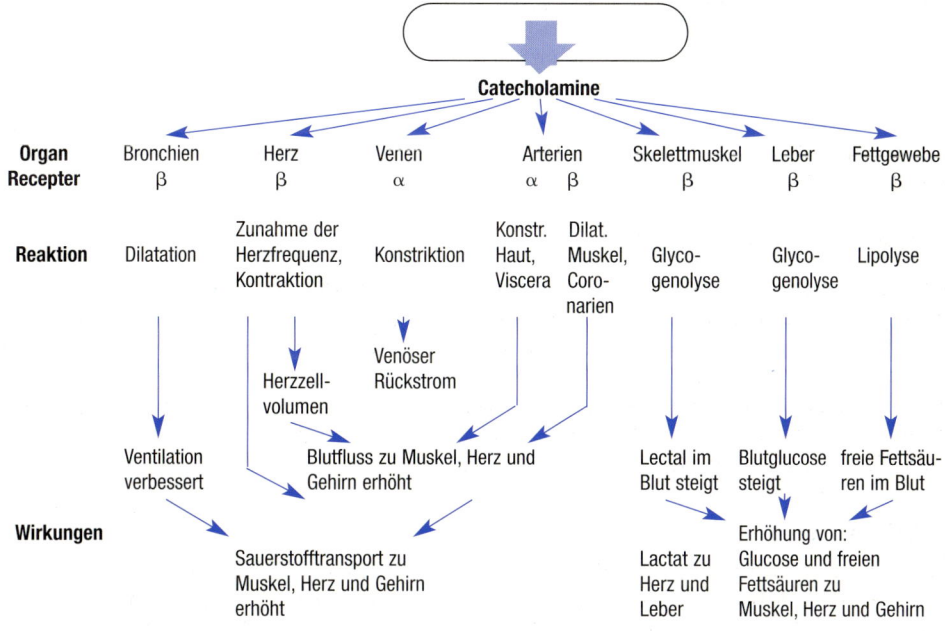

Miltner, W.; Birnbaumer, N.; Gerber W.D.: Verhaltensmedizin. Berlin u. a. 1986, S. 80.

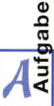

Aufgabe
Beschreiben Sie eine Situation, in der Sie Angst hatten. Gehen Sie dabei besonders auf die körperlichen Veränderungen ein, die Sie damals verspürten. Suchen Sie nach den Funktionen, die diese Veränderungen gehabt haben könnten.

Herr Albert freut sich riesig, endlich aus der psychiatrischen Abteilung entlassen zu werden. Am Nachmittag kommt endlich der Krankenwagen, der ihn ins Pflegeheim bringen soll. Alles geht plötzlich sehr schnell. Der Krankenwagenfahrer rollt ihn den langen Gang entlang, um die Ecke, noch eine Ecke, dann die Rampe hoch in den Krankenwagen. Dann sind sie schon im Heim – sein Rollstuhl wird wieder herausgeschoben, umgedreht, in das Heim gefahren. Herrn Albert geht alles zu schnell. Er ist im Sitz leicht zur Seite gerutscht und kann sich nicht wieder zurechtrücken. Er fühlt, wie ihn Panik ergreift. Er will dem Pfleger etwas sagen, aber seine Stimme versagt. Er klammert sich mit letzter Kraft an den Rollstuhl, kann gar nicht mehr wahrnehmen, dass fast alle seine Mitbewohner ihn begrüßen. Bis sie das Zimmer erreichen, ist er nur noch darauf konzentriert, sich im Rollstuhl aufrechtzuhalten.

Die physiologischen Veränderungen in unserem Körper bereiten uns darauf vor, bedrohliche Situationen zu bewältigen. Herr Albert sollte der Adrenalinstoß helfen, sich im Rollstuhl zu halten. Nach seiner Ankunft im Zimmer könnte sich Herr Albert entspannen. Die Gefahr ist beseitigt, die Herzfrequenz kann sich verlangsamen und durch verstärkte Verdauungstätigkeit können neue Kraftreserven angelegt werden.

Folgen von Emotionen am Beispiel der Angst

Herrn Alberts Angst verschwindet nicht. Sein Körper entspannt sich nicht. Wie kann man das erklären? Herr Albert ist in einen „Teufelskreis" geraten.

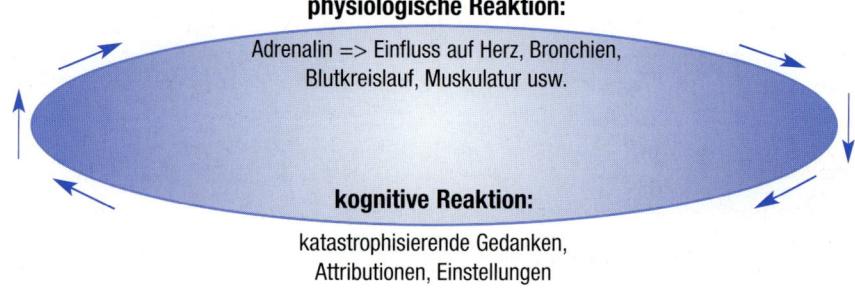

Herr Albert hat wahrgenommen: Ich bin heute fast aus dem Rollstuhl gefallen.
So weit ist es mit mir gekommen.
Das führt zu einer erneuten Ausschüttung von Adrenalin, zu physiologischen Veränderungen.
Herr Albert merkt das wieder und denkt vielleicht weiter:
Dies bisschen Rollstuhlfahren hat mich völlig fertiggemacht. Morgen wollte meine Frau mit mir spazierenfahren. Wie schaffe ich das bloß?
Die Anspannung bleibt erhalten. Der Körper kann sich nicht entspannen. Durch die lange Anspannung fängt Herr Alberts Bein an zu schmerzen.
Herr Albert denkt weiter:
Sicher schmerzt mein Bein wegen der Rollstuhlfahrt. Ich bin einfach ein Wrack, was mache ich bloß – ich muss mich zusammenreißen. Ich kann meiner Frau nicht zumuten, dass ich ganz bettlägerig werde.
Ein neuer Adrenalinstoß ist die Folge. Herr Alberts Herz jagt, sein Magen ist verkrampft, es wird ihm übel.

Fühlon (Emotion)

Aufgaben
1. Spielen Sie im Rollenspiel diese Situation weiter. Eine Schülerin spielt die Gedanken von Herr Albert (berichtet was sie denkt). Eine Schülerin spielt die körperlichen Reaktionen (berichtet was im Körper verändert wird durch die Gedanken). Darauf reagiert der erste Mitspieler und berichtet, was für Gedanken auftauchen aufgrund der körperlichen Reaktionen. Daraufhin berichtet wieder der zweite Spieler über die körperlichen Reaktionen usw.
2. Welche Folgen wird Herrn Alberts Angst haben, wenn sie nicht innerhalb von ein bis zwei Tagen verschwindet?

Wenn unser Herz immer auf Hochtouren arbeitet, wenn unser Blutdruck über längere Zeit erhöht ist, wenn unsere Muskeln über längere Zeit angespannt sind, dann kann es zu körperlichen Schäden kommen – zu psychosomatischen[1] Erkrankungen. Herr Albert wird nach einigen Tagen tatsächlich an Bluthochdruck leiden. Das kann dazu führen, dass sein Körper tatsächlich weiter geschwächt wird. Das kann dazu führen, dass seine Angst weiter steigt und gerade diese Angst führt dazu, dass das, was befürchtet wird, noch schneller eintritt.

Aufgabe
Denken Sie mal an die Beschwerden der Bewohner auf Ihrer Station. Sicherlich finden Sie einen Bewohner, wo Sie vermuten können, dass seine körperlichen Beschwerden mit seinem psychischen Zustand zusammenhängen (Schlafstörungen, Kopfschmerzen, Verdauungsstörungen usw.). Suchen Sie in den Ereignissen der letzten Zeit oder in der Anamnese des Bewohners nach Gründen für diese Störungen. Stellen Sie einzelne Fälle in der Klasse vor und besprechen Sie diese.

Bewältigungsmöglichkeiten der Angst

Wie gehen Menschen mit Ihren Ängsten und Emotionen um? Wohl so, wie sie es zu Hause in ihrer Familie gelernt haben.

Aufgaben
1. Schreiben Sie auf Kärtchen alle Strategien auf, die Ihnen zur Bewältigung von Angst einfallen. Denken Sie dabei daran, was Sie tun, wenn Sie Angst haben. Wie gehen die Bewohner an ihrem Arbeitsplatz mit Angst um?
2. Ordnen Sie die Kärtchen auf der Pinnwand oder Magnettafel danach, welche Strategie Sie für sinnvoll, empfehlenswert oder eher schädlich halten.

---

[1] psychosomatisch = Psyche und Soma (Körper) betreffend

Herr Albert könnte im Umgang mit seiner Angst vor Bettlägerigkeit, unterschiedliche Strategien ausprobieren:

1. Er tut so, als ob die Angst gar nicht besteht. Er nimmt sich fest vor, nicht mehr daran zu denken, dass er vielleicht bettlägerig wird.
2. Er redet sich ein, dass die Angst unbegründet ist, dass es gar nicht so schlimm ist, bettlägerig zu werden. Schließlich gibt es heutzutage komfortable Bedingungen und Hilfsmittel, um auch so optimal versorgt zu werden. Seine Frau wäre dann nicht mehr verpflichtet, jeden Tag seinen Rollstuhl spazieren zu fahren. Es wäre eine Entlastung für sie.
3. Er denkt nicht an die Gefahr, die Angst auslöst, sondern an die Situation danach, wenn die Angst gemeistert ist. Bald hat er das Leben geschafft. Das ist nur eine Stufe, um endlich seinen ewigen Frieden zu finden.
4. Er stellt sich der Gefahr, da sie ja doch nicht zu umgehen ist und hofft, gestärkt herauszukommen. Er fängt an zu überlegen, wie er mit der Situation umgehen könnte, wie er seiner Frau helfen könnte, wie er die Zeit weiterhin sinnvoll nutzen könnte, was für einen Sinn diese Situation für sein Leben haben könnte.
5. Er akzeptiert die Angst und versucht, mit anderen darüber zu sprechen. Er fragt die Pfleger, ob und wie groß die Gefahr wirklich ist. Er berichtet seiner Frau von seinen Ängsten, sucht vielleicht das Gespräch mit einem alten Freund, einem Seelsorger etc.

Die erste beschriebene Strategie ist weit verbreitet, aber wenig effektiv. Die körperlichen Symptome der Angst werden nicht beeinflusst. Die Gedanken werden immer mehr um die Angst kreisen, weil es nicht möglich ist, daran zu denken, nicht an etwas zu denken.

Die anderen Strategien werden von unterschiedlichen Menschen unterschiedlich gut beherrscht. Jede Strategie kann aber (wenigstens vorübergehend) Erleichterung verschaffen.

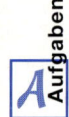

Aufgabe
Probieren Sie im Selbstversuch, nicht an etwas Bestimmtes zu denken. Nehmen Sie sich z. B. fest vor, morgen nicht daran zu denken, den Hausschlüssel einzustecken. Berichten Sie über Ihre Erfahrungen.

Sehr belastende Gedanken können manchmal wirklich aus dem Bewusstsein verbannt werden. Mit dieser Form der Angstbewältigung beschäftigt sich insbesondere die Psychoanalyse (s. Kapitel 3.6). Auch da handelt es sich nicht um eine wirkliche Problemlösung. Der Umgang und die Bewältigung der Angst ist leichter, wenn man die Angst akzeptiert.

> **Der Umgang mit Emotionen ist leichter, wenn man diese erkennt und akzeptiert.**

Alle oben beschriebenen Strategien zur Angstbewältigung sind Bemühungen, die Emotion zu verändern, indem die Kognition verändert wird.

Fühlen (Emotion)

Aufgabe
Denken Sie an Kapitel 3.2. Erarbeiten Sie Einstellungen und Attributionen, die Herr Albert ändern muss, um mit seiner Angst umgehen zu können? Suchen Sie nach Informationen, die Sie ihm geben könnten, um seine Angst zu mindern?

Emotionen verändern sich, wenn sich die Kognitionen ändern

Entspannungstechniken

Als sehr effektiv in der Angstbekämpfung haben sich Entspannungstechniken erwiesen. Wir wissen, dass Angst mit körperlichen Veränderungen, z.B. einer Anspannung, verbunden ist. Um Angst abzubauen, muss man sich also entspannen. Durch die Entspannung erreicht man eine Angstverringerung.

Die am weitesten verbreiteten Entspannungstechniken sind das Autogene Training und die Progressive Muskelentspannung nach Jacobsen. Beide Methoden beruhen darauf, dass durch Üben gelernt wird, seine Muskeln aktiv zu entspannen. Beim Autogenen Training geschieht das über Vorstellungsbilder. Progressive Muskelentspannung arbeitet mit dem Wechselspiel von Anspannung und Entspannung.

Emotionen können verändert werden, indem körperliche Symptome verändert werden.

Medikamente

Herr Albert stellt sich seiner Angst vor Bettlägerigkeit. Er versucht die Angst zu bewältigen, indem er die Altenpflegerin anspricht und von seinen Gefühlen und Befürchtungen berichtet. Die Pflegerin hört sich alles in Ruhe an, geht aus dem Zimmer und bringt Herrn Albert eine Tablette Diazepam.

Aufgabe
Besprechen Sie in der Klasse, wie wohl angstmindernde Medikamente wirken. Was verändern sie bei dem Menschen, der sie einnimmt? (Vgl. auch Medikamentenlehre)

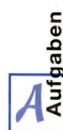

In manchen Fällen sind Medikamente sehr hilfreich, wenn Bewohner unter Angstzuständen leiden. Allerdings können diese Medikamente kein Problem lösen. Wenn ihre Wirkung nachlässt, sind alle Probleme und Ängste wieder da. Dazu kommt, dass angstmindernde oder beruhigende Medikamente zahlreiche Nebenwirkungen haben, die gerade bei alten Menschen zu einer weiteren Verschlechterung ihres Gesundheitszustandes führen können. Auch können solche Medikamente zu Gewöhnung und Abhängigkeit führen.

3.4.4 Bedeutung für die Altenpflege

Zusammenfassung

Wir haben festgestellt, dass auch Emotionen oder Gefühle einen wesentlichen Einfluss auf unser Verhalten haben.

Was wir fühlen, hängt ab von
- Kognitionen,
- körperlichen Reaktionen.

Diese beiden Faktoren beeinflussen sich gegenseitig, so dass ein „Teufelskreis" im positiven und negativen Sinne (je nach Emotion) entstehen kann.

Bedeutung für Bewohner

Gerade in der Altenpflege treten mit Krankheit und Sterben Situationen auf, in denen die Betroffenen starke Gefühle erleben. Diese werden meistens nicht offen gezeigt, sondern verstecken sich hinter Fragen („Wann kommt der Doktor?"), körperlichen Symptomen („Mein Kreislauf macht mir zu schaffen"), oder auffälligen Verhaltensweisen (Aggression, Rückzug, hektischen Aktivitäten).

Für Pflegekräfte ist es wichtig, den Bewohnern zu helfen, mit ihren Gefühlen umzugehen.

Nach Möglichkeit sollen Pflegekräfte den Bewohnern helfen:
- ihre Gefühle zu akzeptieren und auf diese einzugehen (siehe Gesprächsführung). Völlig falsch sind Reaktionen wie „Das dürfen Sie nicht sagen" oder „Das wird schon wieder gut".
- konstruktiv mit den Gefühlen umzugehen. Kennt der Altenpfleger den Bewohner, kennt er Gedanken, Erinnerungen, Einstellungen, Attributionen des Bewohners, so kann er ihm helfen, die Probleme auch aus einer anderen Sicht zu betrachten, seine Einstellungen oder Attributionen zu ändern.
- selbst Kontrolle über ihre Gefühle zu erlernen, indem sie Entspannungstechniken beherrschen, die ihnen z. B. über Angstzustände hinweghelfen.
- eine sinnvolle Aufgabe zu finden, die sie wenigstens zeitweilig so ausfüllt, dass sie nicht an ihre Probleme denken.

Bedeutung für Altenpflegerinnen

Auch sehr professionell arbeitende Altenpfleger haben Emotionen. Sie empfinden Angst oder Freude, Ekel oder Überraschung, Liebe oder Hass. Und alle diese Emotionen beeinflussen unser Handeln.

Möchte eine Altenpflegerin Fehler vermeiden, die aufgrund von zu viel Emotionalität entstehen, so darf sie nicht versuchen, diese Gefühle zu verdrängen, zu verleugnen oder zu vertuschen. Emotionen kann man nur dann beeinflussen, wenn man sie akzeptiert.

Aufgaben

1. Führen Sie wieder einen Tag lang Protokoll bei der Arbeit. Notieren Sie diesmal jede Situation, in der Sie bei der Arbeit Angst empfunden haben (z. B. Angst vor der Beurteilung durch Vorgesetzte, Angehörige, Bewohner, Angst vor dem Tod eines Bewohners, Angst vor der Gewalt oder Verwirrtheit eines Bewohners). Wie reagieren Sie auf diese Ängste? Gibt es bei Ihnen körperliche Anzeichen dafür, dass Sie eine Angst nicht wahrnehmen (wollen)? Erarbeiten Sie anhand ihrer neuen Kenntnisse über Angst einen Plan, wie Sie besser mit Ihrer Emotion umgehen können. Besprechen Sie einzelne Fälle in der Klasse.
2. Beschreiben Sie mit eigenen Worten die Entstehung von Gefühlen.
3. Zeigen Sie Möglichkeiten auf, unangenehme Gefühle zu verändern.
4. Erläutern Sie den Zusammenhang von Körper und Kognitionen sowie Gefühlen.
5. Nennen Sie einige Möglichkeiten, Ängste zu bewältigen.

3.5 Lernen

Warum und wieso tun Menschen etwas? Wieso verändert sich das Verhalten der Menschen? Die geläufige Antwort ist: Sie handeln so, weil sie es so gelernt haben. Sie verändern ihr Verhalten, weil sie etwas neues gelernt haben. Was wir nicht gelernt haben, können wir auch nicht tun.

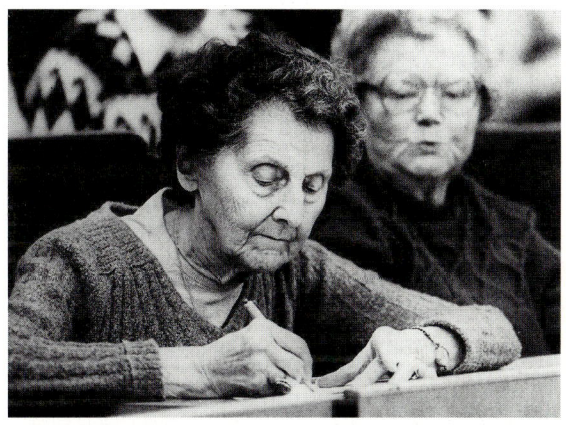

Um uns erklären zu können, wie Menschen handeln, oder um Menschen helfen zu können, effektiver (Nutzen bringender) zu handeln, müssen wir also wissen, wie das Verhalten gelernt wird.

In diesem Kapitel werden Möglichkeiten der Verhaltensänderung – des Lernens – besprochen.

Christian und Petra unterhalten sich in der Cafeteria der Altenpflegeschule:

Christian: Neulich wurde eine neue Bewohnerin, Frau Abel, auf die Station gebracht. Da haben wir wieder viel Arbeit. Sie ist völlig hilflos.

Petra: Ist sie denn krank?

Christian: Eigentlich nicht. Sie musste nur ins Heim, weil ihre Tochter aus Mannheim wegzieht. Sie ist eigentlich nicht krank – nur alt.

Petra: Hat bisher ihre Tochter sie gepflegt?

Christian: Na ja – Frau Abel wohnte in ihrer eigenen Wohnung, die Tochter war eigentlich berufstätig – ich weiß nicht, wie Frau Abel zurecht kam.

Petra: Und, wie gefällt es Frau Abel auf eurer schönen Station?

Christian: Ach, die jammert immer nur, ihre Tochter soll kommen, und sie meint, sie findet nichts in ihrem Schrank – sogar die Kleider musste ich ihr morgens vorbereiten. Und wo der Speisesaal ist, müssen wir ihr ständig neu zeigen, und auch sonst geht sie gar nicht aus ihrem Zimmer. Wir haben ihr alle Aktivitäten im Haus vorgeschlagen – sie ist nirgends erschienen. Man muss sie wohl an der Hand nehmen, damit sie etwas macht.

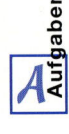

Aufgaben

1 Suchen Sie nach Gründen für den hilflosen Eindruck, den Frau Abel auf Christian macht. Erstellen Sie eine Liste mit all dem, was Frau Abel in den nächsten Tagen und Monaten lernen muss.

2 Denken Sie an unsere sich immer rascher wandelnde Zeit. Was müssen auch alte Menschen lernen? Wählen Sie eine Bewohnerin ihrer Praktikumsstelle aus. Recherchieren Sie, was diese Frau seit ihrem 60. Lebensjahr erlebt hat. Was musste sie in dieser Zeit lernen?

Lernen ist nicht eine Aufgabe, die in der Kindheit und während der ersten Lebenshälfte zu bewältigen ist. Lernen ist ein lebenslanger Prozess. Er umfasst alle Erfahrungen, die in der Auseinandersetzung mit den jeweiligen Umweltbedingungen Einfluss auf unser Verhalten haben.

> **Lernen ist eine dauerhafte Verhaltensänderung, die auf Umwelteinflüsse und nicht auf körperliche Einflüsse (Reifung, Krankheit, Ermüdung) zurückzuführen ist.**

Die Auseinandersetzung mit der Umwelt bedeutet, Erfahrungen zu machen, und aus jeder Erfahrung lernen wir (vgl. Coping). Gelernt werden also motorische (körperliche) Reaktionen, Handlungsmuster, soziale Verhaltensweisen, aber auch Einstellungen, Meinungen, Fakten.

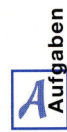

Aufgabe

Schreiben Sie alles, was Frau Abel in der nächsten Zeit lernen muss, auf Kärtchen. Ordnen Sie die Kärtchen auf der Magnetwand (oder Pinnwand) nach ähnlichen Lernbereichen und suchen Sie Oberbegriffe dazu (z. B. Handlungen, soziales Verhalten, Fakten, Einstellungen usw.)

Für Frau Abel, aber auch für Sie als Altenpflegerin ist es angenehmer, wenn Frau Abel schnell lernt, sich im Altenheim zurechtzufinden. Frau Abel wird sich dann nicht mehr so hilflos und unglücklich fühlen und Sie werden ihre Arbeitszeit besser nutzen können. Doch wie können Sie Frau Abel in diesem Lernprozess unterstützen?

In den folgenden Abschnitten werden wir einige Methoden der Verhaltensänderung oder Lernmethoden kennen lernen.

3.5.1 Signallernen (klassisches Konditionieren)

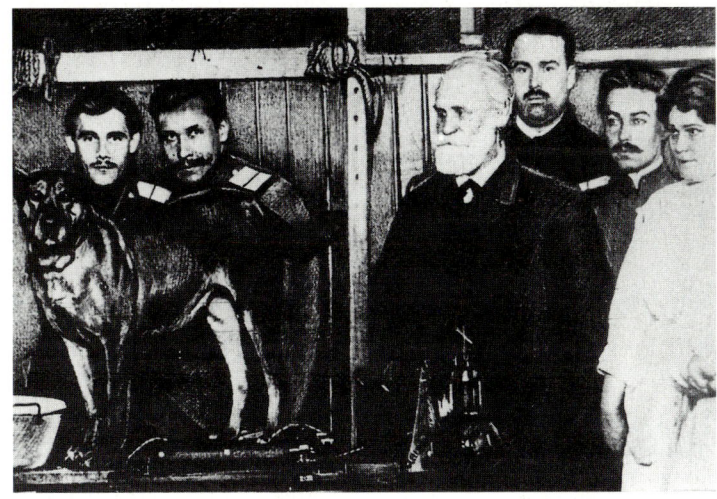

Diese Lernmethode, die auch klassisches Konditionieren genannt wird, wurde vom russischen Physiologen Iwan Petrowitsch Pawlow (1849–1936) entwickelt. Sein Experiment verlief folgendermaßen:

Die natürliche Reaktion (unkonditionierte Reaktion) eines Hundes beim Anblick von Futter (unkonditionierter Reiz) ist Speichelfluss. Hört ein Hund einen Glockenton (neutraler Reiz), kommt es natürlich zu keinem Speichelfluss. Erklingt aber der Glockenton mehrmals dann, wenn das Futter gereicht wird, erhält der Glockenton Signalfunktion für das Futter. Nach einiger Zeit wird beim Hund der Speichelfluss einsetzen, wenn nur der Glockenton erklingt. Der Glockenton wird zu einem konditionierten Reiz, auf den eine konditionierte Reaktion (Speichelfluss) folgt.

Futter ⟶	*Speichelfluss*
(unkonditionierter Reiz)	*(unkonditionierte Reaktion)*
Glockenton ⟶	*kein Speichelfluss*
(neutraler Reiz)	
Glockenton + Futter ⟶	*Speichelfluss*
(neutraler + unkonditionierter Reiz)	*(unkonditionierte Reaktion)*
Glockenton ⟶	*Speichelfluss*
(konditionierter Reiz)	*(konditionierte Reaktion)*

> **Klassisches Konditionieren bedeutet, dass eine natürliche Reaktion auf einen Reiz an einen anderen Reiz gebunden wird.**

Dies Beispiel erinnert an unsere körperliche Reaktion, wenn die Glocke zur Mittagspause läutet. Wir verspüren plötzlich Hunger. Die Mittagsglocke wurde das Signal für Mittagessen.

Worte, Begriffe und Gedanken mit Signalfunktion

Beim Menschen können auch Worte und Begriffe Signalfunktion im Sinne der klassischen Konditionierung übernehmen (z. B. Anspannung als Reaktion auf das Wort „Vorsicht").

Wir bedürfen auch nicht unbedingt eines Umweltanstoßes, um eine konditionierte Reaktion auszulösen. Häufig genügt z. B. der Gedanke an eine Situation (z. B. konditionierte Angst vor Altenpflegerin), um Herzklopfen, Schweißausbrüche, Übelkeit oder ähnliche körperliche Reaktionen auszulösen.

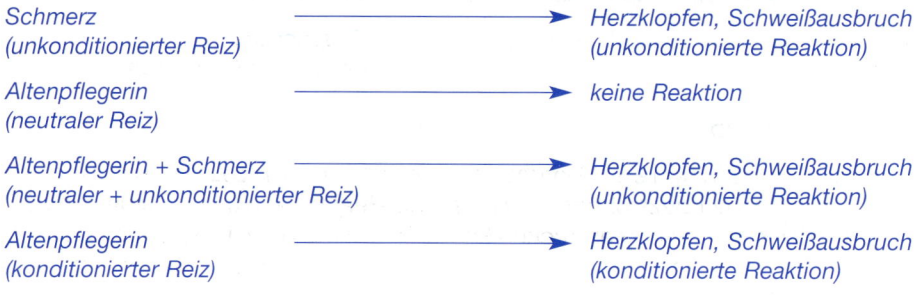

Schmerz ⟶ *Herzklopfen, Schweißausbruch*
(unkonditionierter Reiz) *(unkonditionierte Reaktion)*

Altenpflegerin ⟶ *keine Reaktion*
(neutraler Reiz)

Altenpflegerin + Schmerz ⟶ *Herzklopfen, Schweißausbruch*
(neutraler + unkonditionierter Reiz) *(unkonditionierte Reaktion)*

Altenpflegerin ⟶ *Herzklopfen, Schweißausbruch*
(konditionierter Reiz) *(konditionierte Reaktion)*

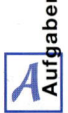

Aufgabe
Erklären Sie anhand dieses Lernmodells, warum Frau Abel beim Einzug in das Heim so großen Wert darauf legte, „völlig sinnlose" Einrichtungsgegenstände (wie z. B. einen Lehnstuhl, der für das Zimmer im Altenheim viel zu groß ist) und so genannte Staubfänger (wie z. B. stapelweise Erinnerungsphotos, alle möglichen Vasen und Dosen, etliche Deckchen) in ihrem Zimmer aufzustellen.

Reizgeneralisierung

Dem konditionierten Reiz ähnliche Reize können ebenfalls Signalfunktion übernehmen. Wenn im obigen Beispiel Herzklopfen und Schweißausbruch auf eine einzelne weibliche Altenpflegerin, die besonders ungeschickt mit dem Bewohner umgeht, konditioniert wurde, so kann es geschehen, dass diese Angst auf alle weiblichen Altenpfleger generalisiert[1] wird. Es kann aber auch geschehen, dass sie auf alle Altenpfleger (weibliche und männliche) generalisiert wird.

Verlernen durch Löschung und Gegenkonditionierung

Gerade aus dem letzten Beispiel ist ersichtlich, dass es sehr wichtig ist zu wissen, wie konditionierte Reaktionen wieder verlernt werden können.

Die Verbindung zwischen konditioniertem Reiz (Altenpfleger) und konditionierter Reaktion (Herzklopfen) wird gelöscht, wenn der konditionierte Reiz (Altenpfleger) längere Zeit nicht mehr mit dem unkonditionierten Reiz (Schmerz) gekoppelt wird.

Das Herzklopfen beim Erscheinen des Altenpflegers verschwindet, wenn dieser dem Bewohner längere Zeit keine Schmerzen mehr zufügt.

---

[1] generalisieren = verallgemeinern

Es besteht auch die Möglichkeit einer Gegenkonditionierung. Wird sich der Altenpfleger bewusst, was für Prozesse er ausgelöst hat, so kann er versuchen, einen angenehmen Reiz an sein Erscheinen zu koppeln:

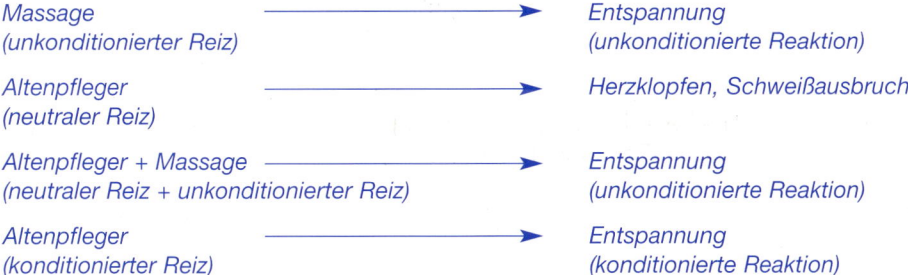

Massage → *Entspannung*
(unkonditionierter Reiz) *(unkonditionierte Reaktion)*

Altenpfleger → *Herzklopfen, Schweißausbruch*
(neutraler Reiz)

Altenpfleger + Massage → *Entspannung*
(neutraler Reiz + unkonditionierter Reiz) *(unkonditionierte Reaktion)*

Altenpfleger → *Entspannung*
(konditionierter Reiz) *(konditionierte Reaktion)*

Vegetative Reaktion

Das klassische Konditionieren beruht auf körperlichen Prozessen, die man als vegetative Reaktionen bezeichnen kann. Es sind Reaktionen, die automatisch auftreten, ohne dass man sie unterdrücken kann. Es wird keine neue Reaktion gelernt. Es wird nur gelernt, dass eine schon vorhandene Reaktion auf einen neuen Reiz erfolgt.

> **Aufgaben**
> 1 Suchen Sie Ereignisse, bei denen Sie Signallernen an sich selber erfahren haben.
> 2 Suchen Sie weitere Beispiele aus Ihrer praktischen Arbeit, wo Signallernen stattgefunden hat.
> 3 Was kann Frau Abel mit Hilfe des klassischen Konditionierens lernen, um sich in ihrer neuen Umgebung wohler zu fühlen?

3.5.2 Verstärkungslernen (Operantes/Instrumentelles Konditionieren)

Lernen erfolgt nicht nur über bestimmte Reizbedingungen (wie beim klassischen Konditionieren), sondern auch über die Konsequenzen, die einem Verhalten folgen.

Wenn Sie feststellen, dass Ihre Bemühungen bei einem Bewohner Erfolg haben, werden Sie dieses Verhalten auch bei anderen Bewohnern anwenden.

> **Hat ein Verhalten positive Konsequenzen, so wird dieses Verhalten öfter gezeigt.**

Wenn eine Bewohnerin Sie laut beschimpft, wenn Sie z. B. ein Erinnerungsphoto achtlos beiseite schieben, um Platz für das Abendessen zu schaffen, dann hat Ihr Verhalten negative (unerwünschte) Konsequenzen. Sie werden wahrscheinlich nächstes Mal einen anderen Platz für das Abendessen suchen und das Erinnerungsphoto unberührt lassen.

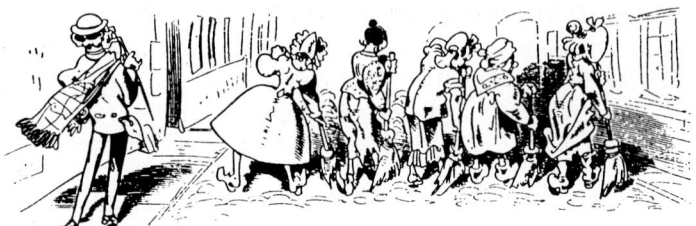

Und wie ich wandle, seh' ich walten – im Morgenscheine fünf Gestalten.

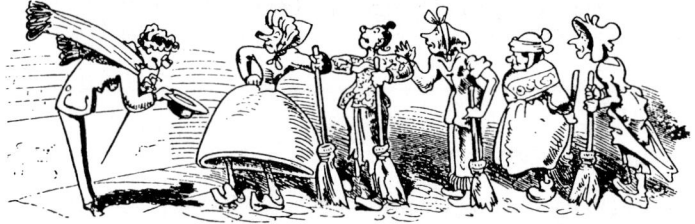

„Seid mir gegrüßt, ihr edlen Frauen – so wunderlieblich anzuschauen!"

Hat ein Verhalten negative Konsequenzen, so wird dieses Verhalten seltener gezeigt.

Gesetzmäßigkeiten des Lernens durch Verstärkung

Insbesondere der amerikanische Psychologe Burrhus Frederik Skinner (1904 – 1990) versuchte die Gesetzmäßigkeiten herauszufinden, anhand derer wir aus den Konsequenzen unseres Verhaltens lernen.

Verstärker

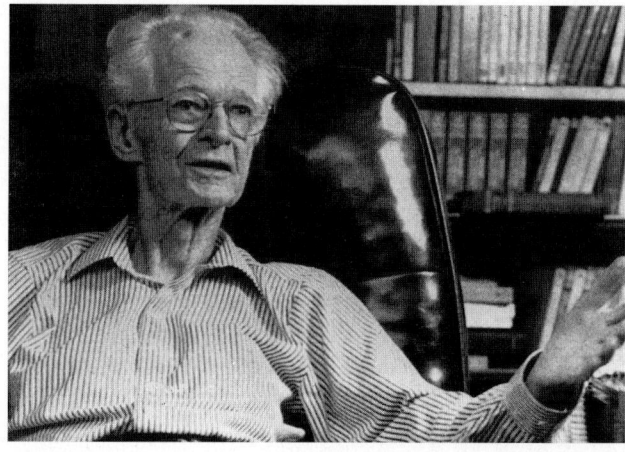

Da ein Verhalten, dem positive Konsequenzen folgen, öfter auftritt, nennt Skinner diese positiven Konsequenzen Verstärker der Verhaltens. Das Verhalten wird durch positive Konsequenzen verstärkt.

Jeder von uns hat gelernt, ein bestimmtes Verhalten als Instrument einzusetzen, um bestimmte Konsequenzen zu erreichen. Es wurde durch instrumentelles Konditionieren gelernt.

Christian: Ich weiß mir mit Frau Abel nicht mehr zu helfen. Sie verbringt ihre Tage im Altenheim völlig zurückgezogen in ihrem Zimmer zwischen all ihren Erinnerungsphotos. Sie will nicht zum gemeinsamen Essen kommen und beteiligt sich auch an keinen anderen Aktivitäten. Ich mache mir große Sorgen um sie.

Lernen **123**

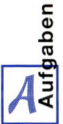

Petra: Kümmert ihr euch denn gar nicht um die arme Frau?

Christian: Aber natürlich. Ständig schaut einer von uns bei ihr vorbei. Wir haben auch ihre Tochter verständigt. Die ruft jetzt auch mehrmals täglich ihre arme Mutter an. Wir können sie aber nicht dazu bringen, etwas zu unternehmen – aus ihrem Zimmer raus zu kommen. Wir machen uns wirklich Sorgen um sie.

> **Aufgabe**
> Analysieren Sie die oben beschriebene Situation. Welche Konsequenzen hat das Verhalten von Frau Abel? Wie wird Frau Abel sich in Zukunft verhalten? Wie könnte Frau Abel ein anderes Verhalten lernen?

Konsequenzen des Verhaltens

Es gibt fünf mögliche Konsequenzen eines Verhalten. Diese lassen sich in folgendem Schema veranschaulichen:

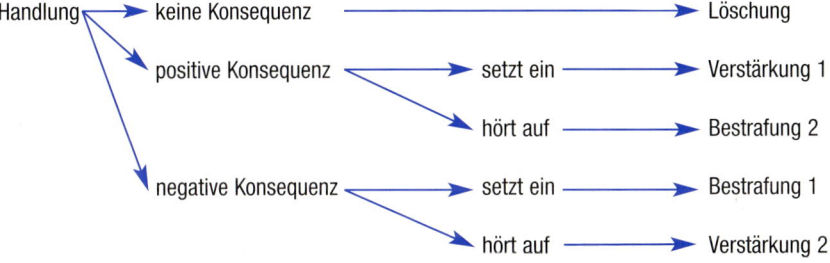

Wir werden immer bestrebt sein, ein Verhalten zu zeigen, das für uns positive Konsequenzen hat (Verstärkung 1) oder das negativen Konsequenzen ein Ende setzt (Verstärkung 2).

Sie werden von der Stationsschwester für Ihr Verhalten bei der Grundpflege gelobt – Sie werden dieses Verhalten künftig häufiger zeigen. (Verstärkung 1)

Bei der Grundpflege stöhnt und jammert der Bewohner immer. Wenn dieses Verhalten des Bewohners aufhört, wissen Sie, dass Sie die Griffe endlich richtig machen. Sie werden das entsprechende Verhalten häufiger zeigen. (Verstärkung 2)

Wir werden versuchen, Verhalten zu vermeiden, das negative Konsequenzen hat (Bestrafung 1) oder positiven Konsequenzen ein Ende setzt (Bestrafung 2).

Wenn Sie für Ihr Verhalten bei der Grundpflege von der Stationsschwester getadelt werden, zeigen Sie in Zukunft ein anderes Verhalten. (Bestrafung 1)

Wenn ein Bewohner Ihnen bisher täglich versicherte, wie angenehm es sei, von Ihnen versorgt zu werden, dann werden Sie bei einem Ausbleiben dieser positiven Konsequenzen ein anderes Verhalten zeigen. (Bestrafung 2)

Hat ein Verhalten überhaupt keine Konsequenzen, so erscheint es sinnlos und wird nach einiger Zeit verschwinden (Löschung).

Wenn Sie mit einem Verhalten Ihr Ziel, bei einem Bewohner Wohlbefinden hervorzurufen, nicht erreichen, dann werden Sie dieses Verhalten aufgeben und es mit einem anderen Verhalten probieren (Löschung).

> ### Aufgabe
> Suchen Sie nach Möglichkeiten, wie Christian Frau Abel aus ihrer Isolation „locken" kann. Beachten Sie dabei alle Möglichkeiten, aus Konsequenzen zu lernen. Begründen Sie, warum Sie einige Möglichkeiten für besser oder schlechter halten.

Welche Schlussfolgerungen können wir nun für unsere praktische Arbeit mit Frau Abel und anderen Bewohnern ziehen? Wie könnte Christian vorgehen, um Frau Abel aus ihrer Isolation herauszuhelfen?

Christian müsste sich klar werden, was genau das problematische Verhalten (Reaktion = R) ist und in welcher Situation (S) dieses gezeigt wird.

S (Situation)	R (Reaktion)
Frau Abel kommt in eine neue Umgebung	Frau Abel zieht sich in ihr Zimmer zurück

Konsequenzen analysieren

Christian müsste herausfinden, welche Konsequenzen (K) dieses Verhalten hat.

S (Situation)	R (Reaktion)	K (Konsequenzen)
Frau Abel kommt in eine neue Umgebung	Frau Abel zieht sich in ihr Zimmer zurück	• Frau Abel wird von der Tochter öfter angerufen (Belohnung) • die Altenpflegerinnen besuchen sie öfter (Belohnung) • sie ist in der angenehmen Atmosphäre zwischen all ihren vertrauten Gegenständen (Belohnung) • sie kann sich nicht im Heim einleben (Bestrafung) • sie hat nur mit einigen wenigen Menschen Kontakt (Bestrafung)

Konsequenzen kontrollieren

Um die Auftretenswahrscheinlichkeit dieses Verhaltens zu senken, müsste Christian dafür sorgen, dass Frau Abel für ihr Verhalten keine Belohnung erfährt. Gleichzeitig können die negativen Konsequenzen eventuell verstärkt werden. Christian müsste also dafür sorgen, dass die Tochter nicht häufiger anruft als sonst üblich, dass die Altenpflegerinnen nicht öfter zu Frau Abel gehen als zu anderen Bewohnern.

Erwünschtes Verhalten verstärken

Gelingt es, die Konsequenzen zu kontrollieren, so könnte Christian sich zufrieden zurücklehnen und darauf warten, dass Frau Abel auf die Situation (neue Umgebung) anders reagiert als mit Rückzug. Frau Abel könnte jetzt eventuell beginnen, ständig die Alarmklingel zu betätigen, um so die Aufmerksamkeit der Altenpflegerinnen zu gewinnen. Sie könnte auch von sich aus jede halbe Stunde ihre Tochter anrufen. Beide Reaktionen wären noch unerwünschter als die erste. Christian müsste wiederum versuchen, die positiven Konsequenzen dieser neuen Verhaltensweisen auszuschalten (was schwer werden wird), oder er müsste Frau Abel bestrafen.

Besser als darauf zu warten, dass Frau Abel sich endlich so verhält, wie es für sie und für Christian angenehmer ist, wäre die Verstärkung (Belohnung) des richtigen Verhaltens.

S (Situation)	R (Reaktion)	K (Konsequenzen)
Frau Abel kommt in eine neue Umgebung	Frau Abel guckt vor die Tür, um zu sehen, wieso keine Altenpflegerin mehr zu ihr kommt	• Christian nutzt die Gelegenheit und signalisiert, dass er sich nur dann weiter um Frau Abel kümmert, wenn diese im Flur bleibt. Christian nimmt sich ausgiebig Zeit zu Gesprächen, wenn Frau Abel aus dem Zimmer raus kommt. • Kommt Frau Abel auf den Flur, dann hat sie die Möglichkeit, auch andere Heimbewohner kennenzulernen. Sie fühlt sich nicht mehr so einsam • Kommt Frau Abel auf den Flur, so kann sie sich langsam im Altenheim orientieren lernen, sie wird sicherer und fühlt sich nicht mehr so fremd.

Verstärker aussuchen

Im vorherigen Beispiel gingen wir davon aus, dass es Frau Abel wichtig ist, andere Heimbewohner kennenzulernen, dass das eine Verstärkung (Belohnung) für sie ist. Das muss nicht sein. Was für einen Menschen eine Belohnung ist, kann für einen anderen eine Strafe sein.

> **Verstärker müssen immer ganz individuell ausgesucht werden.**

Christian muss sich anhand der Lebensgeschichte von Frau Abel und anhand aller zur Verfügung stehenden Informationen überlegen, was für diese Frau einen Anreiz darstellen würde, das Zimmer zu verlassen.

Es könnte z. B. sein, dass Frau Abel sehr gern eine Illustrierte liest. Christian könnte dafür sorgen, dass Frau Abel sie sich selbst holen muss. Er könnte gleichzeitig ihr anbieten, sie zum Kiosk zu begleiten. Dadurch hätte Frau Abel, durch das Verlassen ihres Zimmers, auch noch die Aufmerksamkeit des Altenpflegers für sich errungen.

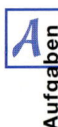

Aufgaben

1 Überlegen Sie, welche Verstärker Sie bevorzugt einsetzen, um das Verhalten anderer zu beinflussen.

2 Erstellen Sie eine Liste mit Verstärkern, die auf einer Pflegestation eingesetzt werden können.

3 Erstellen Sie einen Beobachtungsbogen und erfassen Sie die Arten der Bestrafung und Belohnung, die in Ihrem Heim üblich sind.

4 Wählen Sie einen Bewohner auf ihrer Station aus und untersuchen Sie, wie der Bewohner Ihr Verhalten lenkt.

5 Erstellen Sie eine Liste mit Verstärkern für Ihre Arbeit als Altenpflegerin. Ordnen Sie die Verstärker in Gruppen und suchen Sie für die Gruppen nach Oberbegriffen (z. B. Verstärkung durch Bewohner, Arbeitgeber, Familie, Freunde, finanzielle Verstärkung, usw.)

6 Suchen Sie nach Möglichkeiten der Selbstbelohnung und Selbstbestrafung. Wie können Sie diese einsetzen?

3.5.3 Modelllernen

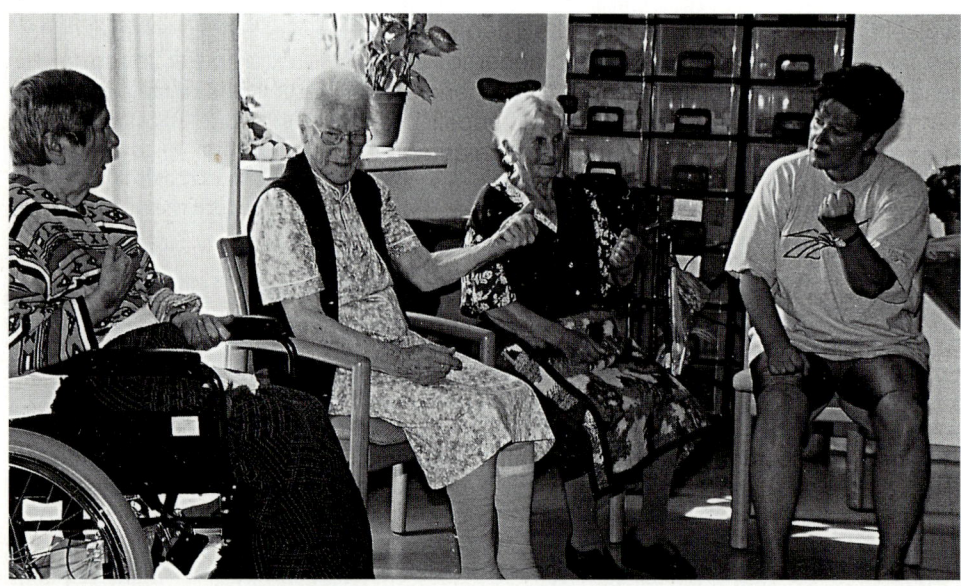

Nach der Theorie des Lernens aus den Konsequenzen müsste jeder Mensch für sich ausprobieren, wie heiß Feuer ist, wie gefährlich eine Wildkatze ist, oder welche Folgen zu schnelles Autofahren hat.

Schon kleine Kinder beobachten genau, wie und was andere Menschen wann und in welcher Situation tun. So werden insbesondere komplexe Verhaltensmuster (z. B. handwerkliche, künstlerische, sportliche Fertigkeiten wie Tanzen, Klettern usw.) oder soziale Verhaltensweisen (z. B. die Art und Weise wie man grüßt, sich bei Tisch benimmt, wie man Aggression zeigen kann usw.) gelernt.

Lernen

Das Modelllernen oder Lernen durch Nachahmung erspart einen langen aufwendigen Lernprozess mit all seinen Misserfolgs- und Irrtumsmöglichkeiten. Wir beobachten andere Menschen und die Konsequenzen ihres Verhaltens. Danach richten wir unser eigenes Verhalten.

Christian: Heute hat sich Frau Abel wieder so seltsam benommen – sie ist ja ganz gut zu Fuß. Letzten Monat hat sie sich daheim noch alleine versorgt und eingekauft. Heute kam sie zum ersten Mal zum Mittagessen und ich musste sie bis dahin führen und stützen, als ob sie nicht auch alleine gehen könnte.

Petra: Vielleicht dachte sie, das gehört sich so.

Christian: Wie meinst du das?

Petra: Wir hatten auch mal einen Herren auf Station, der musste monatelang zum Essen geführt werden, obwohl er sonst sehr gut zu Fuß war. Irgendwann wurde dies Thema angesprochen und da stellte sich heraus, dass er bei seinem Einzug in das Heim gesehen hatte, dass seine Mitbewohner täglich zum Essen begleitet werden. Er wusste anfangs nicht, dass der Grund dafür Gehbeschwerden oder Verwirrtheit waren. Er dachte, das gehöre so dazu. Da er auch tatsächlich am ersten Tag abgeholt worden war, wurde seine Annahme bestätigt. So wartete er geduldig jeden Tag, bis er abgeholt wurde und dann nahm er auch wie die anderen Bewohner den Arm der Altenpflegerin und ließ sich zum Essen führen.

Christian: Stimmt – jetzt fällt es mit ein – bevor ich Frau Abel zum Essen holte, ging ich mit Frau Bahlsen am Arm an ihrem Zimmer vorbei und wunderte mich noch, warum die Türe offen steht. Allerdings war ich so in ein Gespräch mit Frau Bahlsen vertieft, dass ich nicht weiter darauf achtete.

Petra: Da haben wir es wieder. Du hast doch erzählt, dass Frau Abel so arg auf Zuwendung aus ist. Die hat gesehen – wenn man zum Mittagessen geht, kann man einige Minuten mit der Altenpflegerin plaudern – deswegen ist sie zum Mittagessen gekommen.

Aufgaben
1 Erarbeiten Sie anhand dieses Beispiels eine Definition für Modelllernen
2 Suchen Sie Beispiele, wo Sie sich während der Altenpflegeausbildung Verhalten durch Modelllernen aneignen mussten.

Ob Verhalten nachgeahmt wird oder nicht, hängt in hohem Maße vom Modell ab.

Höherer Sozialer Status des Modells

Bevorzugt werden Modelle imitiert[1], die einen höheren sozialen Status haben, die erfolgreich sind und Macht haben. Dazu kommt, dass der Beobachter sich dem Modell ähnlich empfinden muss oder das Modell wertschätzt oder liebt.

Frau Abel sah, wie Christian eine alte Dame im Flur begleitete. Diese Frau trug zufällig einen Rock der Frau Abels Lieblingsrock glich. Zudem schien diese Dame sehr gepflegt. Frau Abel hatte das Gefühl, im Heim einen Menschen gesehen zu haben, der ihr gleicht. Zudem bewunderte sie die Haltung dieser Frau, die offenbar stark gehbehindert war.

---
[1] Imitiert = nachgeahmt

Die Altenpflegeschülerin wird wahrscheinlich eine auf der Station anerkannte und beliebte Stationsschwester als Vorbild wählen und weniger wahrscheinlich die kratzbürstige Stationsleiterin oder eine ihr unsympathische Praktikumskollegin.

Stellvertretende Verstärkung

Ob ein Verhalten imitiert wird oder nicht, hängt auch von der stellvertretenden Verstärkung ab. Wenn man beobachtet, wie ein Modell für ein bestimmtes Verhalten belohnt wird, steigt die Wahrscheinlichkeit, dass dieses Verhalten nachgeahmt wird.

Frau Abel konnte beobachten, wie das Modell die volle Zuwendung des Altenpflegers genoss (belohnt wurde).

Wenn Sie das Verhalten verschiedener Altenpfleger beobachten, dann werden Sie feststellen, dass einige von ihnen dadurch belohnt werden, dass sie ihre Arbeit in kürzerer Zeit erledigen können, andere werden von den Bewohnern gelobt oder geduldiger ertragen oder erzielen besondere Erfolge bei der Behandlung von verschiedenen Beschwerden. Sie werden wahrscheinlich bemüht sein, dasjenige Verhalten nachzuahmen, das die von ihnen gewünschte Belohnung verspricht.

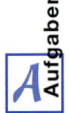

Aufgaben

1 Erstellen Sie eine Liste von Verhaltensweisen, die sich Bewohner durch Modelllernen aneignen könnten.
2 Überlegen Sie welche Handgriffe und Verhaltensweisen, Einstellungen, Gewohnheiten Sie in der Altenpflegeausbildung durch Modelllernen übernommen haben.

3.5.4 Kognitives Lernen

Schon beim Modelllernen ist klar geworden, dass wir nicht nur auf Situationen (S) reagieren (R) oder von Konsequenzen (K) gesteuert werden. Wir können ein Verhalten beobachten, es uns merken und dann, wenn es gefordert wird, ausführen.

Der Mensch verfügt über die erstaunliche Fähigkeit, sich die Welt innerlich vorzustellen und durch Worte und Zeichen zu repräsentieren (s. Kapitel 3.2). Dadurch können Zusammenhänge erschlossen werden, die weit über die konkreten Erfahrungsmöglichkeiten herausgehen (Regellernen). Der Mensch kann in Gedanken Situationen durchspielen und Erkenntnisse gewinnen, die ihm hinterher als Rüstzeug für die Bewältigung schwierigster Situationen dienen können (Lernen durch Einsicht).

Regellernen

Welche Medikamente bei welcher Krankheit eingesetzt werden müssen, welche Nebenwirkungen beachtet werden müssen, ist ein Beispiel für Regellernen.

Regellernen beinhaltet das in Beziehung zueinander setzen von Begriffen.

Man spricht in diesem Zusammenhang auch von Wissenserwerb. Dabei wird bereits bekanntes Wissen mit neuen Elementen verknüpft. Jedes neue Wissen baut auf bereits bekannte Inhalte auf. (Vgl. kognitive Entwicklung)

Petra lernt: Vitamin C fördert die Bildung weißer Blutkörperchen. Um diese Regel zu lernen muss sie wissen, was Vitamin C ist und was es bewirkt (beispielsweise dass es Erkältungen bekämpft), sie muss wissen, was weiße Blutkörperchen sind (beispielsweise, dass sie Viren bekämpfen). Dann kann Sie Vitamin C und weiße Blutkörperchen sinnvoll verknüpfen und eine neue Regel lernen.

Je mehr Wissen zu einzelnen Elementen einer Regel vorhanden ist, um so leichter werden neue Beziehungen zwischen diesen Elementen (also die neue Regel) behalten (gelernt).

Je mehr Kenntnisse Christian und Petra von einer Krankheit und von der Wirkungsweise eines Medikamentes haben, um so leichter können sie sich merken, dass dieses Medikament bei der Krankheit wirkungsvoll eingesetzt wird.

Ein Bewohner, der nach einer Nierenerkrankung neue Regeln bezüglich seiner Ernährung lernen muss, wird dies schneller tun, wenn er ausreichend Informationen bezüglich seiner Krankheit und bezüglich verschiedener Lebensmittel hat.

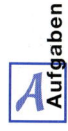

> **Aufgabe**
> Überlegen Sie, was für Regeln die Bewohner an Ihrem Arbeitsplatz zu lernen haben. Wenden Sie die Kenntnisse aus Kapitel 3.2 an und erstellen Sie Strategien (Vorgehensweisen), die den Bewohnern das Regellernen erleichtern.

Lernen durch Einsicht

Petra kommt morgens auf die Station und erfährt, dass heute eine Kollegin erkrankt ist und die Station unterbesetzt ist. Sie steht vor einem Problem. Sie muss eine Möglichkeit finden, die Bewohner zu versorgen. Für diese neue, unbekannte Situationen steht Petra noch kein angemessenes Verhalten zur Verfügung.

Petra muss durch Versuch und Irrtum bekannte Gegebenheiten (bekannte Regeln) so umstrukturieren, dass eine Problemlösung erfolgen kann.

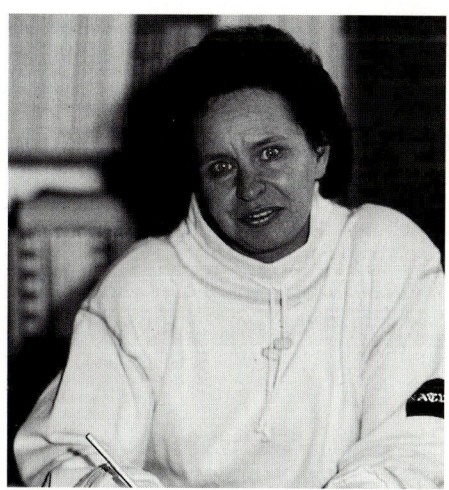

Es wird ihr immer leichter fallen, ohne mühsames Ausprobieren Probleme dadurch zu lösen, dass gedankliche Regeln kombiniert werden. Gelingt diese Auseinandersetzung mit der Umwelt, spricht man von Lernen durch Einsicht.

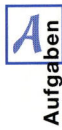

> **Aufgabe**
> Durch viele Alterserscheinungen (Krankheiten usw.) stehen Bewohner immer wieder vor dem Problem, Situationen nicht so meistern zu können wie sie es ein Leben lang getan haben. Suchen Sie Beispiele für solche Problemlöseversuche alter Menschen.

Problemlösefähigkeit lernen

Auch Problemlösefähigkeit kann gelernt werden. Beispielsweise lernen wir schon früh in der Schule, wie eine Rechenaufgabe angegangen werden muss, um zum richtigen Ergebnis zu kommen. Kaum jemand hat als Wissenselement abgespeichert, wie viel 7358 – 863 ist und niemand wird auf die Idee kommen, dieses Problem durch Versuch und Irrtum zu lösen. Wir haben aber alle gelernt, wie dieses Problem zu lösen ist.

Problemlösestrategien

Ähnlich verhält es sich auch mit ganz allgemeinen Problemen. Auch da gehen die meisten Menschen nach ganz bestimmten Regeln vor:
- das Problem wird in seine einzelnen Teile zerlegt und analysiert
- bekannte Elemente werden umstrukturiert, umorganisiert
- möglichst viele alternative Lösungsideen werden gesammelt
- die gesammelten Ideen werden innerlich ausprobiert und bewertet
- jene Idee wird ausgesucht, die die höchste Problemlösewahrscheinlichkeit aufweist

Frau Abel hat ein Problem: Sie fühlt sich einsam und isoliert. Sie erkennt, dass auch durch ihr jetziges Verhalten ihre Tochter nicht zurückkommen kann. Sie weiß, dass sie „sich früher" weniger einsam fühlte, wenn sie Konzerte besuchte, wenn sie bei schönem Wetter im Park spazieren ging, wenn sie ein anregendes Buch las oder wenn sie eine Freundin zum Kaffee einlud. Frau Abel hat zur Zeit keinen Plan der Konzerttermine, draußen regnet es in Strömen, auch ein anregendes Buch muss sie sich erst besorgen. Am Tag zuvor hatte Christian Frau Abel mit ihrer Zimmernachbarin bekannt gemacht. Daher beschließt Frau Abel, ihre Zimmernachbarin zum Kaffee einzuladen, um das Problem ihrer Einsamkeit zu lösen.

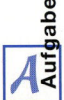

> **Aufgabe**
> Wählen Sie ein Problem aus Ihrer alltäglichen Arbeit und versuchen Sie herauszufinden, welche Bedingungen (was für Wissen) nötig wäre, um dieses Problem optimal zu lösen.

3.5.5 Bedeutung für die Altenpflege

Wer mit anderen Menschen arbeitet und diese gerne „beeinflussen" möchte – sei es als Vorgesetzter, als Erzieher, als Therapeut oder als Altenpfleger, steht oft vor der Frage – welche Methode ist am erfolgreichsten? Welche dieser Methoden spricht meinen Gegenüber am ehesten an? Soll ich strafen oder informieren, überreden, als Modell dienen oder loben? Jede dieser Methoden entspricht einer der

Lerntheorien. Im Folgenden werden die Vor- und Nachteile dieser Möglichkeiten sowie die Erkenntnisse der Lernpsychologie zu diesen Methoden näher betrachtet.

Erwünschtes Verhalten verstärken (loben oder belohnen)

- Ein neues Verhalten wird schneller gelernt, wenn jede richtige Reaktion verstärkt wird.
- Neues Verhalten kann stufenweise gelernt werden, d. h. die Annäherung an das erwünschte Verhalten wird jeweils verstärkt (Shaping).
- Das erwünschte Verhalten wird länger beibehalten, wenn nicht vorhersehbar ist, wann eine Verstärkung erfolgt (Variable Verstärkerpläne).
- Die Verstärkung soll immer nach dem gewünschten Verhalten gegeben werden (Premack-Prinzip).
- Die Wirksamkeit von Verstärkern ist von Mensch zu Mensch sehr unterschiedlich, je nach Bedürfnissen, Interessen, Angewohnheiten, Zielen usw. Verstärker müssen daher ganz individuell ausgesucht werden.
- Lob erzeugt Selbstsicherheit und ein positives Selbstbild.
- Lob verführt zu Gegenlob und verbessert soziale Beziehungen.

unerwünschtes Verhalten verhindern (strafen)

- Strafe nutzt sich auf Dauer ab, man muss zu immer stärkeren Strafen greifen.
- Bestrafung ungewollten Verhaltens ist unwirksamer als Belohnung erwünschten Verhaltens.
- Bestrafung lenkt die Aufmerksamkeit auf unerwünschtes Verhalten.
- Bestrafung senkt nur die Frequenz des Verhaltens.
- Nichterwünschtes Verhalten wird durch Ignorieren (nicht verstärken) gelöscht.
- Sinnvoller ist Strafe als Wegnahme positiver Konsequenzen nach einer Reaktion (Time-out).
- Nonverbale, „sanfte" Verweise (Stirnrunzeln, Kopfschütteln) sind wirksamer als laute Verweise. Umgekehrt verhält es sich bei Lob.
- Strafe wird mit dem Bestrafenden, nicht mit dem Verhalten in Zusammenhang gebracht.
- Nichtkontingente Bestrafung führt zu gelernter Hilflosigkeit (s. Kapitel 3.3).
- Bestrafung erzeugt Angst und Unsicherheit beim Betroffenen.
- Strafe ist eine Machtdemonstration, die eine Gegenreaktion provozieren kann.
- Der Bestrafende wirkt als negatives Vorbild.

Erwünschtes Verhalten nachahmen (vormachen)

funktioniert nur, wenn:

- der Beobachter die Modellperson und die Situation wahrnimmt (abhängig von Interesse, Aufmerksamkeit, früheren Erfahrungen, Einstellung dem Modell gegenüber),
- das beobachtete Verhalten im Gedächtnis gespeichert werden kann (abhängig von Behaltensleistung des Beobachters und der Komplexität des Modellverhaltens),

- der beobachtete Bewegungsablauf ausgeführt werden kann (abhängig von motorischen Fähigkeiten, Geschicklichkeit),
- die Bereitschaft zu diesem Verhalten da ist (abhängig von den erwarteten Konsequenzen des Verhaltens).

Regellernen (informieren)

- Bietet den Vorteil, sich nicht manipuliert zu fühlen. (Ein Mensch der über die Ursache und Wirkung einer Behandlung aufgeklärt ist, wird das erwünschte Verhalten schneller annehmen, als wenn man versucht, dies Verhalten durch Belohnung und Bestrafung hervorzurufen).
- Der Mensch ist kein Opfer von Verstärkung und Bestrafung, das entspricht dem elementaren Bedürfnis nach Selbstbestimmung und Entscheidungsfreiheit (s. Kapitel 3.3).
- Die Kenntnis von Ursachen und Wirkung erzeugt ein Gefühl von Kompetenz und Kontrolle (s. Kapitel 3.3).

Regellernen funktioniert besser, wenn:

- neue Elemente mit möglichst vielen schon vorhandenen Wissenselementen verknüpft werden (Eselsbrücken),
- neue Elemente möglichst durch mehrere Informationskanäle aufgenommen werden (sehen, hören, sprechen, fühlen, schmecken),
- häufiger wiederholt wird,
- ein mittleres Erregungsniveau vorhanden ist. Wenn wir sehr gelangweilt oder sehr aufgeregt sind gelingt es uns weniger, etwas gut zu lernen.

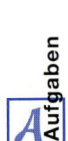

Aufgaben

1 Erstellen Sie eine Mind-Map des Lernens (Landkarte des Wissens – analog zu der Gerontologie-Landkarte). Beachten Sie dabei auch die Möglichkeiten des Verlernens.
Wählen Sie Situationen im Aktivierungsbereich, in denen Sie je einmal klassisches Konditionieren, operantes Konditionieren, Modelllernen, Lernen durch Einsicht und Regellernen einsetzen können.

2 Beobachten Sie einige Tage oder Wochen eine(n) Kollegin(en) auf der Station (mit deren Einverständnis). Protokollieren Sie alle Lerntechniken, die von ihr eingesetzt werden. Beurteilen Sie die Wirksamkeit der eingesetzten Techniken. Fassen Sie die Ergebnisse ihrer Beobachtung auf Flipchart zusammen (z. B. wie in der unten stehenden Tabelle). Suchen Sie nach alternativen Handlungsmöglichkeiten, die das Lernen der Bewohnerin erleichtert hätten. Diskutieren Sie die Ergebnisse in der Klasse.

Situation	erwünschtes Verhalten	Lerntechnik	alternative Lernmethode	weitere begünstigende Faktoren

Aufgaben

1 Definieren Sie mit eigenen Worten den Begriff Lernen.
2 Erarbeiten Sie den Unterschied zwischen klassischem und operantem Konditionieren.
3 Grenzen Sie die Begriffe voneinander ab: Reizgeneralisierung, Verstärkung, stellvertretende Verstärkung, Löschung, Bestrafung, Gegenkonditionierung.
4 Erklären Sie, wie bestimmte Bedingungen das Modllernen erleichtern.
5 Erörtern Sie allgemeine Richtlinien, die das Lernen erwünschten Verhaltens erleichtern.
6 Erklären Sie, warum Strafe unerwünschten Verhaltens weniger sinnvoll ist als die Verstärkung erwünschten Verhaltens.

3.6 Tiefenpsychologisches Modell/ Psychoanalyse

Nach den Lerntheorien sollen Sie nun eine andere theoretische Richtung der Psychologie kennen lernen: die Psychoanalyse.

Christian trifft Petra vor dem Schulgebäude und will ihr von einer Bewohnerin seines Heimes, Frau Esser, erzählen, über deren Verhalten er sich in der letzten Zeit besonders gewundert hat, die ihm aber auch Leid tut und die er verstehen möchte.

Christian: In unserem Heim ist eine Frau, die sich sehr oft am Tag die Hände wäscht. Sie hat oft schon ganz raue und rote Hände gehabt, weil sie sich so oft wäscht. Wenn wir sie daran hindern wollen, wird sie ganz aufgeregt.

Petra: Das muss ja schlimm sein für diese Frau.

Christian: Ja, und sie hat noch andere Zwänge: Sie hat Angst, dass auf dem Boden irgendetwas liegt, worüber jemand fallen könnte.

Petra: Warum macht die Frau das nur bloß?

Christian: Das frage ich mich auch. Ich hatte leider noch keine Gelegenheit, mich näher mit Frau Esser zu unterhalten und sie nach ihrer Biographie zu fragen. Vielleicht hatte sie ja bestimmte Erlebnisse in der Kindheit.

Diese Frage, die Petra und Christian sich gerade stellen, kann u.U. das tiefenpsychologische Modell beantworten.

Wir wollen auf Frau Esser am Ende jedes Unterkapitels noch einmal zurückkommen.

Aufgaben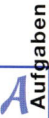

1 Sammeln Sie Ihre Einfälle zum tiefenpsychologischen Modell/der Psychoanalyse.
2 Schlagen Sie in einem zweiten Schritt in psychologischen und medizinischen Lexika die Bedeutung des Begriffs „Psychoanalyse" nach.

Im übertragenen Sinne stehen beim tiefenpsychologischen Modell die tieferen Schichten eines Menschen, seine „Seele", im Mittelpunkt. Es werden Aussagen z. B. zu unbewussten Prozessen bzw. dem Unbewussten eines Menschen gemacht.

In dem Modell geht es nicht, wie in den Lerntheorien (s. Kapitel 3.5), um beobachtbares Verhalten, sondern um z. T. unsichtbare Prozesse. Damit sind beispielsweise die unbewusste Motivation zu einem bestimmten Verhalten oder der unbewusste Grund für ein bestimmtes Verhalten gemeint.

Im obigen Beispiel kann man sich z. B. fragen, was Frau Esser zu diesem Verhalten veranlasst, was dieses Verhalten für sie bedeutet. Außerdem kann man sich fragen, welche Erlebnisse in ihrer Kindheit sie dieses Verhalten entwickeln ließen.

Die beiden Begriffe Tiefenpsychologie und Psychoanalyse sollen im Folgenden weitestgehend gleichbedeutend verstanden werden.

Die Psychoanalyse ist eine
- **Theorie,**
- **Therapieform und**
- **Forschungsmethode.**

Begründet wurde die tiefenpsychologische Schule von Sigmund Freud.

3.6.1 Sigmund Freud

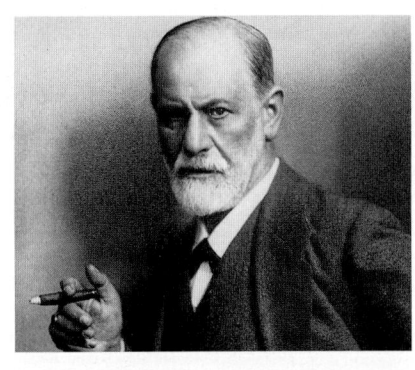

Sigmund Freud, der von 1856 bis 1939 gelebt hat, war Arzt und Begründer der Psychoanalyse. Er wurde im heutigen Mähren geboren und ist als kleines Kind mit seinen Eltern nach Wien gezogen, wo er die meiste Zeit seines Lebens gewohnt und gearbeitet hat. Er studierte Medizin und forschte nach dem Studium zunächst an Tieren. Weil er sich für das Unbewusste des Menschen interessierte, erlernte er die Hypnose von dem Pariser Arzt Charcot. Er hoffte, über die Hypnose an das Unbewusste seiner Klienten[1] zu kommen, das sich z. B. in Träumen äußern kann. Freud entwickelte die Psychoanalyse als Theorie und Therapieform, nachdem er die Nachteile der Hypnose erfahren hatte. Es ließen sich z. B. nicht alle Klienten gleich leicht hypnotisieren.

1938 musste Freud vor den Nationalsozialisten nach London fliehen, weil er Jude war. Dorthin wurde er u. a. von seiner Tochter Anna begleitet, die sich besonders der Erforschung der Abwehrmechanismen gewidmet hat und mit Kindern gearbeitet hat. In London starb er ein Jahr nach seiner Emigration[2].

---

[1] Klient = Kunde, Begriff, der in psychotherapeuthischem Zusammenhang dem des Patienten vorgezogen wird
[2] Emigration = Auswanderung

Freud gilt als einer der berühmtesten „Psychologen", wobei er eigentlich gar keine psychologische Ausbildung hatte, sondern Arzt war. Er hat sich aber sehr für das menschliche „Seelenleben", seine Funktionsweise und das Unbewusste des Menschen interessiert. Außerdem hat er versucht, psychisches Leiden nicht medikamentös, sondern psychotherapeutisch zu lindern. Er hat sicherlich die Psychologie und Medizin sehr bereichert, aber auch generell das Verständnis des Menschen als psychisches Wesen vorangetrieben.

Die wichtigsten Elemente der Theorie Freuds, mit deren Hilfe er das „Seelenleben" näher erforschen wollte, sind Folgende:
- das topographische Modell
- das Instanzenmodell
- die Abwehrmechanismen
- die psychosexuellen Entwicklungsphasen.

3.6.2 Topographisches Modell

Freud fragte sich, aus welchen Teilen sich die „Seele" zusammensetzt. Um die Jahrhundertwende trug er seine erste Vorstellung von der „Seele" vor: das so genannte topographische[1] Modell, das aus drei Ebenen besteht.

Das topographische Modell besteht aus dem Unbewussten, dem Vorbewussten und dem Bewussten.

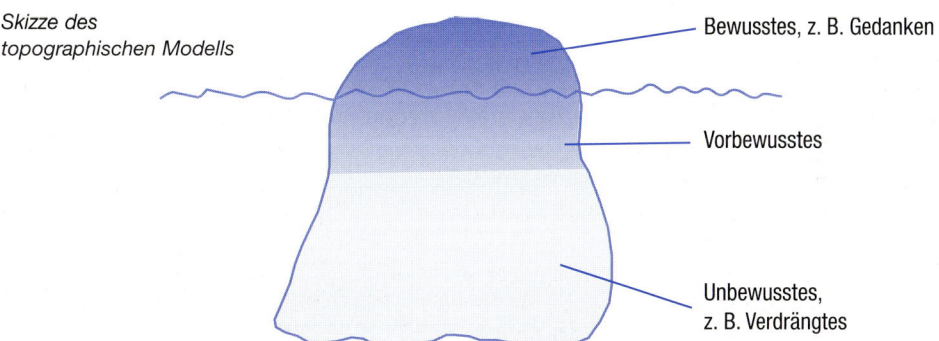

Skizze des topographischen Modells

- Bewusstes, z. B. Gedanken
- Vorbewusstes
- Unbewusstes, z. B. Verdrängtes

Das Bewusste ist z. B. alles, was wir zu einem bestimmten Zeitpunkt denken, erinnern, fühlen. Wenn Sie beispielsweise ein Gespräch mit einer Mitschülerin führen, so ist das vor allem eine bewusste Leistung.

Das Vorbewusste ist alles, was uns jederzeit bewusst werden kann. Es ist das, was wir uns in unser Bewusstsein heben können, ohne dafür einen Psychoanalytiker zu benötigen. Z. B. ist der Gedanke, den Sie soeben in dem Gespräch mit der Mitschülerin hatten, oder der Satz, den Sie soeben gesprochen haben, jetzt in Ihrem Vorbewussten.

---
[1] Topograhie = wörtlich „Ortsbeschreibung"

Das Unbewusste ist alles, was uns zu einem gegebenen Zeitpunkt nicht bewusst ist, was aber dennoch unser Verhalten beeinflusst. Wir können uns Unbewusstes selbst bewusst machen, wenn wir geübt darin sind, unser Verhalten zu analysieren. Oft brauchen wir aber einen Fachmann dazu, um an unser eigenes Unbewusstes zu gelangen, einen Psychoanalytiker. Z. B. können Sie sich in dem Gespräch mit Ihrer Mitschülerin traurig fühlen, Ihnen ist aber in diesem Moment nicht bewusst, warum dies der Fall ist.

Das Unbewusste kann sich durch vieles Ausdruck verschaffen. Beispiele hierfür sind Träume und so genannte Freudsche Fehlleistungen wie das Versprechen und das Vergessen.

Wenn Sie in der Frühschicht auf Ihrer Station die Aufgabe haben, drei Personen bis zum Frühstück zu waschen, so kann es z. B. sein, dass Sie vergessen, eine Frau zu waschen. Dies könnte dadurch begründet sein, dass Sie die Aufgabe, die Bewohnerin zu waschen, motiviert[1] vergessen haben, weil Sie die Bewohnerin nicht besonders mögen und dem Kontakt mit ihr aus dem Wege gehen wollen.

Freud selbst erwähnte in Vorlesungen, die er als Psychiater um die Jahrhundertwende in Wien gehalten hat, anschauliche Fehlleistungen.
So soll ein Herr eine Sitzung mit den Worten „Meine Herren, ich konstatiere[2] die Anwesenheit von ... Mitgliedern und erkläre somit die Sitzung für geschlossen" eröffnet haben.
Man kann diesen Versprecher so deuten, dass der Herr z. B. Angst vor der Sitzung hatte und sich wünschte, diese Sitzung möge gar nicht stattfinden bzw. schon zu Ende sein.
Ein anderer Herr soll zu einer Dame auf der Straße gesagt haben: „Wenn Sie gestatten, mein Fräulein, möchte ich Sie begleitdigen".
Hier besteht das letzte Wort aus den Wörtern „begleiten" und „beleidigen". Man könnte den Versprecher so deuten, dass der Herr die Befürchtung hatte, die Dame mit seinem Wunsch zu beleidigen, oder etwa, dass er den unbewussten Wunsch gehabt hat, sie zu beleidigen.

(aus Freud, S. Vorlesungen zur Einführung in die Psychoanalyse. Frankfurt 1990.)

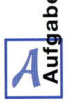

Aufgabe
Erzählen Sie Ihren Mitschülern, was Sie in Ihrer beruflichen Praxis schon vermutlich motiviert, d. h. absichtlich vergessen, verlegt usw. haben, aber Ihnen zu jenem Zeitpunkt nicht bewusst war. Versuchen Sie eine Begründung für Ihre Freudsche Fehlleistung zu geben.

Die psychoanalytische Therapie bedient sich Träumen und Fehlleistungen ihrer Klienten, um so an ihr Unbewusstes zu kommen. Außerdem spielen die Einfälle des Klienten zu eigenen Erzählungen oder Erlebnissen eine wichtige Rolle bei der Deutung seines Verhaltens und unbewussten Materials.

Freud hat die These aufgestellt, dass uns Menschen der größte Teil der Beweggründe zu unserem Verhalten nicht bewusst ist. Er bezeichnete es mit dem Satz

---

[1] motiviert = hier unbewußt absichtlich, nicht zufällig
[2] konstatieren = feststellen

"Wir sind nicht Herr im eigenen Haus". Er meinte damit, dass wir in unserem Verhalten durch unbewusste Triebkräfte gesteuert werden und uns nicht frei entscheiden können.

> **Aufgabe**
> Diskutieren Sie in Ihrer Klasse Freuds These. Haben Sie persönliche Erfahrungen gemacht, die seine These stützen bzw. nicht stützen?

Beispiel zum topographischen Modell

Wenn Sie mit einer Bewohnerin ein Gespräch führen, kann es sein, dass Sie plötzlich ganz bedrückt sind. Sie erzählt Ihnen davon, wie einsam sie sich nach der Heimübersiedlung fühlt, wie sehr sie darunter leidet, dass ihr Mann gestorben ist, mit dem sie vierzig Jahre verheiratet gewesen ist. Weiterhin schildert sie Ihnen ihr Gefühl, nun keinen Platz mehr im Leben zu haben, von niemandem mehr gebraucht zu werden. Während Ihnen die Bewohnerin all das erzählt, bemerken Sie, dass Sie richtig traurig beim Zuhören geworden sind.

Bewusst ist Ihnen, dass Ihnen diese Bewohnerin Leid tut, dass Sie mit ihr leiden, und Sie ihr sehr wünschen, dass sie im Heim Anschluss finden möge.

Vorbewusst ist Ihnen in einem bestimmten Moment des Gesprächs der Satz der Bewohnerin, auf den Sie gerade antworten wollen. Die Bewohnerin hat gerade einen bestimmten Satz gesagt, und Sie können sich den Inhalt dieses Satzes wieder ins Bewusstsein rufen und auf ihn durch Ihre Antwort reagieren.

Unbewusst könnte Ihnen z. B. in diesem Gespräch sein, dass Sie deswegen ganz traurig werden, weil das Gespräch in Ihnen frühere eigene Erfahrungen mit Einsamkeit reaktiviert, d. h. wieder belebt. Sie sehen z. B. unbewusst eine Parallele zwischen der von der Frau berichteten Einsamkeit und eigenen Verlassenheitsgefühlen als Kind.

Die im Eingangsbeispiel von Christian erwähnte Frau Esser ist sich sicherlich nicht bewusst darüber, warum sie die Waschzwänge ausführt.

3.6.3 Instanzenmodell

Später erweiterte Freud seine erste Vorstellung von der Seele und entwickelte das Instanzenmodell, das aus drei Instanzen besteht.

Das Instanzenmodell beinhaltet das Es, Ich und Über-Ich.

Alle drei Instanzen haben verschiedene Inhalte. Die Inhalte des Ichs sind fast immer bewusst, die des Es und des Über-Ichs aber vor allem unbewusst. Die drei Instanzen funktionieren nach unterschiedlichen Prinzipien und entwickeln sich zu unterschiedlichen Zeitpunkten.

Instanz	Inhalt	Prinzip	Zeitpunkt d. Entwicklung
Es	Triebe u. Bedürfnisse	Lustprinzip	von Geburt an vorhanden
Ich	Verhalten, Denken usw.	Realitätsprinzip	im ersten Lebensjahr
Über-Ich	Gewissen, Ge- und Verbote	Moralitätsprinzip	ab dem fünften Lebensjahr

Das Es repräsentiert die Triebe des Menschen wie Hunger, Durst, Schlafbedürfnis und Sexualität. Das Ich steht für das von einem Menschen nach außen hin gezeigte Verhalten, für alle Prozesse, die bewusst in ihm ablaufen wie Wahrnehmung, Denken, Realitätsprüfung usw. Das Über-Ich repräsentiert die durch die Erziehung vermittelten Ge- und Verbote der Eltern und anderen Erziehungspersonen.

Beispiel zum Instanzenmodell:

Schauen wir uns eine andere Bewohnerin von Petras Heim, Frau Gruber, näher an, und verdeutlichen an diesem Beispiel noch einmal den Inhalt der drei psychischen Instanzen.

Schwester (Sr.) Monika erzählt beim Personalfrühstück, was sie heute Morgen mit Frau Gruber, einer Bewohnerin, erlebt hat und welches kurze Gespräch sie mit ihr hatte.
Frau Gruber wurde heute Morgen von Sr. Monika gewaschen und sitzt nun beim Frühstück. Sie ist sehr enttäuscht und böse auf sich selbst, weil Sr. Monika sie wieder beim Waschen so viel unterstützen musste und sie es nicht selbständig geschafft hat, sich zu waschen. Sie hatte einfach nicht die Kraft dazu gehabt, legt sich selbst dies aber als Schwäche aus.
Sr. Monika fragt sie: „Frau Gruber, was möchten Sie heute zum Frühstück trinken, Kaffee oder Tee?"
Frau Gruber antwortet: „Ach eigentlich gar nichts".
Sr. Monika: „Aber was haben Sie denn? Geht es Ihnen nicht gut?"
Frau Gruber antwortet nach längerem Überlegen: „Ich weiß es selbst nicht, was in letzter Zeit mit mir los ist. Nichts will mir mehr gelingen."

An diesem Beispiel sollen Sie die drei Instanzen des psychischen Apparats noch näher kennen lernen.

Ich-Instanz

Zunächst einmal zeigt Frau Gruber in dieser ganz konkreten Situationen ein ganz bestimmtes Verhalten, sie spricht, denkt nach usw.

Es-Instanz

Frau Gruber hat auch Triebe, wie z. B. Hunger, Durst und den Trieb, zu schlafen. Sie hat weiterhin aber auch Impulse, wie z. B. aggressive Impulse.

In dieser Situation scheint Frau Gruber keinen Durst und Hunger zu haben. Über bei Frau Gruber vorhandene Impulse lässt sich jetzt wenig aussagen, da wir sie dafür zu wenig kennen und nur diesen kleinen Ausschnitt ihres Verhaltens beobachtet haben. Es ist aber denkbar, dass Frau Gruber Impulse hat, sich selbst zu schädigen, da sie sehr streng mit sich ist und viel von sich verlangt. Sie erlaubt es sich nicht, sich „einmal gehen zu lassen".

Über-Ich-Instanz

Weiterhin ist Frau Gruber aber auch von ihren Eltern, in Kindergarten und Schule erzogen worden, und hat somit Ge- und Verbote vermittelt bekommen. Sie hat ein Gewissen ausgebildet. Dies wird unter dem Begriff des „Über-Ichs" zusammengefasst. Frau Gruber ist mit sich sehr streng. Sie hat einen hohen Anspruch an ihre Leistung. Sie ist nach dem Grundsatz erzogen worden: „Nur, wer etwas leistet, ist etwas wert". Diesen Grundsatz hat sie durch die Erziehung übernommen. Sie reagiert auf die Tatsache, dass sie es nicht geschafft hat, sich selbständig zu waschen, mit Schuldgefühlen und Autoaggressionen, d. h. Aggressionen gegen ihre eigene Person.

Sie können sich sicherlich gut vorstellen, dass die Inhalte des Über-Ichs und des Es Frau Gruber nicht immer bewusst sind. D. h. Frau Gruber weiß nicht immer, welche Bedürfnisse sie zu einem gegebenen Zeitpunkt alle hat, außerdem muss ihr nicht bewusst sein, welche Gebote ihr Verhalten gerade bestimmen.

Das Ich wird auch als eine vermittelnde Instanz zwischen den Triebansprüchen des Es und den moralischen Ansprüchen des Über-Ichs angesehen. Zwischen diesen beiden Instanzen kann es zu starken „Auseinandersetzungen" kommen. Beide verfahren nach ganz unterschiedlichen Prinzipien, das Es nach dem Lust- und das Über-Ich nach dem Moralitätsprinzip. Das zwischen ihnen vermittelnde Ich hat bei der Vermittlung die Realität, also das Machbare, im Auge. Das Ich kann aufgrund seiner Aufgabe Angst entwickeln. Was das Ich gegen die in ihm aufkommende Angst tun kann, wird weiter unten erläutert.

Die im Eingangsbeispiel erwähnte Frau Esser scheint z. B. ein sehr strenges Über-Ich zu haben. Dies zeigt sich darin, dass sie einen Waschzwang entwickelt hat und die Befürchtung hat, jemand könne durch sie zu Schaden kommen.

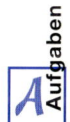

> **Aufgabe**
> Denken Sie an einen bestimmten Bewohner Ihres Heimes. Welche Instanz könnte bei ihm besonders ausgeprägt sein? Begründen Sie Ihre Vermutung. Erzählen Sie Ihren Mitschülern kurz von einem Bewohner, der Ihnen bei dieser Aufgabe eingefallen ist.

3.6.4 Abwehrmechanismen

Die Instanz des Ichs kann Angst erleben. Diese Angst kann folgendermaßen entstehen: Kommt es zu Kämpfen zwischen dem Es und Über-Ich, so wird das dazwischen liegende Ich mit deren unterschiedlichen Forderungen konfrontiert. Das Es verlangt nach der Befriedigung seiner Bedürfnisse, während das Über-Ich die Realisierung[1] von Geboten fordert. Das Ich wird sozusagen von zwei Seiten bedrängt

---
[1] Realisierung = Verwirklichung

und muss zwischen ihnen vermitteln. Gegen diese Angst kann das Ich so genannte Abwehrmechanismen einsetzen (s. nachfolgende Skizze).

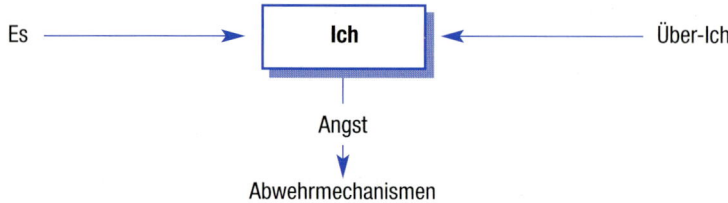

Beispiele für Abwehrmechanismen und ihre Bedeutung:

Abwehrmechanismus	Erklärung
Verdrängung	das Halten von Informationen im Unbewussten
Verleugnung	das Nichtwahrhabenwollen
Isolierung	Trennung von Gedanke und Gefühl
Reaktionsbildung	Verkehrung ins Gegenteil
Projektion	Schieben von unerwünschten, meist unbewussten Impulsen auf andere
Rationalisierung	das Vorbringen eines scheinbar richtigen Grundes für ein Verhalten
Regression	das Zurückfallen auf frühere Entwicklungsstufen

Herr Klein musste als Kind mit seinen Eltern aus einem ehemaligen Ostgebiet fliehen, und seine Eltern mussten sich im Westen eine ganz neue Existenz aufbauen. Sie haben lange Zeit in Armut gelebt, und die Eltern hatten wenig Zeit, sich um ihre Kinder zu kümmern, weil sie so mit dem Verdienen des Lebensunterhalts für ihre Familie beschäftigt waren.
Angesprochen auf seine Vertreibung, unterbricht Herr Klein das Gespräch jäh. Er tut so, als habe sie nicht stattgefunden. Er scheint die Vetreibung zu verleugnen bzw. zu verdrängen.

Ein Abwehrmechanismus, der besonders im Alter eine Rolle spielen kann, ist die Regression. Das Zurückfallen auf frühere Stufen der Entwicklung kann krankheitsbedingt sein. Wenn z. B. ein Bewohner von Ihnen nach einem Schlaganfall pflegebedürftig wird und sich umsorgen lassen muss. Regression kann auch einen Appell an die Umwelt beinhalten. Sie kennen sicherlich Bewohner, die eigentlich recht selbstständig leben könnten, jedoch ständig gehegt und gepflegt werden wollen, um darüber Aufmerksamkeit zu erhalten.

Schließlich kann aber auch eine Institution wie ein Altenheim eine Regression verursachen. In dieser Sichtweise können z. B. die in einem Altenheim arbeitenden Pflegerinnen die Unselbständigkeit von Bewohnern fördern, indem sie dem Bewohner „jeden Handschlag" abnehmen.

Tiefenpsychologisches Modell/Psychoanalyse

> **Aufgabe**
> Überlegen Sie, welche Art der Regression Sie durch Ihre Arbeit mit älteren Menschen kennen und wie sich die institutionell bedingte Regression verhindern oder abbauen lassen kann. Stellen Sie hierfür eine Liste von Maßnahmen zusammen. Hier können Sie sowohl Maßnahmen nennen, die Sie durch Ihre Arbeit kennen, als auch solche, die Sie für sinnvoll halten, die Sie aber noch nicht eingesetzt haben.

Das folgende Beispiel soll die Verwendung von Abwehrmechanismen weiter verdeutlichen:

Herr Deubler wohnt mit seiner Frau in einem Appartement im Wohnbereich des Altenheims, in dem Christian arbeitet. Herr Deubler hat seit längerer Zeit Blut im Stuhl. Er befürchtet unbewusst, dies könne ein Anzeichen für Krebs sein. Bewusst sagt Herr Deubler sich aber immer, dass er unter Hämorrhoiden leide. Wenn er über sein Symptom spricht, so tut er dies ganz sachlich und nüchtern. Er tut so, als habe er keine Angst und sei ganz mutig. Seiner Frau unterstellt er, sie habe Angst, dass das Symptom „etwas Ernsteres bedeuten könne". Er geht wegen des Symptoms oft zum Arzt. Als Grund für seine häufigen Arztbesuche gibt er Routineuntersuchungen an. Dabei ist er sich der Tatsache nicht bewusst, dass er deswegen so häufig zum Arzt geht, weil er insgeheim befürchtet, er könne Krebs haben.

An diesem Beispiel lassen sich einige Abwehrmechanismen erläutern.

Verdrängung

Herr Deubler scheint die Tatsache, dass es sich bei dem Symptom auch um Ausdruck von Krebs handeln könne, zu verdrängen und diese Tatsache im Unbewussten zu halten, um sich ihr nicht bewusst werden zu müssen.

Verleugnung

Die Tatsache, dass er das Symptom als Ausdruck von Hämorrhoiden ansieht, kann man auch als Verleugnung ansehen: Er will die Tatsache, dass dieses Symptom Ausdruck von Krebs sein kann, nicht wahrhaben.

Isolierung

Dass Herr Deubler über sein Symptom nur ganz sachlich spricht und er hierbei keinerlei Gefühle erkennen lässt, kann man auch als Isolierung ansehen. Er könnte über sein Symptom voller Trauer reden und damit seinem Gegenüber zeigen, dass es ihn sehr belastet. Er will sich aber vielleicht als starken Mann darstellen, ist u. U. so erzogen, als Mann nicht weinen zu dürfen, und will sich selbst auch beim sachlichen Sprechen über das Symptom vor eigenen unangenehmen Gefühlen schützen.

Rationalisierung

Dass Herr Deubler als Grund für seine häufigen Arztbesuche Routineuntersuchungen angibt, kann auch als Rationalisierung verstanden werden. Er bringt einen scheinbar plausiblen Grund für seine häufigen Arztbesuche vor. Die wirkliche, ihm nicht bewusste Ursache für sein Verhalten (die häufigen Arztbesuche) kann er aber nicht nennen. Er braucht diesen scheinbaren Grund, um sich selbst zu schützen und sich nicht mit der unangenehmen Tatsache auseinander setzen zu müssen, dass er unbewusst eine unheilbare Krankheit bei sich vermutet.

Projektion

Weiter wird oben berichtet, dass Herr Deubler seiner Frau unterstellt – dies scheint also objektiv nicht der Fall zu sein –, dass sie Angst habe, er könne unter etwas Ernsterem leiden. Dies kann man als Projektion ansehen, da Herr Deubler diese Angst unbewusst selbst hat, sich dieser Tatsache aber nicht bewusst werden will und stattdessen seine ihm unangenehmen Ängste bei seiner Frau sieht.

Reaktionsbildung

Herr Deubler wird als eine Person beschrieben, die bzgl. des Symptoms so tut, als habe sie keine Angst und sei ganz mutig. Dies kann man als Reaktionsbildung betrachten. Herr Deubler ist unbewusst sehr ängstlich und etwas „feige", verkehrt das aber ins Gegenteil und zeigt nach außen hin keine Angst und Mut.

Hier soll betont werden, dass man das oben beschriebene Verhalten von Herrn Deubler mit Hilfe von Abwehrmechanismen interpretieren *kann.* Man *muss* dies aber nicht tun. Es gibt auch andere Möglichkeiten, sich sein Verhalten zu erklären. So kann man sein Verhalten auch als gelernt ansehen (s. Kapitel 3.5).

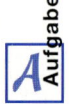

Aufgabe
Versuchen Sie, bei Ihren nächsten Arbeitstagen im Heim Beispiele für das Vorkommen von Abwehrmechanismen zu finden. Schreiben Sie die Situation auf, in der ein Abwehrmechanismus auftrat, und um welche Art von Abwehrmechanismus es sich gehandelt haben könnte.

Es gibt weitere Abwehrmechanismen, z. B.
- das Ungeschehenmachen (z. B. einer unbewusst erlebten Schuld durch sich immer wiederholendes Händewaschen),
- die Sublimierung (die Umwandlung z. B. eines sexuellen Impulses in eine kulturell akzeptiertere Form, z. B. zu malen),
- die Kompensation (das Ausgleichen z. B. einer Sehbehinderung dadurch, dass man sein Gehör besonders trainiert) und
- die Verschiebung (eines z. B. aggressiven Impulses von einer Person, der der Impuls galt, auf eine andere Person).

Diese Abwehrmechanismen sollen aber hier nicht näher erläutert werden.

Von Bedeutung ist, dass Abwehrmechanismen nie bewusst eingesetzt werden. In dem Moment, in dem man sich eines Abwehrmechanismus bedient, ist man sich dieser Tatsache nicht bewusst.

Abwehrmechanismen können schädlich sein, wenn man sich ihrer zu viel bedient und beispielsweise nur „verdrängt". Sie können aber auch überlebensnotwendig sein.

> **Aufgabe**
> Berichten Sie Ihrem Nachbarn, welche Abwehrmechanismen Sie nach Ihrer Vermutung schon angewendet haben. Können Sie sich an eine ganz konkrete Situation erinnern, in der Sie zu einem Abwehrmechanismus gegriffen haben?

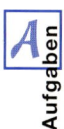

Die im Eingangsbeispiel erwähnte Frau Esser wendet z. B. den Abwehrmechanismus Ungeschehenmachen an. Sie versucht, durch das Waschen eine subjektiv erlebte Schuld bildlich gesprochen von sich zu waschen.

3.6.5 Psychosexuelle Entwicklungsphasen

Sie werden sich beim Lesen der bisherigen Darstellung der Psychoanalyse vielleicht gefragt haben: „Aber wo bleibt denn die Sexualität? Die wird doch mit Freud immer in Verbindung gebracht." Auch Laien ist oft bekannt, dass die Sexualität eine bedeutsame Rolle im Modell Freuds spielt. Manchmal wird sein Modell fälschlicherweise sogar auf die Sexualität reduziert. Freud sieht das Verhalten von Menschen zu einem großen Teil durch teilweise unbewusste sexuelle Triebe verursacht. Zu seiner Zeit stieß seine These, dass auch schon ein Säugling über sexuelle Regungen verfüge, auf große Empörung.

Da Freud das Unbewusste, und damit z. B. sexuelle und aggressive Impulse, als bedeutsam für Verhalten ansah, fragte er sich, wie die Entwicklung solcher sexueller Impulse im Säuglings-, Kleinkindes-, Kindes- und Jugendalter vor sich gehen bzw. sich äußern würde.

Freud beschreibt die psychosexuelle Entwicklung vom Säuglingsalter bis ins Jugendalter. Er nennt fünf psychosexuelle Entwicklungsphasen, die orale, anale, phallische, Latenz- und genitale Phase. Sie sind nach dem Körperteil benannt, das in der jeweiligen Phase der Bedürfnisbefriedigung und dem Lustgewinn dient. In der Latenzphase ruht die psychosexuelle Entwicklung.

Jede Phase tritt in einem umgrenzten Zeitraum auf. Eine Ausnahme ist die genitale Phase, in der man, nach den Vorstellungen von Freud, ab dem Jugendalter ein Leben lang bleibt.

Zusammenfassende Darstellung der psychosexuellen Entwicklungsphasen

psychosexuelle Entwicklungsphase	bedeutsames Körperteil zur Bedürfnisbefriedigung	Zeitraum
oral	Mund	1. Lebensjahr
anal	Anus	2.- 4.
phallisch/ödipal	Geschlechtsorgan	5. - 6.
Latenz-	keines	7. - 11.
genital	Geschlechtsorgan	ab 12.

Freud geht davon aus, dass der Säugling bzw. das Kleinkind nach maximaler Befriedigung und Lustgewinn in jeder Phase streben. Wenn diese Befriedigung nicht möglich ist, oder aber auch, wenn diese Befriedigung zu viel möglich ist, so kann man auf die jeweilige Phase fixiert werden und im Erwachsenenalter einen bestimmten Charakter ausbilden, z. B. bei einer Fixierung auf die orale Phase einen oralen, bei einer Fixierung auf die anale Phase einen analen Charakter.

Lassen wir uns dieses an zwei Beispielen verdeutlichen, beides Bewohner von Christians Heim.

Frau Schmidt isst für ihr Leben gerne. Sie scheint den ganzen Tag zu essen. Da sie noch recht selbständig ist, wird nur ab und zu zwischen den Mahlzeiten nach ihr gesehen. Öfters, wenn eine Schwester zu ihr hereinkommt, isst Frau Schmidt gerade etwas, ob es Schokolade ist, es Bonbons sind, oder abends die Chips. Das Essen im Heim schmeckt ihr auch sehr gut, und sie isst ihren Teller immer leer.

Dies kann man als orales Verhalten ansehen. Man könnte vermuten, dass Frau Schmidt im Säuglingsalter wenig Befriedigung erlebt hat, vielleicht auch früh vom Daumenlutschen entwöhnt wurde, und durch das hier geschilderte Verhalten ein wenig von der als Säugling nicht erfahrenen Befriedigung nachholt.

Frau Nasser ist sehr ordentlich und sauber. Auch ihr Zimmer im Wohntrackt sieht so aus, als könne man „vom Boden essen". Zu einer Verabredung, ob das im Heim oder außerhalb ist, kommt sie immer pünktlich. Diese Eigenschaften kann man als Ausdruck einer analen Fixierung ansehen. Frau Nasser könnte als Kleinkind eine strenge Sauberkeitserziehung erfahren haben, wenig Befriedigung in der analen Phase erlebt haben, und so im Erwachsenenalter einen Charakter entwickelt haben, der sich durch die oben aufgeführten Eigenschaften auszeichnet.

Die im Eingangsbeispiel erwähnte Frau Esser ist nach der psychoanalytischen Theorie auf die anale Phase fixiert.

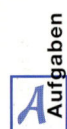

Aufgabe
Kennen Sie Bewohner Ihres Heimes, die beispielsweise einen oralen oder analen Charakter zu haben scheinen? Berichten Sie Ihren Klassenkameraden kurz von ihnen: Wie äußert sich ihr Charakter, wodurch könnte er bedingt sein (Stichwort Biographie)?

3.6.6 Die psychoanalytische Therapie

Wir haben gesehen, dass das Unbewusste bei Freud eine große Rolle spielt. Mit der von ihm entwickelten Therapieform, der Psychoanalyse, wollte er Erkenntnisse über das Unbewusste seiner Klienten gewinnen. Dies hat er z. B. dadurch erreicht, dass er seine Klienten Träume erzählen ließ, auf ihre Versprecher während der Therapiesitzungen achtete und sie zu von ihnen Erzähltem frei assoziieren[1] ließ. D. h., dass die Klienten zu einem bestimmten Ereignis oder bestimmten Wörtern all das sagen sollten, was ihnen gerade dazu einfiel. Freud als Analytiker deutete dann die von seinen Klienten erzählten Träume, Fehlleistungen und Einfälle zu Ereignissen oder Wörtern.

---

[1] assoziieren = verknüpfen, hier: erzählen

Die berühmte Couch, von der Sie sicherlich alle schon gehört haben, stammt aus der Psychoanalyse. Freud behandelte viele seiner Klienten (er hatte vor allem Klientinnen) auf einer Couch, von der man heute je ein Exemplar sowohl in seiner früheren Wiener Wohnung als auch in London besichtigen kann.

Auch heute noch lassen viele Analytiker ihre Klienten während der Therapie auf einer Couch liegen und sitzen selbst außerhalb des Blickfelds der Klienten. Dahinter steht die Absicht, dass sich der Klient in der Therapie ganz seinen Einfällen zuwenden soll und nicht durch Blickkontakt mit dem Analytiker abgelenkt werden soll.

Wie würde eine psychoanalytische Therapie vor sich gehen, wenn die oben erwähnte Frau Esser sich zu dieser Therapie entschließen würde?

Frau Esser liegt auf einer Couch, der Analytiker sitzt hinter ihr auf einem Stuhl. Er soll sich nicht in ihrem Blickfeld befinden, damit Frau Esser in ihren Assoziationen nicht durch den Gesichtsausdruck des Analytikers beeinflusst wird. Der Analytiker wartet, bis Frau Esser etwas sagt. Die Gesprächsthemen bestimmt sie. Äußert sie etwas, kann es sein, dass der Analytiker nachfragt, er wird aber vor allem versuchen, das von Frau Esser Gesagte mit ihrer Hilfe zu deuten. Dafür braucht er z. B. ihre Einfälle zu bestimmten Aussagen. Der Analytiker kann Frau Esser auch bitten, ein so genanntes Traumtagebuch zu führen, und jeden Morgen nach dem Schlaf die Trauminhalte, an die sie sich noch erinnern kann, aufzuschreiben und sie in der nächsten Therapiestunde zu erzählen. Wenn Frau Esser sich einmal verspricht, sieht das der Analytiker als Ausdruck ihres Unbewussten und versucht, es ihr zu deuten.

Durch die Therapie könnte Frau Esser vielleicht z. B. besser verstehen, warum sie unter Zwängen leidet, welchen tieferen Sinn für sie diese Symptome haben und ob es eine mögliche Ursache für diese Zwänge in ihrer Kindheit geben kann.

Aufgaben

1 Fragen Sie ein paar Bewohner Ihres Heimes, ob sie sich vorstellen könnten, eine Psychoanalyse zu machen. Protokollieren Sie grob ihre Antworten.

2 Schildern Sie Ihnen dafür bitte grob die Vorgehensweise eines Analytikers und den potentiellen Nutzen solch einer Therapie.

3 Notieren Sie Ihre Pro- und Contra-Antworten.

4 Nennen Sie Gründe dafür, woran es liegen mag, wenn Ihnen einige Bewohner mit Ablehnung einer solchen Therapie antworten.

3.6.7 Zusammenfassung und berufliche Reflexion

Sie haben das tiefenpsychologische Modell kennen gelernt. Es besteht aus dem topographischen Modell, dem Instanzenmodell, den Abwehrmechanismen und den psychosexuellen Entwicklungsphasen.

Das topographische Modell besteht aus dem Unbewussten, dem Vorbewussten und dem Bewussten. Das Instanzenmodell setzt sich aus dem Es, dem Ich und dem Über-Ich zusammen. Das Ich setzt so genannte Abwehrmechanismen gegen die in ihm aufkommende Angst, z. B. durch den Kampf zwischen Es und Über-Ich, ein. Beispiele für solche Abwehrmechanismen sind Verdrängung und Verleugnung.

Bei den psychosexuellen Entwicklungsphasen unterscheidet Freud zwischen der oralen, analen, phallischen, Latenz- und genitalen Phase. Die psychoanalytische Therapie soll Unbewusstes, z. B. unbewusste Angst, bewusst machen und bedient sich hierzu Träumen und Fehlleistungen sowie den freien Assoziationen des Klienten zu seinen Aussagen.

Aufgabe
Nennen Sie die wesentlichen Elemente der psychoanalytischen Theorie.

Es müsste deutlich geworden sein, dass man Verhalten älterer Menschen analytisch beschreiben bzw. deuten kann. Z. B. erklärte sich Herr Deubler ein bestimmtes körperliches Symptom so, dass man dies mit Hilfe von Abwehrmechanismen deuten konnte. Frau Schmidt wurde als eine Frau geschildert, die immerzu isst. Auch dies kann man mit psychoanalytischen Konzepten beschreiben und erklären. Außerdem kann man so ihr aktuelles Verhalten durch bestimmte Bedingungen in ihrem früheren Leben, vor allem ihrer Kindheit, erklären. Das im Eingangsgespräch erwähnte zwanghafte Verhalten von Frau Esser lässt sich auch psychoanalytisch beschreiben und erklären. Dies setzt aber voraus, dass man das hier vorgestellte theoretische Modell bejaht.

Aufgabe
Vergleichen Sie wesentliche Aussagen des psychoanalytischen Modells mit denen der Lerntheorie, die Sie im vorigen Kapitel kennen gelernt haben. Welches „Modell des Menschen" sagt Ihnen eher zu? Begründen Sie Ihre Meinung und führen Sie in der Klasse darüber eine Diskussion.

4 Kapitel: Wahrnehmungspsychologie

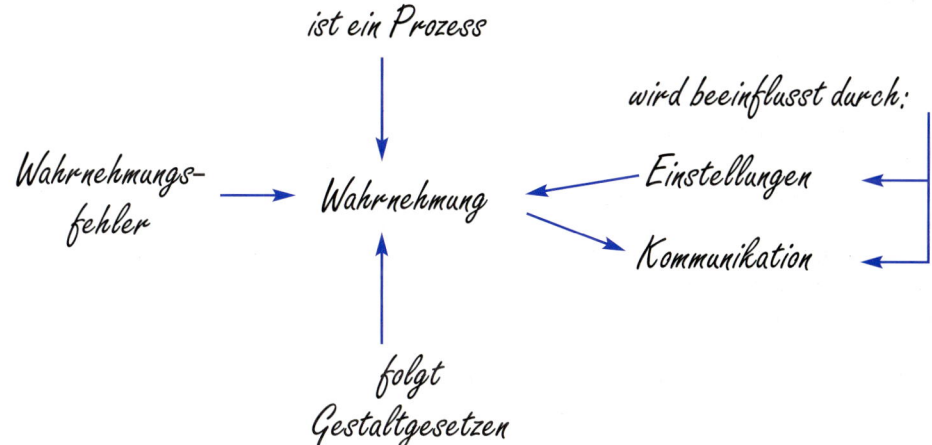

Petra: „Ich weiß auch nicht was es soll. Ich habe immer Schwierigkeiten Frau Schmitt zu waschen; sie hört mir gar nicht richtig zu und macht ständig andere Dinge. Sie hilft gar nicht bei der Pflege mit. Immer spielt laut der Fernseher, wenn ich in ihr Zimmer komme. Manchmal schreit sie mich ja sogar an. Wie wir schon bei der Aufnahme besprochen haben, wird sie ein schwieriger Fall – unsere Frau Schmitt. Unsere Stationsleitung sagt immer, wir sollten den Menschen besser wahrnehmen. Dann gebe es weniger Probleme und wir hätten auch keine Schwierigkeiten mit ihr umzugehen. Man bräuchte Frau Schmitt einfach nur richtig wahrzunehmen und schon hätten wir weniger Stress mit ihr. Sie immer mit ihrem Wahrnehmen und Beobachten. Na ja, aber die anderen drei Schüler haben ja auch Schwierigkeiten mit ihr."

Anleiterin: „Ja, zu Beginn der Ausbildung ist es schwer zu verstehen, was mit „wahrnehmen" gemeint ist. – Aber das kommt mit der Zeit durch Übung in der Praxis. Habt Ihr eigentlich in der Schule noch nichts über Wahrnehmung gelernt?"

Petra: „Nein, unser Lehrer will das Kapitel nächste Woche beginnen. Vielleicht verstehe ich dann mehr."

Anleiterin: „Wir können ja dann gleichzeitig auch bei uns im Heim „wahrnehmen" noch mehr üben. Du wirst dann sehen, dass wir schon im Alltäglichen unsere Wahrnehmung für die Heimbewohner einsetzen."

Petra: „Na, dann bin ich ja mal gespannt."

Jede Altenpflegerin beschäftigt sich zunächst mit dem Erleben und Verhalten der Heimbewohner. Dabei nimmt die Altenpflegerin die Situation, die Person gegenüber sowie sich selbst wahr.

Für die Altenpflege spielt die Wahrnehmung des Heimbewohners eine sehr entscheidende Rolle. Hierdurch wird sie dem Heimbewohner als ganzer Person mit seinen Bedürfnissen, Anliegen und seiner Lebensgeschichte erst gerecht.

Innerhalb der Pflegeplanung kommt der genauen und zutreffenden Wahrnehmung des Heimbewohners eine wichtige Rolle zu, da diese sonst dem Heimbewohner nicht gerecht werden kann.

Unter Wahrnehmung wird der Prozess der Informationsgewinnung und -verarbeitung aus Reizen der Umwelt und des Körpers verstanden.

Wahrnehmung bedeutet immer auch eine subjektive Verarbeitung von Sinneseindrücken.

Man nimmt beispielsweise drei Schüsseln mit Wasser. Schüssel A wird mit warmem, Schüssel B mit lauwarmem und Schüssel C mit kaltem Wasser gefüllt. Wenn Sie nun ihre Hand erst in das warme Wasser und dann in das lauwarme Wasser halten, erscheint Ihnen das lauwarme Wasser als kühl. Wenn Sie jedoch zunächst Ihre Hände in das kalte Wasser und dann in das lauwarme Wasser halten, empfinden Sie das lauwarme Wasser als relativ warm.

Die Psychologen Bronner/Goodmann führten 1947 in den USA folgendes Experiment zur Subjektivität der Wahrnehmung durch: Sie ließen die Größe von Geldmünzen durch Kinder aus der Oberschicht, sowie Kindern aus der Unterschicht schätzen. Es stellte sich heraus, dass Kinder aus der Unterschicht Geldmünzen erheblich größer einschätzten als diese in Wirklichkeit sind. Somit beeinflussen auch Bedürfnisse unsere Wahrnehmung.

Innerhalb des Umganges mit Heimbewohnern haben Altenpflegerinnen oft unterschiedliche Wahrnehmungen:

Petra macht oft die Erfahrung, dass sich ein Heimbewohner über das zu kalte Mittagessen beschwert. Für andere Heimbewohner ist die Temperatur des Mittagessens in Ordnung – vielleicht sogar ein wenig zu heiss. Auch Schmerzempfindungen sind von Person zu Person unterschiedlich. Jeder Heimbewohner bzw. jeder Mensch besitzt eine unterschiedliche Schmerzempfindung.

Dieselbe Aufgabe in Gerontologie kann von jedem Schüler und jeder Schülerin als zu leicht oder zu schwer empfunden werden.

Das Ergebnis der Verarbeitung von Reizen ist somit individuell.
Wahrnehmung wird als ein subjektiver Vorgang angesehen.
Der Mensch baut somit seine eigene Wirklichkeit und lebt in seiner eigenen Welt.

Aufgaben

1 Finden Sie weitere Beispiele für unterschiedliche subjektive Wahrnehmungen im beruflichen wie im privaten Alltag.
2 Tauschen Sie sich über Ihre gemachten Erfahrungen aus und versuchen Sie, Gründe für diese unterschiedlichen Wahrnehmungen zu finden.
3 Suchen Sie in Kleingruppen Belege für den Satz „Jeder Mensch lebt in seiner eigenen Welt und erlebt seine eigene Wirklichkeit."

4.1 Der Prozess der Wahrnehmung

Im Pausenhof tauschen sich Christian und Petra über ihre Freizeitaktivitäten aus.

Christian: Bei dem Autogenen Training an der Volkshochschule kann ich immer richtig abschalten. Durch die Stimme des Trainers wird meine ganze Aufmerksamkeit auf meinen Körper gelenkt und ich nehme die Umgebung gar nicht mehr richtig wahr.
Neulich habe ich beim Autogenen Training daheim sogar mein Telefon überhört. Das gab mal wieder Stress mit meiner Freundin.

Petra: Oh, das kenne ich sehr gut. Wenn mein Mann im Fernsehen Fußball anschaut, kann sogar das Essen anbrennen oder die Küche in Flammen stehen. Der hört und sieht nichts anderes mehr als seinen Fußball.

Christian: Ja, unsere Pflegedienstleitung sieht auch nur immer, dass wir das Klingeln der Heimbewohner überhören. Aber das kann ja bei unserem Stress auch mal passieren, dass wir nicht richtig wahrnehmen.

Petra: Komm, lass uns gehen, es hat geläutet. Wir haben jetzt Gerontologie und wollten uns doch diese Woche näher mit Wahrnehmung beschäftigen.

Die Psychologie weist darauf hin, dass jeder Mensch einer Fülle von Reizen aus der Umwelt und aus seinem Körper ausgesetzt ist. Diese werden im Prozess der Wahrnehmung verarbeitet und bewirken dann eine Reaktion der betreffenden Person.

Reize (z. B. Schallwellen, Lichtwellen, etc.) treffen auf die Sinnesrezeptoren in unseren Sinnesorganen (z. B. Ohr, Auge, etc.) und erregen sie. Diese Empfindungen werden über sensorische Nerven an das zentrale Nervensystem (Gehirn) weitergeleitet. Die ankommenden Empfindungen werden mit den bereits im Gehirn gespeicherten Informationen verglichen und zu einem Gesamtbild verarbeitet. Erst jetzt kann von der eigentlichen Wahrnehmung gesprochen werden. Hiermit ist jedoch der Prozess der Wahrnehmung nicht abgeschlossen, sondern aufgrund der Wahrnehmung werden wiederum über Nervenleitung Reaktionen (Handlungen) ausgelöst.

Der Prozess der Wahrnehmung setzt sich aus folgenden Bestandteilen zusammen:

Reize, Sinnesorgane, sensorische Nerven, Zentrales Nervensystem, Nervenleitung und Reaktion (Handlung).

Graphisch lässt sich der Prozess der Wahrnehmung wie folgt darstellen:

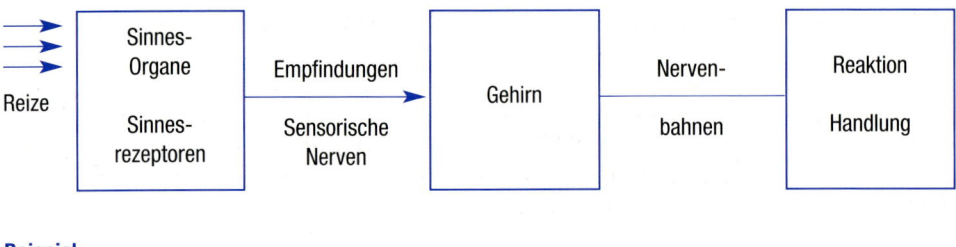

Beispiel

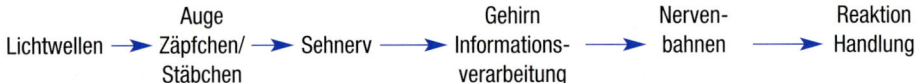

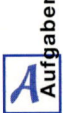

Aufgabe
Ordnen Sie eigene Beispiele aus Ihren beruflichen oder privaten Alltag in das obige Schema ein. Geben Sie Beispiele für Wahrnehmungsveränderungen im Alter.

4.2 Faktoren, die den Wahrnehmungsprozess beeinflussen

Die Anleiterin und Petra unterhielten sich zu Beginn dieses Kapitels über den Begriff Wahrnehmung.

In der Schule meldet sich Petra im Unterricht und schildert ihre Schwierigkeiten mit Frau Schmitt und die entsprechenden Aussagen über Wahrnehmung. Sie fragt den Lehrer, was denn dieser Prozess der Wahrnehmung mit ihrem Problem zu tun habe.

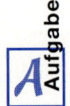

Aufgabe
Überlegen Sie für dieses Beispiel, wie die Wahrnehmung sowohl von der Heimbewohnerin wie auch von den Pflegekräften beeinflusst werden kann. Berücksichtigen Sie hierbei alle Bestimmungsstücke des Wahrnehmungsprozesses. (Reize, Sinnesorgane, Nervenleitung, Gehirn und Reaktion). Präsentieren Sie ihre Überlegungen.

Der Prozess der Wahrnehmung kann durch jedes Element unterschiedlich beeinflusst werden.

1. Faktor: Sinnesreize

Die von der Umwelt bzw. dem Körper ausgesandten Sinnesreize können gemäß ihrer Intensität und Häufigkeit unterschiedlich sein.

Beispielsweise kann die Wahrnehmung eines Heimbewohners durch zu leises Sprechen, ein zu dunkles Zimmer oder durch Radio- und Fernsehgeräusche beeinträchtigt werden. Er kann dann u. U. auf die Altenpflegerin nicht entsprechend reagieren.

Somit ist in der Altenpflege besonders auf deutliches, klares Sprechen, kurze knappe Sätze, Beseitigung von eventuellen Störquellen (Lärm), Großbuchstaben zum (Mit-)Lesen beispielsweise beim Singen, Verwendung von großer Schrift bzw. Symbolen als Orientierungshilfen, etc. zu achten.

2. Faktor: Sinnesorgane/Sinnesrezeptoren

Hierunter verstehen wir die Funktionsfähigkeit der Sinnesorgane wie z. B. Auge (Sehen), Ohren (Hören/Gleichgewichtssinn), Nase (Geruch), Zunge (Geschmack), Haut (Wärme, Kälte, Schmerz, Berührung).

Die Sinnesorgane sind die Empfangsstationen für die von der Umwelt bzw. aus dem Körperinneren stammenden Reize. Wenn diese beeinträchtigt sind, dann kommt es zu keiner angemessenen Reizweiterleitung zum Gehirn und somit zu einer gestörten Wahrnehmung.

Zunächst ist die Funktionsfähigkeit der Sinnesorgane zu überprüfen und gegebenenfalls Hilfsmittel einzusetzen.

Besonders bei alten Menschen ist der Seh- und der Gehörsinn durch das Alter beeinträchtigt. Deshalb ist es in der Altenpflege besonders wichtig auf die Verwendung von Hilfsmitteln wie Brille, Hörgerät, etc. zu achten.

3. Faktor: Weiterleitung der Empfindungen in den sensorischen Nerven

Durch Krankheit oder anderweitige Beschädigung (z. B. Unfall) kann die Reizleitung zwischen den Sinnesorganen und dem zentralen Nervensystem beeinträchtigt sein. Dies hat ebenfalls eine Beeinträchtigung der Wahrnehmung zur Folge.

Weisen Anzeichen auf eine Erkrankung der Nervenbahnen hin, so trifft der Arzt die Diagnose und führt die notwendigen therapeutischen Maßnahmen durch. Für die Pflegekraft bedeutet dies, in Absprache mit dem behandelnden Arzt die notwendigen Maßnahmen einzuleiten.

4. Faktor: Zentrales Nervensystem (Gehirn)

Die Wahrnehmung innerhalb des Gehirns kann aus sehr unterschiedlichen Gründen beeinflusst werden. Folgende Faktoren haben nachhaltige Auswirkungen auf die Verarbeitung der im Gehirn eintreffenden Nervenimpulse:

Faktoren, die den Wahrnehmungsprozess beeinflussen

Faktor	Beispiel
Organische Schädigungen	Krankheit, Abbauprozesse, Unfall, etc. z. B. Aphasie, Demenz, Durchblutungsstörungen, Schlaganfall, etc.
Aufmerksamkeit	Die Schülerin, die im Unterricht z. B. die Wundversorgung durchgenommen hat, wird ihre Aufmerksamkeit in der Altenpflege auf diesen Bereich lenken. Die Altenpflegerin wird hierdurch deutlicher Wunden und deren Versorgung wahrnehmen. Sie wird die Wundbehandlung genauer beobachten und die Verbandsarten deutlicher unterscheiden.
Lerngeschichte, Wissen, Gedächtnis, (Vor-) Erfahrungen	Klappert unser Auto, dann können wir den Fehler nicht sofort heraus hören. Ein Kfz-Meister hingegen ist sofort in der Lage, am Geräusch zu erkennen, welcher Defekt vorliegt.
	Zu Beginn der Ausbildung sind Altenpflegerinnen noch nicht so gut in der Lage, bestimmte Krankheitsbilder an den Symptomen zu erkennen.
	Im Laufe der Ausbildung genügen evtl. einige Symptome um sofort Maßnahmen zu ergreifen.
Aktuelle Bedürfnisse und Motive	Bedürfnisse wie Hunger und Durst beeinflussen unsere Wahrnehmung deutlich.
	Es ist bekannt, dass man hungrig im Supermarkt erheblich mehr einkauft als satt.
	Ängstliche Heimbewohner nehmen deutlicher Veränderungen im Alltag wahr.
	Das Bedürfnis nach Anerkennung kann bei Heimbewohnern dazu führen, dass sie keine anderen Personen und deren Bedürfnisse wahrnehmen können.
Meinungen, Vorurteile sowie Stereotype Stereotype sind vorgefasste und fest gefügte Meinungen von Mitgliedern einer Gruppe gegenüber sich selbst oder anderen Personen bzw. Gruppen.	Unsere Wahrnehmung wird durch Einstellungen, Vorurteile und Stereotype stark beeinflusst.
	Je nach dem welche Einstellung Pflegekräfte gegenüber Kollegen besitzen, beurteilen diese deren Verhalten unterschiedlich.
	Angehörige, die der Meinung sind, dass Pflegekräfte überbezahlt sind und nur Kaffee trinken, treten gegenüber Altenpflegern anders auf, als Angehörige mit der Einstellung, dass Altenpflege ist eine schwere Aufgabe ist.
Werte und Normen	Es können Konflikte im Team entstehen, wenn die Mitarbeiterinnen und Mitarbeiter unterschiedliche Werte und Normen besitzen. Unterschiedliche Wahrnehmungen können z. B. in den Bereichen Pünktlichkeit, Sauberkeit oder Ordnung bestehen.
Einflüsse durch andere Personen sowie durch Gruppendruck	Durch Gruppendruck oder durch den Einfluss uns wichtiger Personen wird unsere Wahrnehmung stark beeinflusst
	Die Mehrheit einer Klasse besitzt die Meinung, dass ein Lehrer immer Schüler aus einem Heim bevorzugt. Dann kann der Druck auf den einzelnen Schüler so stark sein, dass dieser die Meinung übernimmt.
	Vertritt eine sehr gute Altenpflegerin in der Stationsbesprechung eine bestimmte Auffassung über die Krankheit einer Heimbewohnerin, dann wird sich die Wahrnehmung der Kolleginnen wahrscheinlich in diese Richtung verändern.

Faktor	Beispiel
Soziokultureller Hintergrund	Ein 13-jähriges Mädchen steht Händchen haltend mit einem älteren Jungen aus ihrer Schule an der Straßenecke.
Jeder Mensch erhält zunächst in seiner Familie und später im Kindergarten, Schule, etc. Werte, Normen und damit auch notwendige Verhaltensweisen für das Leben in der Gesellschaft vermittelt.	Diese Szene wird je nach Herkunft, Religion und eigenen Erfahrungen unterschiedlich wahrgenommen.
	Die Biographie des Heimbewohners ist ebenfalls für dessen Wahrnehmung von Bedeutung.
	Eine Heimbewohnerin, die seit ihrer Jugend selbstbewusst und selbstbestimmt gelebt hat, nimmt mit Sicherheit ihre Abhängigkeit im Pflegeheim und auch die Hausordnung anders wahr, als eine Bewohnerin, die eher von ihrer Familie bestimmt worden ist.
	Religiöse Heimbewohner nehmen viel eher das Kreuz im Wohnbereich wahr.
Physiologische Einflüsse (Körperzustand)	Müdigkeit führt zu weniger Aufmerksamkeit und somit zum Übersehen von wichtigen Dingen. Beispielsweise geschehen viele Unfälle nachts.
	Medikamente oder Alkohol führen ebenfalls zur Beeinträchtigung der Wahrnehmung.
	Heimbewohner, die unter Schmerzen leiden, nehmen den Heimalltag anders wahr, als schmerzfreie Bewohner.
Stress und Belastungen	Durch Zeitdruck und andere Stressfaktoren kann in der Pflege eventuell der Heimbewohner in seiner Gesamtheit oder die Kollegen mit ihren Anliegen und Befindlichkeiten nicht richtig wahrgenommen werden.
Emotionen und Gefühle	Das Verhalten von Personen, die man sympathisch findet, wird anders wahrgenommen als das Verhalten von als unsympathisch empfundenen Personen.
	Ist ein Altenpfleger deprimiert, ängstlich, fröhlich, oder verliebt, so wird er Heimbewohner, Kollegen und die Pflegesituation mit Bestimmtheit unterschiedlich wahrnehmen.

Wie dargestellt, beeinflussen viele Faktoren die Informationsverarbeitung im Gehirn. Für die Altenpflege bedeutet dies, sich z. B. folgende Fragen zu stellen:

- *Liegen hirnorganische Beeinträchtigungen des Heimbewohners vor? (Aphasie, Demenz, Durchblutungsstörungen, usw.)*
- *Auf was ist die Aufmerksamkeit des Heimbewohners in der betreffenden Situation gerichtet?*
- *Welche Kenntnisse und Vorerfahrungen besitzt der Heimbewohner?*
- *Was weiß der Heimbewohner bezüglich dieser Situation, dieser Anforderung?*
- *Kann sich der Heimbewohner Sachverhalte merken?*
- *Welche Bedürfnisse besitzt der Heimbewohner in dieser Situation?*
- *Bewegen bestimmte Anliegen, Gefühle, etc. den Heimbewohner im Augenblick?*
- *Welche Einstellungen, Meinungen und (Vor-)Urteile treten in dieser Situation auf?*
- *Welche Erfahrungen hatte der Heimbewohner mit dieser oder in einer ähnlichen Situation schon gemacht?*
- *Bestimmen bestimmte Werte die Wahrnehmung des Bewohners?*

- *Werden bestimmte Normen und Haltungen in dieser Situation beim Heimbewohner angesprochen?*
- *Gibt es für den Heimbewohner bestimmte Erinnerungen, die durch die Situation wach gerufen werden?*
- *Welche Einflüsse besitzen in dieser Situation andere Personen (z. B. andere Heimbewohner, Pflegepersonal, Angehörige, usw.) und eventuell deren Erfahrungen und Urteile auf den Heimbewohner?*
- *Was sagt die Biographie des Heimbewohners für diese Situation aus?*
- *Wie ist der Körperzustand des Heimbewohners?*
- *Bestimmen Medikamente, Alkohol, etc. die Wahrnehmungsfähigkeit mit?*
- *Leidet der Heimbewohner unter Schmerzen?*
- *Beeinflussen bestimmte Belastungen (z. B. Krankheitsausbruch, Verlegung, Angehörigenschilderungen, Personalwechsel, usw.) die Situation für den Heimbewohner?*
- *Spielt die bisherige Lebensgeschichte für diese Situation eine Rolle?*
- *Bestimmen (bestimme) Gefühle (z. B. Angst) die Situation?*

5. Faktor: Nervenleitung

Nachdem im Gehirn die ankommenden Reize zusammengefügt und bewertet wurden, entscheidet das Gehirn, welche Reaktionen erfolgen sollen. Diese Befehle werden wiederum über Reizleitungen weitergeleitet.

Durch Krankheit oder anderweitige Beschädigung kann die Reizleitung zwischen dem Gehirn und beispielsweise den Muskeln beeinträchtigt sein. Dies hat eine falsche oder gar keine Reaktion zur Folge. Für die Beurteilung einer solchen Beeinträchtigung ist der Arzt zuständig.

Für die Pflegekraft bedeutet dies, in Absprache mit dem behandelnden Arzt die notwendigen Maßnahmen einzuleiten.

6. Faktor: Reaktion

Aufgrund der vom Gehirn veranlassten Befehle wird die entsprechende erwünschte Reaktion erfolgen.

Erfolgt diese trotz richtiger Wahrnehmung und intakter Nervenleitung nicht, so kann das erwünschte Verhalten nicht im Verhaltensrepertoire enthalten sein. Beispielsweise benötigen neu aufgenommene Heimbewohner deutliche Informationen über das Leben auf der Station. Ansonsten können diese trotz richtiger Wahrnehmung falsch reagieren (z. B. das Nichtauffinden bestimmter Räume, Verstoss gegen die Stationsregeln, etc.).

Die Reaktion auf die Wahrnehmung im Gehirn kann sich nicht nur auf der Verhaltensebene (im Verhalten des Menschen) sondern auch im Erleben (z. B.: in Gefühlen) in der Person selber (innerpsychisch) zeigen.

Da sich Wahrgenommenes somit nicht nur auf der Verhaltensebene sondern auch im Erleben (z. B.: in Gefühlen) zeigen kann, bedeutet dies für die Pflegekraft zum einen, deutliche Informationen zu geben und zum anderen, auf die Gefühle des

Heimbewohners in der Situation zu achten, da diese wiederum Verhaltensweisen steuern können.

Beispielsweise kann ein Heimbewohner deutlich wahrnehmen, dass er ins Krankenhaus soll. In seinem Verhalten zeigt er Zustimmung, aber eine weitere Reaktion in ihm ist das Gefühl von Angst. Für die Pflegekraft bedeutet dies, dass diese Angst des Heimbewohners weitere Wahrnehmungsprozesse und zukünftiges Verhalten mitbestimmt.

> **Aufgaben**
>
> 1 Besprechen Sie die unterschiedlichen Einflussfaktoren des Wahrnehmungsprozesses mit Ihren beiden Nachbarn (Dreiergruppe).
>
>   Bilden Sie nach fünf Minuten eine Sechsergruppen halten Sie dort Ihre Erkenntnisse über die Faktoren des Wahrnehmungsprozesses als Merksätze fest.
>
> 2 Suchen Sie zu jedem Faktor/jeder Bedingung des Wahrnehmungsprozesses je zwei Beispiele aus Ihrer beruflichen Praxis oder aus Ihrem privaten Alltag.
>
> 3 Überlegen Sie sich rein hypothetisch (vermutend), unter Berücksichtigung Ihrer Kenntnisse über den Wahrnehmungsprozess, mögliche Erklärungen für das von Frau Schmitt gezeigte Verhalten.
>
> 4 Angenommen Sie arbeiteten auf der Station von Frau Schmitt und Petra: Stellen Sie dar, welche Faktoren die Wahrnehmung und somit auch das Verhalten von Frau Schmitt und von Petra beeinflussen, und erstellen Sie eine Liste noch zu erhebender Informationen über den Wahrnehmungsprozess von Frau Schmitt.
>
> 5 Begründen Sie die Wichtigkeit des Wahrnehmungsprozesses für Ihre Arbeit in der Altenpflege.
>
> 6 Was beeinflusst Ihre eigene Wahrnehmung gegenüber Heimbewohnern?

4.3 Wahrnehmungs- und Beurteilungsfehler

- Wie oft haben auf der Station Mitarbeiter unterschiedliche Meinungen oder Vorurteile über einen Heimbewohner?
- Wie oft haben Schüler den Eindruck, ein Lehrer habe Ihnen gegenüber Vorurteile und nehme deshalb ihre Unterrichtsbeiträge gar nicht richtig wahr?
- Wie oft beschweren sich Heimbewohner über Mitarbeiter, dass diese nie Zeit für sie haben?

> **Aufgabe**
>
> Tauschen Sie sich mit ihrer Nachbarin über die oben erwähnten Themenbereiche aus. Achten Sie dabei besonders auf die unterschiedliche Wahrnehmungen von Personen.

Personen nehmen auch andere Menschen, sich selber und Personengruppen unterschiedlich wahr.

> **Bei der Wahrnehmung der eigenen Person, andere Menschen und von Personengruppen wird von sozialer Wahrnehmung gesprochen.**

Menschen unterlaufen in der Beurteilung der eigenen oder fremden Person bzw. Personengruppe Wahrnehmungs- und Beurteilungsfehler. Die Wahrnehmung der eigenen Person, anderer Menschen oder Gruppen verläuft subjektiv.

Altenpflegerinnen und Altenpflegern unterlaufen ebenfalls Fehler in der Wahrnehmung der sozialen Umwelt.

Um den (alten) Menschen gerecht zu werden, diesen angemessen zu begegnen, und die notwendige Hilfe (Pflege) zu kommen zu lassen, ist eine möglichst objektive Wahrnehmung notwendig. Hierzu sind Kenntnisse über folgende Wahrnehmungsfehler unerlässlich:

Naive Persönlichkeitstheorie

Erklärung	Beispiele
Bei der naiven Persönlichkeitstheorie wird von einer Eigenschaft einer Person ohne Zusammenhang (Logik) auf eine andere Eigenschaft dieser Person geschlossen.	„Dicke Menschen sind gemütlich" „Alle blonden Frauen sind technisch unbegabt" „Männer mit Bart haben etwas zu verbergen" „Alte Menschen sind störrisch"

Erster Eindruck

Erklärung	Beispiele
Als ersten Eindruck wird die vorschnelle Bildung einer Meinung über eine Person oder Sache bezeichnet. Der erste Eindruck steuert die weitere Wahrnehmung mit und verfälscht die weitere Informationsgewinnung und deren Verarbeitung	Bei der Neuaufnahme eines Heimbewohners erscheint dieser sehr aggressiv und mürrisch. Dieser erste Eindruck könnte dann zu einer ablehnenden Haltung gegenüber diesem Bewohner führen, obgleich dieser „normalerweise" ein sehr fröhlicher und freundlicher Mensch ist. Der Schüler kommt am ersten Tag zu spät in den Unterricht. Durch diesen Eindruck kann der weitere Umgang mit ihm durch den Lehrer mitbestimmt werden.

Halo- oder Hofeffekt

Erklärung	Beispiele
Eine zentrale Eigenschaft einer Person überdeckt bzw. überstrahlt alle weiteren Eigenschaften dieser Person.	Eine Heimbewohnerin ist sehr aggressiv. Mit der Zeit wird nur diese Eigenschaft der Heimbewohnerin wahrgenommen und andere Fähigkeiten und Eigenschaften (Hilfsbereitschaft, etc.) werden nicht mehr gesehen. Der frühere Bürgermeister liegt auf der Station. Er wird „nur" in seiner früheren Eigenschaft gesehen.

Logischer Fehler

Erklärung	Beispiele
Hierbei wird von einer Eigenschaft einer Person auf eine andere Eigenschaft der Person geschlossen.	Es wird vom einem körperlichen Zustand auf den geistigen Zustand eines Heimbewohners geschlossen.
	Ein Heimbewohner sieht rüstig aus. Der Altenpfleger schließt daraus, dass er auch geistig rege ist. In Wirklichkeit ist der Heimbewohner jedoch verwirrt.
	Eine Jugendliche ist 14 Jahre alt, sieht aber körperlich wie 18 Jahre aus. Mit ihr wird wie mit einer 18-Jährigen umgegangen.

Ausdrucksdeutung

Erklärung	Beispiele
Ausdrucksdeutung ist der Versuch aufgrund der äußeren Gestalt, der Mimik, der Gestik und der Sprechweise eines Menschen auf seine Persönlichkeit zu schließen. Dies bedeutet, dass wir nach dem Äußerlichen – sprich Kleidung oder Aussehen – auf Eigenschaften des Menschen schließen.	Ein Mann hat einen Anzug und Krawatte an. Ihm wird Seriosität zugeschrieben.
	Ein Heimbewohner spricht sächsisch, ein anderer schwäbisch, ein weiterer hochdeutsch. Alle Heimbewohner werden aufgrund ihrer Sprache zunächst unterschiedlich wahrgenommen.
Von der äußeren Erscheinung, der Mimik und Gestik, der Sprache usw. wird auf die Eigenschaften einer Person geschlossen.	Der Spruch „Kleider machen Leute" ist hinlänglich bekannt.
	Aus der Mimik und Gestik schließen wir ebenfalls, ob ein Mensch eher ruhig, gelassen oder hektisch und nervös ist.

Projektion

Erklärung	Beispiele
Bei der Projektion werden eigene innere Wünsche, Bedürfnisse, Gefühle unbewusst auf andere Personen übertragen (vgl. Kap. 3.6).	Eine Heimbewohnerin behandelt die Altenpflegerin wie ihre Enkelin. Sie überträgt hierbei ihre Gefühle und Einstellungen unbewusst auf die Altenpflegerin.
	Eine Altenpflegerin lebt in Trennung von ihrem Mann und ist deshalb sehr unausgeglichen und angespannt. Bei jeder anfallenden Arbeit nörgelt sie und meint, dass auf dieser Station bei soviel männlichem Personal nie richtig gepflegt werden könnte. Die Altenpflegerin projiziert somit ihre eigene Situation auf die Station und die männlichen Kollegen.

Tendenz zur Milde

Erklärung	Beispiele
Die Tendenz zur Milde beschreibt das Bestreben von Menschen andere Personen oder Sachverhalte nicht objektiv sondern eher mild zu beurteilen.	Während eines Urlaubes kann man sich sehr über das Wetter, die Unterkunft, etc. beklagen. Wenn man wieder daheim ist, war dieser Urlaub nicht ganz so schlecht („rosarote Brille").
	Alle Mitarbeiterinnen einer Station beschweren sich untereinander über eine bestimmte Kollegin. Wenn ihr jedoch gekündigt werden sollte, sehen alle Mitarbeiterinnen deren Verhalten nicht mehr als so gravierend an.

Tendenz zur Mitte

Erklärung	Beispiele
Die Tendenz zur Mitte besagt, dass Menschen die Neigung besitzen, Extremwerte bei der Beurteilung von der eigenen oder fremden Person oder von Sachverhalten auszulassen.	Bei so genannten Persönlichkeitstests in Zeitschriften weichen wir dem Ankreuzen besonders guter oder schlechter Bewertungen aus.
	Bei der Praxisbeurteilung in Heimen kann es häufig zu Schwierigkeiten kommen, da manche Praxisanleiter durch diese Tendenz zur Mitte sich scheuen, die Note 1,0 zu vergeben.

Die sich selbst erfüllende Prophezeiung (self-fulfilling-prophecy)

Erklärung	Beispiele
Die sich selbst erfüllende Prophezeiung beschreibt, dass Annahmen oder Erwartungen gegenüber sich selber oder einer anderen Person die Wahrscheinlichkeit ansteigen lassen, dass dieses Verhalten oder dieses Ereignis wirklich eintritt.	Ein Heimbewohner redet sich ein, dass er nach einem Oberschenkelhalsbruch nie mehr laufen kann. Diese Annahme kann die Rehabilitation so behindern, dass der Heimbewohner Recht behält.
	Ein Schüler glaubt, dass er die Gerontologiearbeit auf jeden Fall verhauen wird. Dies macht ihn so unsicher und konfus, dass er wirklich eine schlechte Note schreibt.
	Ein Heimbewohner hat Angst hinzufallen und erneut wegen eines Bruches in das Krankenhaus zu müssen. Durch seine Unsicherheit steigt die Gefahr, dass er wirklich fällt.

Alle diese Möglichkeiten der Beeinflussung der (sozialen) Wahrnehmung können gemeinsam oder auch überlappend auftreten.

Wie in den Beispielen deutlich wurde, gehören Fehler in der Wahrnehmung und Beurteilung oft zum Alltag des Heimbewohners und auch der Altenpflegerin.

Hieraus ergeben sich u. a. Schwierigkeiten bei der Erstellung einer objektiven Pflegeplanung sowie im Umgang des Pflegepersonals mit den Heimbewohnern. Innerhalb des Stationsteams wirken sich Fehler in der sozialen Wahrnehmung auf das Betriebsklima und auf die Zusammenarbeit aus.

Aufgaben
1. Tauschen Sie sich in Kleingruppen über Situationen aus, in denen Ihnen schon Wahrnehmungs- und Beurteilungsfehler begegnet sind.
2. Finden Sie zu den Wahrnehmungsfehlern je drei Beispiele aus ihrem privaten oder beruflichen Alltag.
3. Ordnen Sie, die dargestellten Wahrnehmungsfehler nach ihrer persönlichen Wichtigkeit für die Pflege.
4. Analysieren Sie mögliche Bedingungen für das Entstehen von Wahrnehmungs- und Beurteilungsfehler für die Heimbewohnerin Frau Schmitt.

4.4 Gestaltwahrnehmung

Petra und Ihren Kolleginnen sitzen gerade in der Kaffeepause beisammen und plaudern. Die Praktikantin Sybille liest gerade in einer Frauenzeitschrift den Artikel „Können wir unseren Augen trauen?" Dort werden folgende Phänomene (außergewöhnliches Ereignisse) beschrieben:

Können wir unseren Augen trauen?
Optische Phänomene

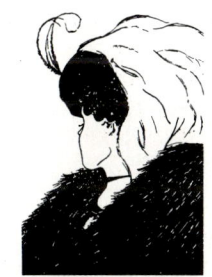
Alte oder junge Frau?

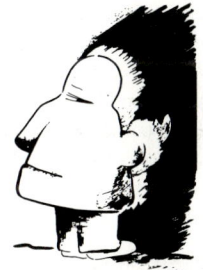
Indianer oder Eskimo?

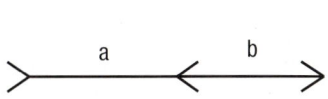
Welche Strecke ist länger?

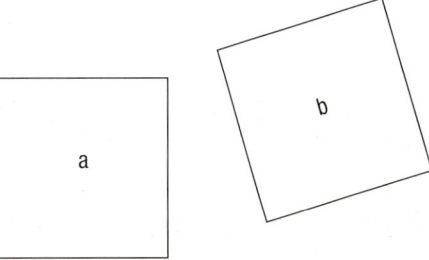
Welches Quadrat ist größer?

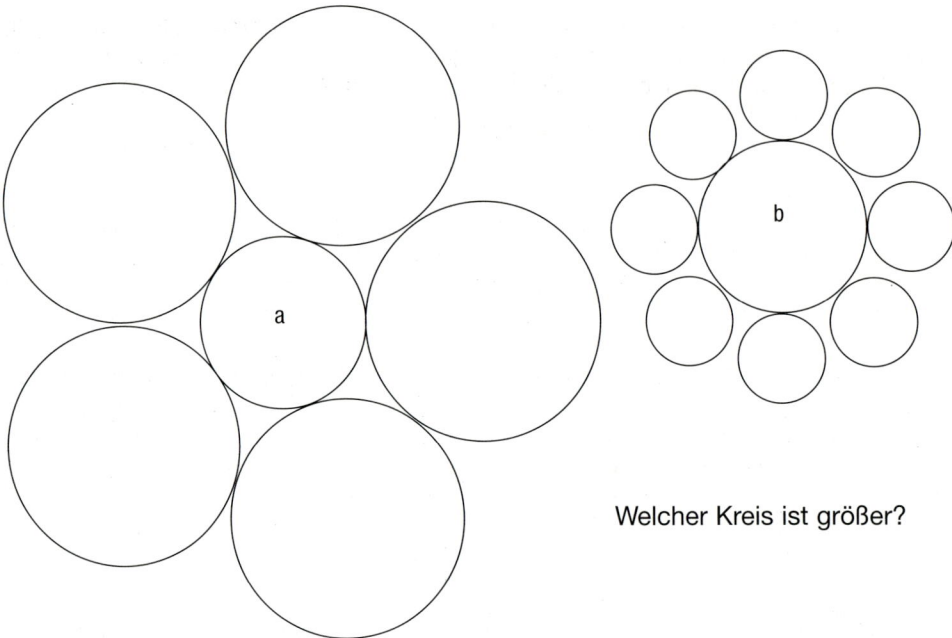

Welcher Kreis ist größer?

Diese optischen Täuschungen werden während der Informationsverarbeitung im Gehirn gebildet, da während des Wahrnehmungsprozesses die im Gehirn ankommenden Impulse nach bestimmten Regeln organisiert (geordnet) werden. Diese Gesetze werden Gestaltgesetze genannt.

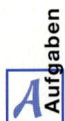

Aufgabe
Tauschen sie sich in Kleingruppen über optische Täuschungen und über Ihre Erfahrungen mit weiteren Wahrnehmungstäuschungen in unserem Alltag aus.

Gestaltgesetze

Petra: Diese Täuschungen in deiner Zeitschrift sind schön anzusehen, aber in der Schule haben wir noch viel interessantere Gestaltgesetze kennen gelernt, die sogar für unsere Arbeit wichtig sein könnten:

Gesetz der guten Gestalt (Prägnanztendenz)

Das menschliche Wahrnehmungssystem ordnet die ankommenden Informationen stets zu einer sinnvollen („guten") Gestalt. Dieses Bestreben nach Klarheit und Einfachheit in der Wahrnehmung wird als Prägnanztendenz bezeichnet.

Sind diese beiden Figuren Kreise oder Vielecke?

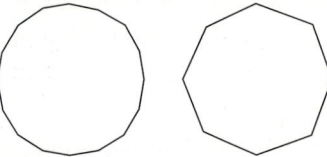

In der Altenpflege kann diese Tendenz wichtige Hinweise für die Erstellung von Orientierungshilfen für die Heimbewohner geben. Eine gute Gestalt besitzt in der Regel Symmetrie, Geschlossenheit, Ähnlichkeit und Regelmäßigkeit und wird deshalb besser erkannt.

Figur und Grund

In der Organisation der menschlichen Wahrnehmung wird immer zwischen Vorder- und Hintergrund unterschieden. Dieses Phänomen findet man bei den Kipp-Figuren, bei denen je nach Betrachtung ein anderer Vorder- bzw. Hintergrund entsteht (s. alte oder junge Frau; Indianer oder Eskimo).

Für die Altenpflege kommt diesem Gesetz dann Bedeutung zu, wenn Heimbewohner, Pflegekräfte, Angehörige, etc. bestimmte Merkmale oder Ereignisse für sich in den Vordergrund stellen und andere hierdurch in den Hintergrund treten. Lesen beispielsweise Pflegekräfte ihren Dienstplan, neue Mitteilungen der Heimleitung, Arztberichte, etc. so treten bestimmte Namen und Sachverhalte in den Vordergrund, anderen hingegen werden überlesen.

Gesetz der Nähe

Das Gesetz der Nähe beschreibt, dass Dinge oder Personen, die nahe beieinander liegen, als zusammengehörig wahrgenommen werden.

Das bedeutet beispielsweise, dass mehrere Personen, die sich miteinander unterhalten als zusammengehörig wahrgenommen werden. Oder, dass ein ruhiger Mitschüler, der zwischen zwei störenden Schülern sitzt, auch als Störenfried angesehen wird. Auch Mitarbeiter, die immer zusammen Dienst haben, werden als zusammengehörig angesehen.

Prinzip der Ähnlichkeit

Personen oder Sachen, die einander ähnlich sehen, werden von uns als zusammengehörig angesehen.

Beispielsweise wird im Pflegeheim jede Person mit weißem Kittel als Pflegekraft angesehen. Sprechen Personen den selben Dialekt, haben die gleiche Krankheit oder sind im Körperbau einander ähnlich, dann werden diesen Personen ähnliche Eigenschaften oder Verhaltensweisen zugeschrieben.

Prinzip der Geschlossenheit

Dies bedeutet, dass der Mensch die Tendenz besitzt, jegliche Gestalt gedanklich zu vollenden und sie als geschlossen wahrzunehmen.

In der folgenden Graphik werden nicht mehr die Punkte einzeln wahrgenommen, sondern die einzelnen Punkte als eine vollständige Figur gesehen.

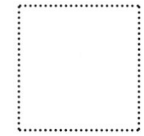 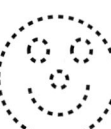

Es wird ein „N", „Quadrat", „Gesicht" aus den Punkten.

Diese Bilder entstehen durch Abgleichung ankommender Reize im Gehirn mit dort schon gespeicherten Bildern. Innerhalb der Personenwahrnehmung wird auch von einigen Eigenschaften von Menschen auf den ganzen Menschen geschlossen und somit auch das Bild über diese Person vervollständigt.

> **Zusammenfassend gilt, dass Wahrnehmung den Gestaltgesetzen unterworfen ist und somit nicht die ganze Wirklichkeit abbildet, sondern von der Darstellung abhängt (relativ ist).**

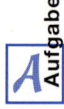

Aufgaben
1 Stellen Sie Gestaltgesetze zusammen und geben Sie jeweils drei Beispiele für jedes Gesetz.
2 Stellen Sie die Bedeutung der Gestaltgesetze für Ihr berufliches Handeln dar.
3 Überlegen Sie in Kleingruppen, welche konkrete Möglichkeiten Sie besitzen, die Erkenntnisse der Gestaltgesetze im Heimalltag einfließen zu lassen. Präsentieren Sie dann Ihre Ergebnisse dem Plenum.

4.5 Einstellungen

Dem Faktor Einstellung kommt in der Wahrnehmung eine besondere Rolle zu. Einstellungen sind ein Orientierungsmaßstab des Menschen und beeinflussen die menschliche Wahrnehmung nachhaltig. Sie besitzen eine große Stabilität und bestimmen die Verhaltensbereitschaft des Menschen mit.

Einstellungen werden in drei Komponenten unterteilt:
a) kognitiver (gedanklicher) Bereich
b) emotionaler (gefühlsmäßiger) Bereich
c) Handlungsbereich/Verhalten

Die Einstellung, dass Heimbewohner „gebrechlich" und „hilfsbedürftig" sind, zeigt sich auf allen Ebenen:
- Auf der kognitiven Ebene als der Gedanke „Heimbewohner sind gebrechlich und hilfsbedürftig".
- Auf der emotionale Ebene als Gefühl: z. B. Mitgefühl für den Heimbewohner.
- Auf der Handlungsebene als Verhalten: z. B. Sich kümmern um den Heimbewohner.

Je nach dem, welche Einstellung Pflegekräfte gegenüber Kollegen, Heimbewohnern, Angehörigen, etc. besitzen, beurteilen sie diese und deren Verhalten sehr unterschiedlich.

Hierbei spielen die dargestellten Wahrnehmungsfehler (s. Kapitel 4.3) als mögliche Einstellungen eine wichtige Rolle.

Die Einstellung „alle Angehörigen schieben alte Menschen zu uns ins Heim ab" beeinflusst den Umgang mit den Angehörigen und führt eher zu Konflikten.

Die Einstellung von Angehörigen „die Pflegekräfte trinken nur Kaffee und kümmern sich nicht um die Bewohner" führt ebenfalls zu entsprechenden Spannungen.

In beiden Beispielen wird das durch Einstellungen hervorgerufene Handeln weder der Heimbewohnerin, den Angehörigen noch den Pflegekräften gerecht. Vielmehr entstehen Konflikte und Reibungsverluste. Daher ist es notwendig sich seiner Einstellungen bewusst zu werden und diese zu überprüfen. Mögliche Methoden stellen Supervision sowie Selbstreflexion (s. Kapitel 4.7) dar.

4.6 Wahrnehmung als wichtiger Bestandteil der Kommunikation

Auf der Station tritt Petra in das Zimmer von Frau Schmitt.
Frau Schmitt nimmt dies wahr und reagiert mit den Worten „Ach, du schon wieder".
Petra reagiert hierauf mit den Worten „Seien Sie doch froh, wenn ich Ihnen helfen möchte.
Frau Schmitt antwortet „Von deiner Hilfe merke ich wenig".
Wie sich der weitere Gesprächsverlauf zwischen und Petra und Frau Schmitt darstellt, kann vermutet werden.

Die Wahrnehmung von Personen beeinflusst menschliche Mitteilungen und Verständigung untereinander (Kommunikation) entscheidend mit. Personen nehmen einander wahr und reagieren aufeinander bezogen.

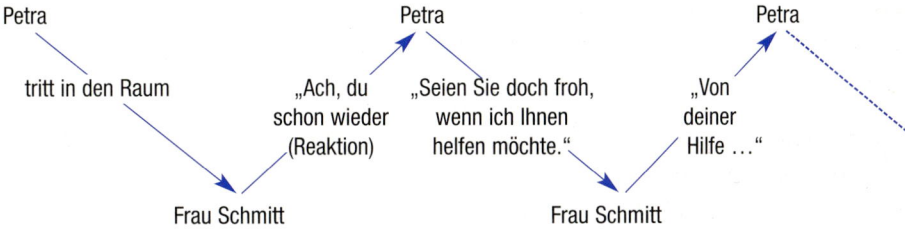

Da sich die einzelnen Mitteilungen der Personen auf einander beziehen, wird auch von einer Kommunikationskette gesprochen.

Innerhalb dieser Kommunikationskette spielen die Faktoren Wahrnehmung, Interpretation, Gefühle und Reaktion eine wichtige Rolle.

Die im Gehirn ankommende Information wird von diesem Organ wahrgenommen und dann interpretiert; d. h. sie erhält eine Bedeutung. Diese Interpretation löst wiederum Gefühle in der Person aus. Erst dann und aufgrund der durch die Interpretation entstandenen Gefühle reagiert die Person.

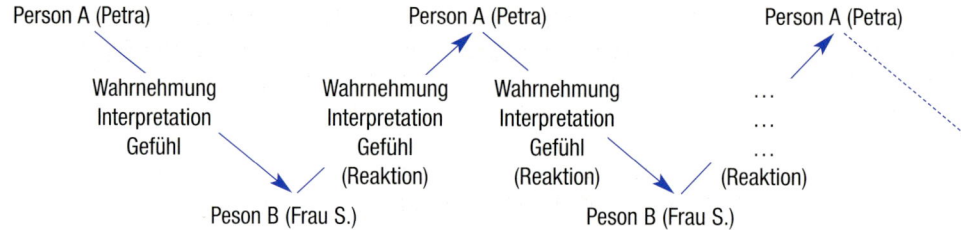

Ein weiteres Beispiel verdeutlicht diesen Prozess der Kommunikation:

Frau Schmitt sagt zu Petra: „Ich habe heute Schmerzen und kann deshalb nicht aufstehen."
Petra hört diesen Satz und denkt: „Frau Schmitt wird heute wegen ihren Schmerzen jammern und klagen". In Ihr entsteht ein Gefühl von Mitleid für die leidende Heimbewohnerin.
Petra sagt daraufhin zur Frau Schmitt: „Es tut mir leid, dass Sie solche Schmerzen haben" Und wird Frau Schmitt mit grosser Rücksichtnahme und behutsam pflegen.
Frau Schmitt merkt den behutsameren Umgang und interpretiert dieses als Rücksichtnahme ihr gegenüber. Somit entstehen bei ihr Gefühle der Geborgenheit und des Verständnisses.
Frau Schmitt unterstützt daraufhin die Pflegemaßnahmen.

In der dargestellten Situation nimmt die Altenpflegerin aus ihrer Umgebung einen Reiz auf (die Mitteilung der Heimbewohnerin: „Ich habe Schmerzen und kann deshalb heute nicht aufstehen.")

Die Verarbeitung des Gesagten bewirkt bei dem Kommunikationspartner (Altenpflegerin) eine Interpretation. Dies bedeutet, dass das Wahrgenommene durch die Altenpflegerin in einen Zusammenhang gebracht wird (hier: die Heimbewohnerin hat wieder Schmerzen und sie wird den ganzen Tag über jammern und klagen). Diese Interpretation der Mitteilung löst bei dem Kommunikationspartner (Altenpflegerin) ein Gefühl aus (hier: Mitleid).

Aufgrund dieses Gefühles erfolgt eine Reaktion der Altenpflegerin (hier: Behandlung der Heimbewohnerin mit großer Rücksichtnahme.) Dieses Verhalten wird von der Heimbewohnerin wahrgenommen und ihren bisherigen Erfahrungen hinzugefügt. Aufgrund dieser Interpretation (hier: behutsamere Pflege und Rücksichtnahme) entsteht bei der Heimbewohnerin ein entsprechendes Gefühl (hier: Geborgenheit und Verständnis). Dies löst bei der Heimbewohnerin die beobachtbare Reaktion (hier: Mithilfe bei der Pflege) aus.

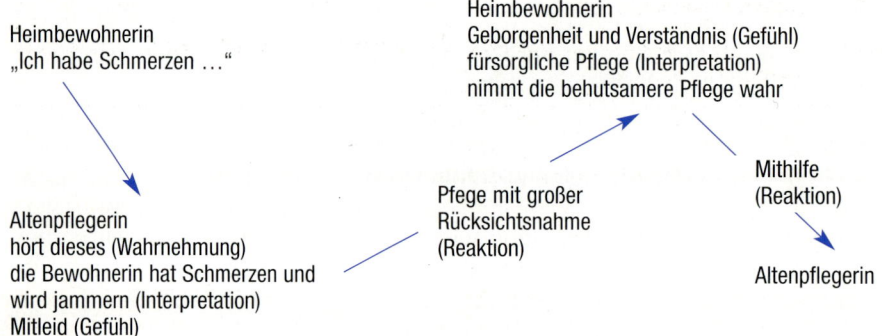

Da Pflege auch immer Kommunikation beinhaltet ist für die Altenpflege die Kenntniss der Kommunikationskette unabdingbar. Für den Umgang und die Pflege von Menschen besitzen die Faktoren der Kommunikationskette ein wichtige Bedeutung.

Es zeigt sich, dass die Handlungen (Reaktionen) sowohl von Heimbewohnern als auch von Altenpflegern auf Gefühlen, Interpretionen von Wahrnehmungen und der Wahrnehmung selber beruhen.

Für die Altenpflegerin bedeutet dies konkret im Umgang mit dem Heimbewohner:
1) Für die Möglichkeit einer deutlichen Wahrnehmung beim Heimbewohner Sorge zu tragen, z. B. durch lautes deutliches Sprechen, Hilfsmittel (Brille, Hörer) reichen, etc.
2) Die Biographie, die Einstellungen, Werte und Normen des Heimbewohners zu kennen, um sowohl dessen Interpretationen von Wahrnehmungen als auch seine entstehenden Gefühle besser wahrnehmen und verstehen zu können.
3) Die Möglichkeiten bestimmte Handlungen und Verhaltensweisen durchzuführen zu kennen und einschätzen zu können.

In Bezug auf die eigene Wahrnehmung der Altenpflegerin ist es wichtig:
1) ebenfalls bewusst wahrzunehmen (s. Kapitel 4.1, 4.2 und 4.5)
2) die eigene Lebensgeschichte (Biographie) zu kennen und sich mit dieser auseinander zu setzen
3) eigene Urteile, Einstellungen etc. zu kennen und zu reflektieren, um in konkreten Situationen die aufkommenden Gefühle besser zu erklären und somit die eigene Reaktion besser steuern zu können.

Dies bedeutet für die Pflegekräfte, genaues Wahrnehmen zu üben, die eigene Biographie sowie die eigenen Einstellungen, (Vor-)Urteile, etc. zu kennen und sich mit diesen auseinander zu setzen sowie die entstandenen Gefühle und Verhaltensweisen (Reaktionen) zu reflektieren.

Aufgaben
1 Finden und notieren Sie in Gruppenarbeit drei Beispiele für Kommunikationsketten aus ihrer beruflichen Arbeit. Gliedern Sie diese Kommunikationsketten in Bestandteile.
2 Überlegen Sie eine schwierige kommunikative Situation aus ihrer täglichen Praxis. Stellen Sie diese als Kommunikationskette dar.
3 Machen Sie in der Gruppe Vorschläge, wie die Kommunikationskette positiv für beide beeinflusst werden könnte.

4.7 Möglichkeiten zur Verbesserung der Wahrnehmung

Herr Schulze ist pflegebedürftig und wurde nach einem Oberschenkelhalsbruch aus dem Krankenhaus direkt in das Heim von Petra verlegt.

Die Angehörigen berichten der Stationsleiterin folgendes:

Herr Schulze sei ein schwieriger Fall, da er sehr aggressiv und jähzornig sei. Auch schreie er immer seine ihn umsorgende Frau an.

Auch in der Kurzzeitpflege einer anderen Einrichtung wurde ihnen mitgeteilt, dass Herr Schulze ein schwieriger Heimbewohner sei.

Die Angehörigen teilten noch mit, dass Herr Schulze gegen seine Schmerzen Medikamente benötige, die ihn dann auch beruhigten.

Aufgaben
1 Versuchen Sie im gegenseitigen Gespräch Möglichkeiten zu sammeln, was unter einem „schwieriger Fall" bei Herrn Schulze zu verstehen ist.
2 Welche „schwierigen Fälle" kennen Sie?
3 Woran erkennen Sie einen „schwierigen Fall"?
4 Tauschen Sie sich über ihre gerade gemachten Erfahrungen aus.

Gerade innerhalb der Arbeit in der Altenpflege kommt einer möglichst genauen und objektiven Wahrnehmung ein hoher Stellenwert zu. In diesem Kapitel werden Möglichkeiten zur Verminderung von Wahrnehmungs- sowie Beurteilungsfehlern aufgezeigt.

Systematische Verhaltensbeobachtung

Der Grund für die Durchführung einer systematischen, d. h. einer gezielten und geplanten Beobachtung, ist oftmals eine Gelegenheitsbeobachtung. Dies bedeutet, dass eine Altenpflegerin eher zufällig bei einem Heimbewohner einen Sachverhalt z. B. Aggressivität wahrnimmt.

Bringt die Altenpflegerin dieses nun in die Stationsbesprechung ein, kann vereinbart werden, eine systematische Verhaltensbeobachtung bei dieser Heimbewohnerin durchzuführen.

Das zu beobachtende Verhalten ist hierbei genau zu beschreiben, damit jede Mitarbeiterin genau weiß, welches Verhalten diese zu beobachten hat.
Für unser Beispiel bedeutet dies, genau festzulegen, was mit „Aggressivität" gemeint ist und wie sich aggressives Verhalten bei diesem Heimbewohner zeigt.

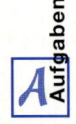

Aufgaben
1 Beschreiben Sie den Begriff „Aggressivität" nur über beobachtbares Verhalten. (Z. B.: Aggressivität, sehe ich, wenn mich der Heimbewohner anschreit ; oder, aggressives Verhalten ist für mich...)
2 Stellen Sie hieraus eine Liste von Merkmalen „aggressiver Verhaltensweisen" zusammen.

Die systematische Verhaltensbeobachtung orientiert sich also an objektiven Kriterien (Merkmalen), die zu Beginn dieser Beobachtung in der Regel schriftlich festgelegt werden.

Die systematische Verhaltensbeobachtung wird im Gegensatz zu einer Gelegenheitsbeobachtung geplant, gezielt, regelmäßig und mit objektiv überprüfbaren Kriterien (Merkmalen) durchgeführt.

Ziele der systematischen Verhaltensbeobachtung sind:
- das Verhalten des Heimbewohners objektiv wahrzunehmen
- Anlässe für das Auftreten dieses Verhaltens zu finden
- Erklärungen für das Verhalten des Heimbewohners zu finden
- Möglichkeiten zur Veränderung dieses Verhaltens zu finden

Eine große Hilfe bietet hierbei die Orientierung an den so genannten W-Fragen. Die Fragen „Wer?, Wann?, Wo? In welche Situation? Wie oft? Welches Verhalten? Mit welchem Ergebnis? usw." führen zwangsläufig zu einer Verhaltensbeschreibung.

In unserem Beispiel könnte dies heissen: In welcher Situation reagiert die Heimbewohnerin mit welchen aggressiven Verhaltensweisen und wie reagiert die Umwelt hierauf?

Die Frage nach „Warum?", und „Weshalb?", werden hierbei zunächst ausgeklammert, da diese Erklärungen anbieten und kein beobachtetes Verhalten wiederspiegeln. Die systematische Verhaltensbeobachtung greift nur beobachtbares Verhalten auf, ordnet dieses bestimmten Kategorien zu und dient somit der objektiven Erfassung von Verhaltensweisen. Aus den gesammelten Beobachtungen werden dann Erklärungen für das gezeigte Verhalten des Heimbewohners entwickelt.

In unserem Beispiel könnte sich herausstellen, dass der Heimbewohner immer dann aggressives Verhalten zeigt, wenn er unter Schmerzen leidet und seine Medikament nicht rechtzeitig eingenommen hat.

Die systematische Verhaltensbeobachtung dient der objektiven Datenbeschaffung und vermindert die Gefahr, Verhalten zu subjektiv zu erklären.

Hierbei ist es besonders wichtig, eigene Wertungen, Interpretationen und Vorurteile bei Seite zu lassen und nur Situationen zu beobachten und zu beschreiben.

Selbstreflexion

Durch die Reflexion des eigenen Handelns, der eigenen Vorurteile und Einstellungen werden die Prozesse in der Wahrnehmung von Heimbewohnern und Mitarbeitern deutlich reduziert. Diese Möglichkeit beinhaltet auch die Besprechung im Kollegenkreis bzw. im Team. Dort kann jede Altenpflegerin ihre Beobachtungen besprechen und Unterschiede und Übereinstimmungen reflektieren. Durch diesen Austausch wird eine bessere Personenwahrnehmung bewirkt.

Supervision und Fallbesprechung

In der Supervision wird das berufliche Handeln reflektiert. Allein oder in einer Gruppe (Team) werden unter Mitwirkung eines Supervisors Schwierigkeiten des beruflichen Handelns besprochen. Gegenstand der Supervision können Probleme bzw. Konflikte im Umgang miteinander, im Umgang mit den Heimbewohnern oder mit der eigenen Person sein.

Die **Supervision** soll dazu beitragen, Schwierigkeiten zu bewältigen und beruflich handlungsfähiger zu werden. Innerhalb der Supervision setzt sich die Pflegekraft mit ihrer eigenen Person auseinander.

Die Leitung liegt beim Supervisor, der eine entsprechende Zusatzausbildung besitzt. In der Regel gehört der Supervisor nicht zum Haus, sondern wird für diese Tätigkeit auf Honorarbasis beschäftigt.

In der **Fallbesprechung** steht eher der Heimbewohner im Mittelpunkt. Gemeinsam werden im Team alle möglichen Fakten zusammengetragen und nach möglichen Lösungen der Schwierigkeiten des Heimbewohners gesucht.

Sowohl in der Supervision als auch in der Fallbesprechung wird durch gegenseitigen Austausch und Besprechung der unterschiedlichen Sichtweisen eine möglichst hohe Objektivität der Wahrnehmung der Personen wie der Sachverhalte erreicht.

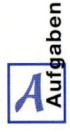

Aufgaben

1 Stellen Sie die Notwendigkeit von Selbstreflexion, Supervision und Fallbesprechungsgruppen für ihre Arbeit dar.
2 Stellen Sie in Kleingruppen eine systematische Verhaltensbeobachtung für Frau Schmitt und Herrn Schulze auf.
3 Legen Sie gleichzeitig eine Liste noch zu erhebender Fakten an.

4.8 Bedeutung für die Altenpflege

Um dem alten Menschen sowohl in der ambulanten wie in der stationären Altenhilfe gerecht zu werden und die notwendige Hilfe (Pflege) zukommen zu lassen, sind für die Altenpflegerinnen Kenntnisse der Wahrnehmungspsychologie erforderlich. Hierzu gehören der Prozess der Wahrnehmung, Einflussfaktoren auf diesen Prozess, Beurteilungs- und Wahrnehmungsfehler, Möglichkeiten zur Verbesserung der Wahrnehmung.

Aufgaben

1 Erläutern Sie den Prozess der Wahrnehmung sowie zehn Einflussfaktoren anhand von Beispielen aus ihrem beruflichen Alltag.
2 Sammeln Sie Belege für die Notwendigkeit, sich als Altenpflegerin mit Wahrnehmungspsychologie auseinander zu setzen.

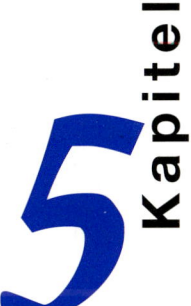

Kapitel 5: Theorien der Gerontologie

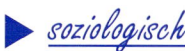

▶ *psychologisch*
- Kognitive Persönlichkeitstheorie des Alterns
- Defizit-Modell
- Kompetenz-Modell

▶ *soziologisch*
- Aktivitätstheorie
- Disengagementtheorie

▶ *psychologisch + soziologisch*
- Kontinuitätstheorie
- Ökologisches Modell
- Labeling-Ansatz

Petra, Christian und einige ihrer Mitschüler stehen in der Pause zusammen.

Petra: Wir haben eine Bewohnerin im Heim, die Frau Appel, die ist sehr aktiv und aufgeschlossen. Sie macht alles mit, was so im Heim angeboten wird, und geht auch viel aus dem Heim heraus. Außerdem hat sie schon viele Kontakte im Heim geknüpft.

Christian: Komisch, wir haben viele Bewohner in unserem Heim, die sehr inaktiv sind und sich scheinbar gehen lassen. Wenn ich da zum Beispiel an den Herrn Frank denke. Es scheint so, als wäre er immer zufriedener, je weniger er tun muss. Er will immer seine Ruhe und hat mit niemandem im Heim Kontakt.

Holger: Ja, solche Bewohner kenne ich aus meinem Heim auch.

Gert: Und mir fällt da eine Bewohnerin in unserem Heim ein, die Frau Klein, die sehr darunter leidet, nicht mehr so viele Kontakte wie früher zu haben. Die fühlt sich mit dem Alleinsein nicht so wohl wie euer Herr Frank.

Petra: Wie kann man so was wohl erklären?

Jan: Zuallererst könnte es ja mal so sein, dass die Bewohner einfach unterschiedlich gesund sind. Die gesünderen können aktiver sein.

Annette: Aktivität könnte auch etwas mit Depression zu tun haben. Depressive können sich oft zu nichts oder schwer zu etwas aufraffen. Außerdem haben viele ja die Tendenz, sich zu isolieren.

Christian: Ja, aber woran könnte es noch liegen, dass sich die Menschen im Alter so unterschiedlich verhalten, wenn wir jetzt einfach mal davon ausgehen, dass sie gleich gesund sind? Ich will das verstehen lernen.

Erklärungen zu solchen und ähnlichen Fragestellungen versuchen verschiedene Theorien der Gerontologie zu geben.

5.1 Begriff „Theorie"

Bevor wir uns der Frage zuwenden, welche Theorien es in der Gerontologie gibt, müssen wir uns fragen, was eine Theorie überhaupt ist.

> **Theorie**
> **Eine Theorie ist die Bezeichnung für ein System von Aussagen über eine gesetzmäßige Ordnung und wissenschaftliche Befunde eines bestimmten Bereiches.**

Eine Theorie macht immer allgemein gültige Aussagen über Sachverhalte, d.h. beschreibt und erklärt beispielsweise, wie sich der „durchschnittliche" Mensch verhält. Die berühmten „Ausnahmen von der Regel" sind hier nicht so bedeutsam. Eine Theorie will also immer über möglichst viele Menschen etwas aussagen. Außerdem will sie oft viele verschiedene Befunde zusammenfassen. In der Gerontologie soll natürlich etwas über den durchschnittlichen älteren Menschen ausgesagt werden.

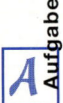

> **Aufgabe**
> Sammeln Sie an der Tafel Ihre Einfälle zu dem Begriff „Theorie".

Wozu brauchen wir Theorien in der Gerontologie?

Wir brauchen sie, um Erleben und Verhalten älterer Menschen besser beschreiben und erklären zu können. So kann das Verhalten eines einzelnen älteren Menschen vielleicht mit Hilfe einer gerontologischen Theorie beschrieben und erklärt werden und dieser Mensch so besser verstanden werden.

In der Gerontologie gibt es eine Vielzahl von Theorien. Sie können danach unterschieden werden, ob sie eher soziologisch oder psychologisch sind (s. Gerontologie-Landkarte).

Die beiden ersten hier geschilderten Theorien sind eher soziologisch.

5.1.1 Disengagement-Theorie

Christian hatte im obigen Gespräch einen Heimbewohner erwähnt, Herrn Frank, der sozial sehr inaktiv ist. Was sagt die Disengagementtheorie dazu, ob er zufrieden altern kann?

Die lange Zeit wichtigste und einflussreichste Theorie in der Gerontologie war die Disengagement-Theorie. Diese Theorie stammt von der amerikanischen Soziologin Cumming und dem aus dem gleichen Land stammenden Psychologen Henry. Sie haben die Theorie 1961 in ihrem Buch „Growing old" (so viel wie „Alt werden") veröffentlicht.

Grundlage für die Theorie war die Vorauswertung von Interviewdaten, die an ungefähr 200 älteren Personen in der so genannten Kansas City Study (die Studie ist nach der amerikanischen Stadt benannt, in der die Untersuchung stattgefunden hat) gewonnen wurden.

Was besagt diese Theorie?

> **Die Theorie geht in ihrer Hauptaussage davon aus, dass man dann zufrieden altert, wenn man sich aus sozialen Aktivitäten zurückzieht. D. h. man altert zufrieden, wenn man im Alter soziale Aktivitäten aufgibt und sich in sich zurückzieht und somit die Möglichkeit hat, sich auf den bevorstehenden Tod vorzubereiten.**

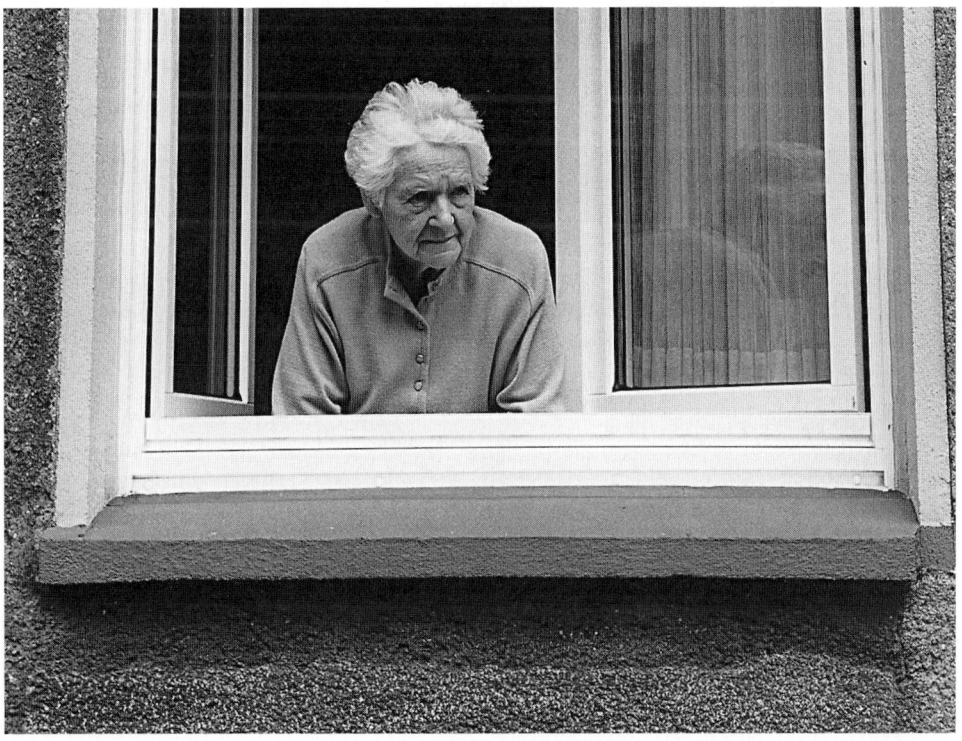

Nach dieser Theorie würde der von Christian erwähnte Herr Frank zufrieden altern, da er sich ja ganz nach dieser Theorie verhält. Hingegen würde die oben von Petra erwähnte Frau Appel unzufrieden altern, da sie ja aktiv ist und viele soziale Aktivitäten ausführt.

Wie definieren die Autoren der Theorie Disengagement?

Disengagement ist ein „unvermeidbarer Prozess, in dem viele Beziehungen zwischen der alternden Person und anderen Mitgliedern der Gesellschaft beendet werden, und diejenigen Beziehungen, die bleiben, sich in der Qualität verändern."

Die Autoren formulieren die Theorie in neun Postulaten[1].

Das erste Postulat besagt, dass „Obwohl Menschen sich unterscheiden, ist die Erwartung des Todes universell und Abnahme von Fähigkeiten wahrscheinlich. Deswegen wird eine Beendigung von Bindungen zwischen einer Person und anderen in seiner Gesellschaft stattfinden."

In den weiteren Postulaten wird z. B. davon ausgegangen, dass bei Frauen und Männern der Prozess des Disengagements verschieden verläuft und dass Disengagement in allen Kulturen vorkommt, aber dennoch unterschiedlich ist.

Aufgabe

Kennen Sie ältere Menschen in Ihrer Pflegeeinrichtung, die sich nach dieser Theorie verhalten? Berichten Sie Ihren Mitschülern von diesen Personen. Versuchen Sie, Gründe für die Inaktivität der von Ihnen erwähnten Personen zu finden.

Wie kann man es sich erklären, dass diese Theorie zufriedenes Altern mit einer Abnahme sozialer Aktivität in Verbindung bringt?

Dafür ist sicherlich die Zeit, in der diese Theorie aufgestellt wurde, von großer Bedeutung. Die Theorie stammt aus den frühen 60er Jahren, einer Zeit, in der ältere Menschen noch eine wesentlich schlechtere Position und ein geringeres Ansehen in der Gesellschaft hatten als heutzutage. So wurde von älteren Menschen erwartet, dass sie sich aus der Gesellschaft zurückziehen würden, diese sahen das aber vermutlich (vielleicht aufgrund des negativen Fremdbildes des Alters) auch als das Beste für sich an.

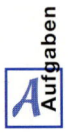

Aufgabe

Tragen Sie in Vierergruppen Ihre Kritik an dieser Theorie zusammen, und vergleichen Sie Ihre Kritikpunkte hierauf mit den unten erwähnten.

Der wichtigste Kritikpunkt ist vielleicht, dass hier ein für alle älteren Menschen gleich geltender Zusammenhang angenommen wird. Für jeden älteren Menschen gelte, dass er dann zufrieden altere, wenn er sich aus sozialen Beziehungen zurückziehe.

---

[1] Postulat = Annahme

Dies widerspricht fundamental[1] Befunden der Gerontologie, die davon ausgehen, dass es zwischen älteren Menschen erhebliche Unterschiede gibt, und die Altersphase vielleicht sogar die Lebensphase ist, in der sich Menschen am meisten unterscheiden. So kann der angenommene Zusammenhang schon von daher nicht für alle älteren Menschen gelten.

Ein weiterer Kritikpunkt wurde von der Altersforscherin Lehr und Kollegen herausgearbeitet: Sie hat an Stahlarbeitern herausgefunden, dass sie sehr wohl nach der Pensionierung ein Disengagement zeigen, sich also aus sozialen Beziehungen und Aktivitäten zurückziehen, dies aber nur solange andauert, bis sie sich an ihre neue Lebenssituation, nicht mehr arbeiten zu müssen, angepasst haben. Dann zeigen sie erneute Aktivität. So spricht sie auch von einem vorübergehenden Disengagement. Dieses vorübergehende Disengagement ist auch nach anderen einschneidenden Lebensveränderungen des Alters, z. B. dem Partnerverlust, denkbar.

Die Theorie ist in einigen Untersuchungen bestätigt worden und war lange die wichtigste und einflussreichste Theorie in der Gerontologie überhaupt. Sie hat die Forschung enorm befruchtet und zu zahlreichen Kontroversen geführt. Einige sehen sie als die am besten formulierte, wenn nicht gar einzige wirkliche Alterstheorie an.

Heute spielt die Theorie in der Gerontologie eine eher untergeordnete Rolle, nicht zuletzt deswegen, weil sich das Altersbild in der Gerontologie verbessert hat und hinter dieser Theorie – wie oben erwähnt – eher ein negatives Altersbild steht. Außerdem propagieren gerontologisch arbeitende Forscher Aktivität im Alter. Es wird die Verschiedenartigkeit von älteren Menschen berücksichtigt und betont, dass Disengagement für einige ältere Menschen und Aktivität für andere zu Zufriedenheit führt.

Nun gibt es sozusagen eine „Gegenspielerin" der Disengagement-Theorie, die Aktivitätstheorie.

5.1.2 Aktivitätstheorie

Petra hatte im obigen Gespräch von einer Heimbewohnerin, Frau Appel, erzählt, die sozial sehr aktiv ist. Nach dem Namen der Aktivitätstheorie zu urteilen, verhält sich Frau Appell nach dieser Theorie. Doch schauen wir uns diese Theorie etwas genauer an.

Die ebenfalls in den 60er Jahren aufgestellte Aktivitätstheorie geht auf den amerikanischen Psychologen Robert Havighurst zurück, in Deutschland zählt vor allem Tartler zu ihren Vertretern.

> **Die Aktivitätstheorie besagt im ihrer Hauptaussage, dass man dann zufrieden altert, wenn man die soziale Aktivität des mittleren Erwachsenenalters beibehalten kann, d. h. man altert dann zufrieden, je aktiver man ist.**

---

[1] fundamental = grundlegend

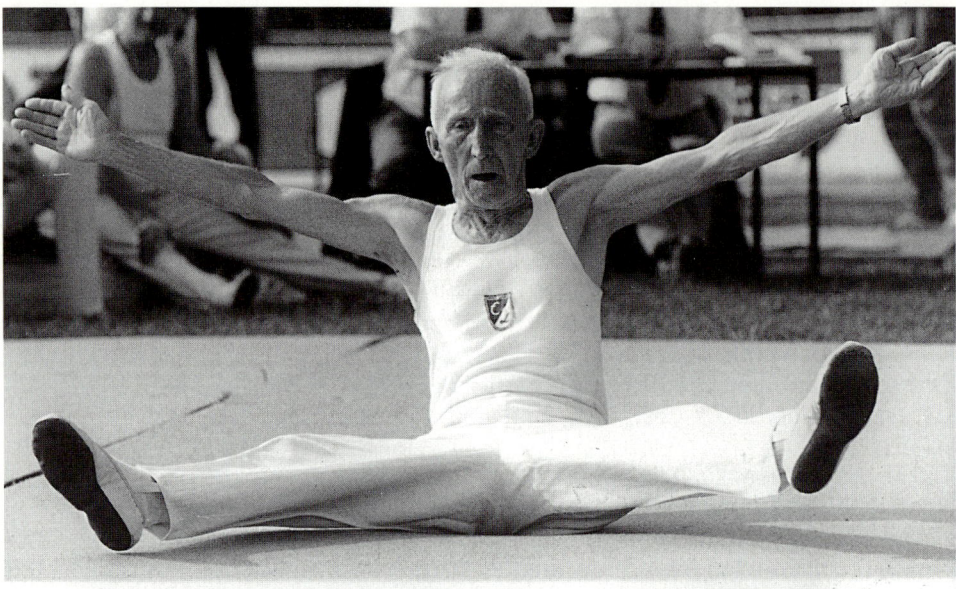

Nach dieser Theorie würde die von Petra ins Gespräch gebrachte Frau Appel glücklich und zufrieden altern, also Wohlbefinden zeigen, da sie ja sozial aktiv ist. Im Gegensatz dazu würde Herr Frank unzufrieden altern. Die Aktivitätstheorie widerspricht hierin grundsätzlich der Disengagement-Theorie.

Havighurst geht davon aus, dass jeder Mensch in der Gesellschaft Rollen hat, z. B. die Rolle des Familienmitgliedes und des Berufstätigen (s. Kapitel 2). Die Rollen werden in sozialen Beziehungen und durch soziale Aktivität ausgefüllt. Die Ausübung der Rollen befriedigt den Rolleninhaber. Wird jetzt der ältere Mensch pensioniert und/oder verliert durch Partnerverlust z. B. die Rolle des Partners, so verliert er wichtige Rollen, die ihn früher zu Aktivitäten gebracht haben und ihn befriedigt haben. Will der ältere Mensch jetzt trotzdem zufrieden altern, so muss er – sofern dies möglich ist – alle Aktivitäten des mittleren Erwachsenenalters beibehalten und für die verloren gegangenen, z. B. die, die aus der Berufsrolle resultierten, Ersatz finden.

Aufgaben
1 Begründen Sie schriftlich, wie Sie zu der Hauptaussage dieser Theorie stehen.
2 Nennen Sie Bewohner aus Ihrer Pflegeeinrichtung, die sich nach dieser Theorie verhalten. Äußern Sie sich dazu, welche der beiden gerade dargestellten Theorien Ihnen mehr zusagt und begründen Sie Ihre Aussage.

Welche Kritik lässt sich an dieser Theorie anbringen?

Zuerst lässt sich wieder der auch schon bei der Disengagement-Theorie zu Beginn genannte Aspekt anbringen, dass auch hier von einem für alle älteren Menschen gleichen Zusammenhang zwischen sozialer Aktivität und Lebenszufriedenheit ausgegangen wird. Dies kann aus den oben angeführten Gründen nicht stimmen.

Weiter könnte diese Theorie so verstanden werden, als würde in ihr Aktivität als Muss für Lebenszufriedenheit angesehen. Dies kann nicht so sein und muss für jeden älteren Menschen getrennt beantwortet werden. Die Theorie könnte also einen so genannten Gruppendruck auf ältere Menschen ausüben. Dies passt gut zu Werten unserer Gesellschaft, die den Wert „Leistung" ganz oben angesiedelt hat.

Die Aktivitätstheorie ist in vielen Untersuchungen bestätigt worden, auch in solchen Untersuchungen, die in mehreren Ländern den Zusammenhang zwischen sozialer Aktivität und Lebenszufriedenheit bei älteren Menschen miteinander verglichen haben. Die Theorie wird von vielen Forschern bevorzugt, drückt sie doch eine „Forderung" der Gerontologie aus, nämlich aktiv zu bleiben, um zufrieden zu altern.

> **Aufgaben**
> Kennen Sie ältere Menschen, die „für ihr Alter" sehr aktiv sind, z. B. regelmäßig (vielleicht ungewöhnliche) Sportarten betreiben, oder sehr inaktiv sind? Denken Sie hierbei vor allem an Menschen, die Sie nicht aufgrund Ihres Berufes kennen, sondern mit denen Sie bekannt oder verwandt sind.

In den Medien gibt es immer wieder Darstellungen von sehr aktiven, z. T. bekannten älteren Menschen. Da wird über einen kürzlich verstorbenen Schauspieler berichtet, der noch in hohem Alter „auf der Bühne stand". Oder der Schauspieler Heesters tritt in einer Showsendung auf und wird vermutlich auch ob seiner Aktivität und zu bewundernden „Rüstigkeit" vom Publikum begeistert gefeiert. Er lässt in dem mit ihm während der Sendung geführten Interview positive Einstellungen zum und Erfahrungen mit dem Alter erkennen.

Mit dem bekannten Volksschauspieler Millowitsch feierten zehntausende Menschen seinen 90. Geburtstag. Anlässlich seines Ehrentages sagte er in einem Interview, dass er noch lange leben wolle und viel Arbeit vor sich habe.

Oder ein knapp 90-jähriger Mann aus der Nachbarschaft – er kann neben jedem von Ihnen wohnen – nimmt aktiv am Leben teil, verfolgt die Politik und das Geschehen in seiner Umwelt mit Interesse, geht in ein Seniorenzentrum, fährt fast jeden Tag in die Stadt zum Einkaufen und klagt über „Zeitmangel". Außerdem ist der über Hundertjährige zu nennen, der alleine lebt und sich noch jeden Mittag kocht und selbst einkauft.

Wir brauchen also eine Theorie, die die Verschiedenartigkeit älterer Menschen stärker berücksichtigt. Dies kann die so genannte Kontinuitätstheorie leisten, die soziologische und psychologische Aspekte beinhaltet.

5.1.3 Kontinuitätstheorie

Die oben erwähnte Frau Appell ist zurzeit sozial sehr aktiv, Herr Frank dagegen ist es nicht. Die Kontinuitätstheorie macht eine Aussage darüber, wie sozial aktiv die beiden wohl früher gewesen sein könnten.

Die Kontinuitätstheorie stammt von dem amerikanischen Soziologen Atchley.

> **Die Hauptaussage dieser Theorie ist, dass man dann zufrieden altert, wenn man den Lebensstil des mittleren Erwachsenenalters beibehalten kann.**

Dies heißt bezogen auf soziale Aktivität, dass jemand, der schon im mittleren Erwachsenenalter wenige soziale Aktivitäten hatte, dies auch im Alter beibehalten können soll, derjenige aber, der schon früher sozial aktiv war, dies auch im Alter können sein soll. Wichtig ist, dass jeder seinen Lebensstil frei wählen kann.

Während die Disengagement- und Aktivitätstheorie ein bestimmtes Maß an sozialer Inaktivität bzw. Aktivität fordern, damit ein älterer Mensch lebenszufrieden ist, fordert die Kontinuitätstheorie, dass ein älterer Mensch das Maß an früher gezeigter sozialer Aktivität beibehalten können soll, egal ob es niedrig oder hoch war. Außerdem besteht ein Unterschied zwischen der Kontinuitätstheorie auf der einen und der Disengagement- und Aktivitätstheorie auf der anderen Seite. Während die Kontinuitätstheorie jegliches Verhalten meint, sind Disengagement- und Aktivitätstheorie auf soziale Aktivitäten beschränkt.

Atchley unterscheidet in diesem Zusammenhang zwischen innerer und äußerer Kontinuität. Innere Kontinuität meint, dass man über eine lange Zeit die gleichen Werte, Einstellungen usw. hat, äußere Kontinuität bedeutet, dass man über lange Zeit in der gleichen Umwelt leben kann.

Die Kontinuitätstheorie kann sehr treffend erklären, warum viele Menschen im Alter „ganz die Alten" bleiben, also z. B. aktiv sind, religiös sind usw. Dies lässt sich oft aus der Kenntnis ihres Verhaltens in der vorhergehenden Lebensphase erklären.

Bei den oben erwähnten Personen, Frau Appel, die sehr aktiv war, und Herrn Frank, der inaktiv war, ist also zu vermuten, dass sie im Alter ein Maß an Aktivität zeigen, das sie bereits in früheren Lebensphasen gezeigt haben.

Es ist also nach dieser Theorie eher unwahrscheinlich, dass man im Alter seine Lebensumstände und Einstellungen noch einmal radikal ändert, es sei denn, man ist dazu gezwungen, beispielsweise die äußeren Lebensumstände zu verändern, weil man hilfsbedürftig wird, nicht mehr zu Hause leben kann und in ein Altenheim übersiedeln muss.

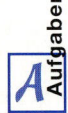

Aufgaben

1 Überlegen Sie, welche Menschen in Ihrer Pflegeeinrichtung sich nach dieser Theorie verhalten.
2 Wählen Sie sich drei Bewohner Ihrer Pflegeeinrichtung aus, und versuchen Sie durch Gespräche mit ihnen oder ihren Angehörigen zu ermitteln, ob sie sich jetzt bzgl. Aktivität so verhalten, wie sie es auch früher getan haben.
3 Versuchen Sie, ein Beispiel für einen Menschen zu finden, der im Alter noch einmal etwas ganz neues begonnen hat.
4 Wie stehen Sie persönlich zu dieser Theorie?
5 Alle drei Theorien zusammen betrachtet: Welche von ihnen liegt Ihnen am meisten? Begründen Sie bitte Ihre Meinung schriftlich.

Alle der drei bisher vorgestellten Theorien machen Aussagen über zufriedenes Altern. Die Disengagement-Theorie sagt etwas über den Zusammenhang zwischen sozialer Inaktivität und Lebenszufriedenheit aus, die Aktivitätstheorie über den Zusammenhang zwischen sozialer Aktivität und Lebenszufriedenheit und die Kontinuitätstheorie über den Zusammenhang zwischen der Beibehaltung des früheren Lebensstils und Lebenszufriedenheit.

Auch eine psychologische Alterstheorie, die Kognitive Persönlichkeitstheorie des Alterns, geht der Frage nach, wie man zufrieden altern kann.

5.1.4 Kognitive Persönlichkeitstheorie des Alterns

Im obigen Gespräch erwähnte Gert Frau Klein. Sie wurde von ihm als eine Frau geschildert, die mit ihren gegenwärtigen sozialen Aktivitäten nicht zufrieden ist. Die hier zu schildernde Theorie macht Aussagen über eine Möglichkeit, wie Frau Klein mit dieser Situation zufriedener werden kann.

Die Theorie stammt von dem in Bonn lebenden Psychologen und ehemaligen Psychologieprofessor Hans Thomae.

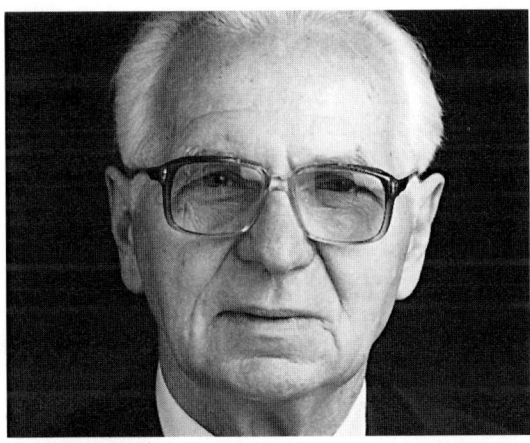

Thomae versucht mit Hilfe seiner Theorie das individuelle Erleben des älteren Menschen in den Mittelpunkt zu rücken und die Frage zu beantworten, wodurch das Erleben verursacht sein könnte und wie jemand zufrieden altern könnte.

Er stellt in seiner Theorie drei Postulate auf.

Das erste Postulat besagt sinngemäß, dass „Verhalten bzw. Verhaltensänderung stärker mit dem Erleben einer Situation als mit ihren objektiven Gegebenheiten zusammenhängt." D. h. wie sich ein (älterer) Mensch verhält, hängt mehr davon ab, wie er eine Situation erlebt als wie die Situation wirklich ist.

Die im obigen Gespräch von Gert erwähnte Frau Klein leidet unter ihrem Alleinsein. Sie fühlt sich einsam, obwohl sie objektiv gesehen nicht isoliert ist und soziale Kontakte hat.

Untersuchungen haben eindrucksvoll gezeigt, dass objektiv gleiche Situationen wie z. B. die Heimübersiedlung subjektiv ganz verschieden erlebt werden können, je nachdem z. B., wie freiwillig die Übersiedlung war, wie sehr man Kontrollmöglichkeiten bei der Übersiedlung hatte.

> Das zweite Postulat besagt, dass „das Erleben verursacht ist durch Bedürfnisse und Erwartungen des Betroffenen oder für ihn wichtige Bezugsgruppen".

Frau Klein fühlt sich einsam, weil sie früher viel mehr soziale Kontakte hatte als heute und ihr die Anzahl an Kontakten heute nicht ausreicht, da sie ein starkes Bedürfnis nach Geselligkeit hat.

> Das dritte Postulat macht eine Aussage dazu, wie es dem älteren Menschen gelingen kann, erfolgreich zu altern.
> „Erfolgreiches Altern ist verursacht durch ein Gleichgewicht zwischen dem subjektiven Erleben und den Bedürfnissen."

In unserem obigen Beispiel könnte Frau Klein dann insgesamt zufriedener werden, wenn sie zufriedener wird mit ihren derzeitigen sozialen Kontakten. Angenommen, Frau Klein kann aufgrund Immobilität nicht mehr aktiv nach neuen sozialen Kontakten suchen, so kann sie dennoch zufriedener mit ihrem Maß an sozialen Kontakten werden: Sie stellt sich vor, wie schlecht es doch anderen in ihrem Alter geht, weil sie ganz alleine sind, niemanden mehr haben, und es ihr doch im Vergleich geradezu gut geht.

Wichtig ist, dass die Bewertung eines Zustandes von größerer Bedeutung ist, wenn die objektive Situation nicht mehr zu verändern ist.

Sehr bemerkenswert an dieser Theorie ist, dass sie das subjektive Erleben des älteren Menschen in den Vordergrund stellt, d. h. es geht darum, wie er eine Situation wahrnimmt und erlebt, und nicht oder weniger darum, wie sie objektiv ist. So wird nie eine objektive Situation, sondern nur das subjektive Erleben der Situation zum Maßstab.

Die Theorie erklärt eindrücklich, wie ältere Menschen in objektiv schlechter Situation, z. B. Wohnsituation, dennoch zufrieden sein können, da sie die Situation subjektiv als zufrieden stellend erleben.

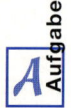

Aufgabe
Überlegen Sie, welche Konsequenzen Sie aus dieser Theorie für Ihre Arbeit mit älteren Menschen ziehen können. Denken Sie hierbei vor allem an das erste Postulat. Versuchen Sie, sich an Situationen in Ihrer Berufspraxis zu erinnern, in denen Sie Bewohnern oder Kollegen nicht ihre Sichtweise der Dinge lassen konnten. Erinnern Sie sich an die Reaktion Ihrer Gesprächspartner.

Im Folgenden geht es nicht mehr um die soziale Situation im Alter und ihren Zusammenhang mit Lebenszufriedenheit, sondern um die Intelligenzentwicklung im Alter.

Eine weitere psychologische Theorie beschäftigt sich mit der Intelligenzentwicklung im Alter.

5.1.5 Defizit-Modell

Im 1. Weltkrieg versuchte man, mit bestimmten Intelligenztests Rekruten für den Krieg auszusuchen. Man testete Personen unterschiedlichen Alters, vom 20. bis zum 60. Lebensjahr, und fand heraus, dass mit zunehmendem Alter der getesteten Personen die Werte in den Intelligenztests abnahmen. Dieser Befund begründete das Defizit-Modell.

> **Das Defizit-Modell besagt, dass vom ersten bis zum zwanzigsten Lebensjahr die Intelligenz steil ansteigt, um dann ab dem dritten Lebensjahrzehnt kontinuierlich abzufallen.**

Etwas vereinfacht ausgedrückt könnte dies heißen, dass man mit zunehmendem Alter immer dümmer würde.

Das Modell wurde u. a. von David Wechsler vertreten, einem Psychologen, der einen weltberühmten Intelligenztest, den Hamburg-Wechsler-Intelligenztest für Erwachsene (HAWIE), konstruiert[1] hat. Der Test trägt den Namen der Stadt Hamburg in seinem Namen, weil der aus den USA stammende Test dort an deutsche Verhältnisse angepasst wurde.

In der Folge verallgemeinerte man auch die Befunde für die gesamte psychische Entwicklung im Erwachsenenalter und ging von einem generellen Abbau im Alter aus.

Welche Fehler könnten zu diesem Befund geführt haben?

Zum einen wurde hier von „der" Intelligenz gesprochen. „Die" Intelligenz gibt es aber gar nicht, sondern Intelligenz ist eine zusammengesetzte Fähigkeit, was Intelligenzmodelle gut belegen (s. hierzu auch „Intelligenzentwicklung im Alter" im 2. Band).

Weiter wurden hier zu einem Zeitpunkt verschieden alte Personen untersucht, also eine Querschnittsuntersuchung durchgeführt. In solch einer Untersuchung sind aber Alters- von Generationseffekten nicht oder schlecht zu trennen. Das bedeutet, dass bei Unterschieden in der geistigen Leistung zwischen verschieden alten Gruppen nicht eindeutig gesagt werden kann, ob die Unterschiede auf das Alter oder die Zugehörigkeit zu verschiedenen Generationen zurückzuführen sind. Die älteren Personen in der Untersuchung könnten deswegen schlechter in den Tests abgeschnitten haben, weil sie z. B. eine geringere Schulbildung genossen haben, und somit in den Tests benachteiligt waren. Zudem laufen viele Intelligenztests unter Zeitdruck ab und benachteiligen somit ältere Personen, die mehr Zeit benötigen, um eine Aufgabe zu erledigen. Außerdem ist der Gesundheitszustand zu beachten, der bei älteren Personen oft schlechter ist als bei jüngeren und ebenfalls ihre Leistung in den Tests negativ beeinflusst haben könnte. Weiterhin könnte denkbar sein, dass die älteren Personen in der Stichprobe weniger Erfahrungen mit den Tests hatten als die jüngeren und erstere auch deswegen benachteiligt waren.

---

[1] konstruieren = hier erstellen

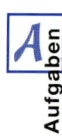

Aufgaben

1 Überlegen Sie, was das Defizit-Modell für Konsequenzen für die Stellung des älteren Menschen in der Gesellschaft gehabt haben könnte.

2 Berichten Sie der Klasse, wie Sie vor dem Beginn Ihrer Ausbildung über die intellektuelle Leistung älterer Menschen gedacht haben.

Heutzutage hat in der Gerontologie das so genannte Kompetenz-Modell das Defizit-Modell „abgelöst". Das Kompetenz-Modell ist eine weitere psychologische Theorie.

5.1.6 Kompetenz-Modell

Das Kompetenz-Modell geht davon aus, dass ältere Menschen nicht in erster Linie eine defizitäre geistige Entwicklung zeigen, sondern kompetent sind.

Was bedeutet der Begriff „Kompetenz"?

Kruse[1] definiert den Begriff als „ein selbstbestimmtes Leben zu führen".

Kompetenz setzt sich aus verschiedenen Einzelfähigkeiten zusammen und beinhaltet z. B. auch, bestehendes Wissen in neuen Situationen anzuwenden, sich in diesen Situationen zurechtzufinden, geistige Fähigkeiten aufrechtzuerhalten und weiterzuentwickeln, soziale Fähigkeiten zu zeigen und neue soziale Kontakte zu knüpfen und Grenzen zu akzeptieren.

Heute sind in der Gerontologie so genannte Lebensspannenmodelle als psychologische Theorien von Bedeutung. Eines von ihnen ist von dem amerikanischen Soziologen Havighurst.

5.1.7 Theorie der Entwicklungsaufgaben

Havighurst ging von einer in der Entwicklungspsychologie, einer Teildisziplin der Psychologie, üblichen Einteilung des Lebenslaufs in mehrere Phasen aus, nämlich dem Säuglings-, Kleinkindes-, Kindes- und Jugendalter sowie dem frühen und mittleren Erwachsenenalter und dem Alter (s. Kapitel 1). Jeder Lebensphase ist ein bestimmter Zeitraum zugeordnet, z. B. dem Säuglingsalter das erste Lebensjahr.

Havighurst nimmt nun für die bestimmten Lebensphasen jeweils typische Entwicklungsaufgaben an.

Wie definiert er den Begriff „Entwicklungsaufgabe"?

> Eine Entwicklungsaufgabe ist eine Aufgabe, die in einer bestimmten Lebensphase auftritt und deren Bewältigung positive Voraussetzungen für die Bewältigung von Aufgaben in einer nachfolgenden Phase ist, deren Nichtbewältigung aber zu negativen Voraussetzungen führt.

---

[1] Kruse, A.: Rehabilitation in der Gerontologie – theoretische Grundlagen und empirische Forschungsergebnisse. In: Mühlem A., Oppl H. (Hg.), Handbuch der Rehabilitation. Neuwied 1992, S. 333-356

Entwicklungsaufgabe für das frühe Erwachsenenalter, also vom 20. bis zum 30. Lebensjahr, in dem sich sicherlich viele von Ihnen befinden, ist z. B. die Partnerwahl, das Leben in einer Paarbeziehung, die Familiengründung und der Einstieg ins Berufsleben.

Welche Entwicklungsaufgaben nennt Havighurst für das Alter?

> **Aufgabe**
> Sammeln Sie an der Tafel Ihre Ansichten dazu, was Sie für Entwicklungsaufgaben für das Alter halten.

Havighurst sieht für das Alter die Aufgaben, sich an die Pensionierung anzupassen, sich an das Nachlassen von Körperkräften und an den möglichen Verlust des Partners anzupassen und sich mit der eigenen Endlichkeit auseinander zu setzen.

Was lässt sich an einem solchen Ansatz kritisieren?

Kritisch ist der Gesichtspunkt, dass Havighurst individuelle Unterschiede zwischen Menschen nicht berücksichtigt, was generell falsch ist, für das Alter aber vielleicht sogar noch kritischer. Er stellt Normen auf, von denen der Eindruck entsteht, als müsste sie jeder erfüllen.

Zudem geht er von der Annahme aus, dass man nur dann die Entwicklungsaufgabe einer Lebensphase positiv bewältigen kann, wenn man die der vorherigen Phase bewältigt hat. Überspitzt würde das z. B. bedeuten, dass jemand, der sich entschließt, ledig zu bleiben oder keine Kinder zu bekommen, schlechtere Chancen hat, die Aufgaben des Alters positiv zu bewältigen, als jemand, der verheiratet ist und Kinder bekommt.

> **Aufgabe**
> Nehmen Sie zu diesem Gedanken kritisch Stellung und begründen Sie Ihre Kritik.

Ein weiteres Lebensspannenmodell stammt von dem Pädagogen Erik Erikson (s. Kapitel 6.2.5). Er geht von so genannten psychosozialen Phasen aus, die ein Mensch im Laufe seines Lebens durchläuft. Bekannt geworden ist der von ihm stammende Begriff der Identität, die eine Person in der Jugendphase entwickeln soll, oder das Urvertrauen, das ein Säugling entwickeln soll, damit seine Entwicklung positiv verläuft.

Weiterhin sei das Lebensspannenmodell von Baltes erwähnt. Er geht u. a. davon aus, dass Entwicklung immer auf verschiedenen Ebenen, z. B. der biologischen und sozialen Ebene, stattfindet (Mehrdimensionalität) und in verschiedene Richtungen laufen kann (Multidirektionalität). Außerdem nimmt er z. B. an, dass Altern sich durch Gewinne und Verluste auszeichnet.

5.1.8 Ökologisches Modell

Das Ökologische Modell als psychologische und soziologische Theorie beschäftigt sich mit der Beziehung zwischen Merkmalen von Personen, hier älterer Menschen, und Merkmalen der Umwelt. Das Modell besteht aus einigen Theorien. Hier soll der Übersichtlichkeit wegen nur eine von ihnen erwähnt werden.

Die Umwelt-Fügsamkeits-Hypothese betont die Bedeutung der Umwelt bzw. der Beschaffenheit der Umwelt bei abnehmender Kompetenz des älteren Menschen. Ist ein älterer Mensch z. B. nach einem Schlaganfall immobil und muss für einige Zeit im Rollstuhl sitzen, so muss seine Umwelt rollstuhlgerecht ausgerüstet sein, um seine Behinderung zu kompensieren[1]. Die Umwelt gewinnt hier an Bedeutung für den Betroffenen. Ist ein anderer älterer Mensch hingegen vollkommen gesund und nicht hilfsbedürftig, so verliert die Umwelt bzw. ihre Beschaffenheit auch an Bedeutung.

5.1.9 Der Labeling-Ansatz

Der Labeling-Ansatz als psychologische und soziologische Theorie geht davon aus, dass bestimmten Gruppen der Gesellschaft, hier älteren Menschen, aufgrund der Eigenschaft, alt zu sein, bestimmte andere Eigenschaften zugeschrieben werden.

Wird z. B. einem älteren Menschen aufgrund einer Krankheit Inkompetenz zugeschrieben, so wird man der Person „alle Handgriffe" abnehmen und sie dadurch unselbständiger werden lassen. Wird sie letztendlich inkompetent, so ist das nicht unwesentlich durch die Einstellung der Umwelt mit bedingt.

5.2 Zusammenfassung und berufliche Reflexion

Wir haben Theorien in der Gerontologie kennen gelernt, die sich mit verschiedenen Aspekten des Alters beschäftigen. Die Aktivitäts- und Disengagement-Theorie nehmen einen Zusammenhang zwischen dem Maß an sozialer Aktivität und Lebenszufriedenheit an, nur mit umgekehrten Vorzeichen. Das Defizit-Modell und das Kompetenz-Modell machen Annahmen über den intellektuellen Zustand älterer Menschen.

Viele Theorien sind sicherlich nur historisch zu verstehen, so z. B. das Defizit-Modell. Früher war die Einstellung gegenüber älteren Menschen schlechter. Auch waren bestimmte Untersuchungsmethoden noch zu schlecht erforscht, als dass man ihre Nachteile richtig hätte einschätzen können (z. B. die Querschnittsmethode).

---

[1] kompensieren = ausgleichen

> **Aufgaben**
> 1 Definieren Sie den Begriff „Theorie"
> 2 Nennen Sie die Ihrer Meinung nach wichtigsten Alterstheorien und erwähnen ihre jeweilige Hauptaussage.
> 3 Überlegen Sie, welche der hier aufgeführten Theorien für Ihre Arbeit in der Altenpflege eine besondere Bedeutung haben könnte, und begründen Sie Ihre Ansicht bitte.

Bedeutung für Altenpflegerinnen

Alle hier dargestellten Theorien haben Implikationen[1] für die Praxis. Einige Beispiele sind folgende:

Die Disengagement- und Aktivitätstheorie zeigen die wichtige Bedeutung von sozialer Aktivität für die Lebenszufriedenheit auf.

Die Kontinuitätstheorie unterstreicht die Rolle des früheren Lebensstils eines Menschen für sein jetziges Verhalten.

Die Kognitive Persönlichkeitstheorie des Alterns betont die wichtige Rolle des subjektiven Erlebens im Alter.

Das Defizit- bzw. Kompetenz-Modell beschreibt die kognitive Leistung der meisten älteren Menschen. Ältere Menschen sind in der Regel als kompetent und nicht als defizitär bzgl. ihrer Leistung anzusehen.

Bei abnehmender Kompetenz des älteren Menschen gewinnt nach der Umwelt-Fügsamkeits-Hypothese, einer Theorie des Ökologischen Modells, die Umwelt an Bedeutung, z. B. in Form von Hilfsmaßnahmen des Pflegepersonals, um die fehlende Kompetenz auszugleichen.

> **Aufgabe**
> Diskutieren Sie in Ihrer Klasse mögliche Bedeutungen hier dargestellter Theorien für Ihre Berufspraxis.

Was ergibt sich daraus für die Altenpflege? Soziale Aktivität älterer Menschen sollte so weit wie möglich gefördert werden, z. B. dadurch dass Kontaktmöglichkeiten zwischen ihnen und anderen Menschen unterstützt werden. Lebenszufriedenheit und soziale Aktivität hängen zusammen.

Hier ist aber nach der Kontinuitätstheorie immer zu berücksichtigen, wie sozial aktiv jemand früher war. Ein älterer Mensch, der schon früher sozial sehr inaktiv war und damit auch heute zufrieden ist, sollte die Möglichkeit bekommen, sich weiter so zu verhalten. Ausnahmen sind psychisch gestörte ältere Menschen, die sich z. B. aufgrund einer Depression sozial isolieren. Hier ist die soziale Isolation Ausdruck der

---
[1] Implikation = Einbeziehung

Störung Depression und weniger Ausdruck dessen, dass generell keine Kontakte gewünscht werden. In diesem Zusammenhang ist auch auf die Rolle des subjektiven Erlebens nach der Kognitiven Persönlichkeitstheorie des Alterns zu verweisen, die es verbietet, einem älteren Menschen ein Maß an sozialer Aktivität vorzuschreiben, das nicht zu ihm passt. Es gilt also immer, das *gewünschte* Ausmaß sozialer Aktivität bei einem älteren Menschen zu sehen, und dabei die tatsächliche soziale Aktivität in früheren Lebensphasen zu berücksichtigen.

Nach heutigen Sichtweisen in der Gerontologie sind ältere Menschen in ihrer Intelligenzentwicklung nicht rückläufig, sondern werden grundsätzlich als kompetent[1] angesehen. Dies sollte sich auch in einem bestimmten Verhalten älteren Menschen gegenüber äußern. Sie sollten kognitiv gefordert und gefördert werden, beispielsweise indem man ihnen eine anregende Umwelt mit vielen Möglichkeiten schafft, sich zu betätigen. Voreinstellungen, ältere Menschen seien defizitär, äußern sich in einem bestimmten Verhalten älteren Menschen gegenüber. So können die älteren Menschen durch ein defizitäres Fremdbild des Alters (der Einstellung anderer gegenüber dem Alter) unterfordert werden und in der Folge an Fähigkeiten verlieren.

Bedeutung für Bewohner

Die Bedeutung für die Bewohner ähneln denen für die Altenpfleger. Für die Lebenszufriedenheit eines älteren Menschen kann es wichtig sein, sich weiter so sozial aktiv oder passiv verhalten zu können, wie dies früher der Fall war. Er hat einen Anspruch darauf, dass sein Erleben respektiert[2] wird. Ältere Menschen sollten sich – so weit dies möglich ist – aktiv um Hilfeleistungen bemühen, in Form eines Pflegedienstes oder durch Hilfsmittel wie z. B. einer Gehstütze, um verloren gegangene Kompetenz ausgleichen zu können und dadurch ein selbstbestimmtes und selbständiges Leben länger zu ermöglichen.

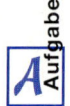

Aufgabe
Spielen Sie in einem Rollenspiel zwei Gespräche mit Bewohnern nach, die in dem Gespräch eine zu ihrem Standpunkt entgegengesetzte Auffassung vertraten. Z. B. haben diese subjektiv unter einem Zustand sehr gelitten, den Sie „objektiv" gesehen für „nicht so schlimm" ansahen. Versuchen Sie, die Bewohner zu verstehen und ihnen ihr Erleben zu „lassen" und es Ihnen nicht auszureden.

---

[1] kompetent = fähig
[2] respektieren = beachten, achten

Kapitel 6: Entwicklung als lebenslanger Prozess

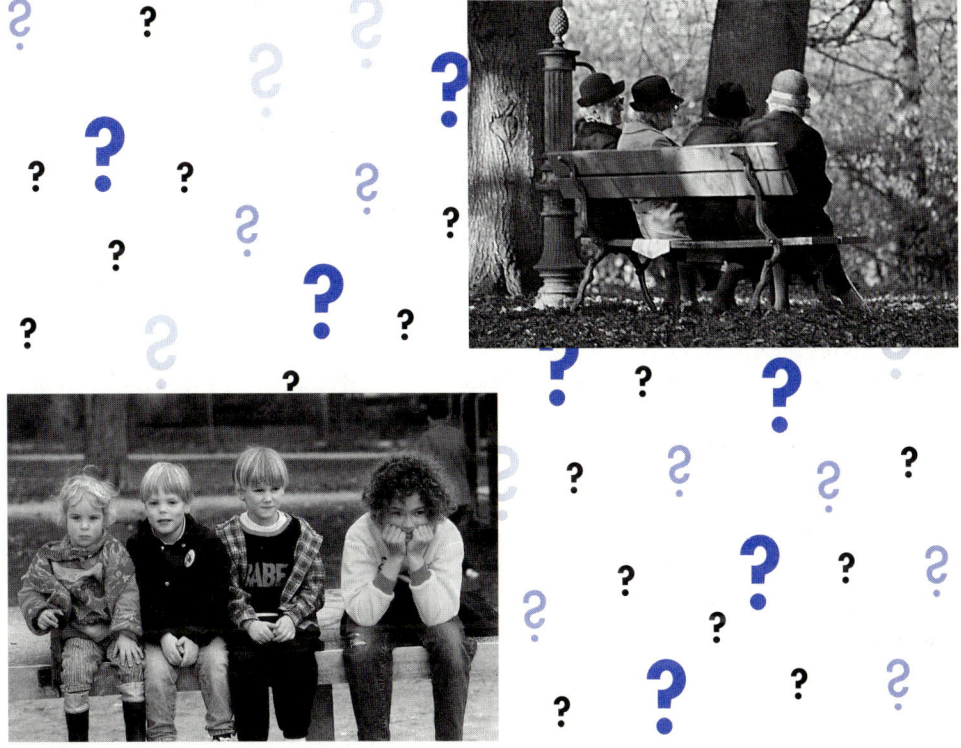

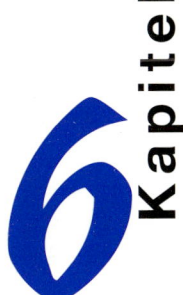

Dass der Mensch nicht „fertig" auf die Welt kommt, sondern sich in dem Zeitraum von der Geburt bis zu seinem Lebensende ständig verändert ist offensichtlich. Es verändert sich unsere äußere Erscheinung, unser Verhalten, unsere Fertigkeiten, Kenntnisse, unsere Interessen, Vorlieben usw. Doch erst seit den Entdeckungen Darwins in der Mitte des letzten Jahrhunderts begannen sich Wissenschaftler mit der Entwicklung des Menschen zu beschäftigen.

Aufgaben
1. Suchen Sie in Wörterbüchern und Lexika nach Definitionen des Begriffs „Entwicklung".
2. Diskutieren Sie inwieweit die wortwörtliche Bedeutung „Entwicklung" auf die Veränderungen im Lebenslauf übertragbar sind.

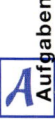

Der Begriff der Entwicklung wird meistens im Sinne von Fortschritt (technische Entwicklung), Zuwachs (wirtschaftliche Entwicklung) oder im Sinne von „etwas hinzu lernen" verwendet. Daher befassten sich auch Entwicklungspsychologen nur mit der Entwicklung des Menschen bis zu dem Zeitpunkt, zu dem das Wachsen abgeschlossen ist, nämlich bis zu dem Beginn des Erwachsenenalters.

Christian: Bei uns im Heim will eine Altenpflegerin unbedingt einen Französisch Kurs für die Bewohner einrichten. Sie meint, sie hat auch schon genügend Interessenten. Das ist doch aber Quatsch – in dem Alter!

Petra: So Quatsch ist es auch nicht. Ließ mal diesen Artikel:

Oma ist immer online

„Früher habe ich exzessiv gestrickt", sagt Heidrun Fellert, 55. „Heute bin ich exzessiv online. Stricken ist schwieriger!" Eine fröhliche Frau, die ihre knappe Freizeit zwischen Familie und Festplatten aufteilt...

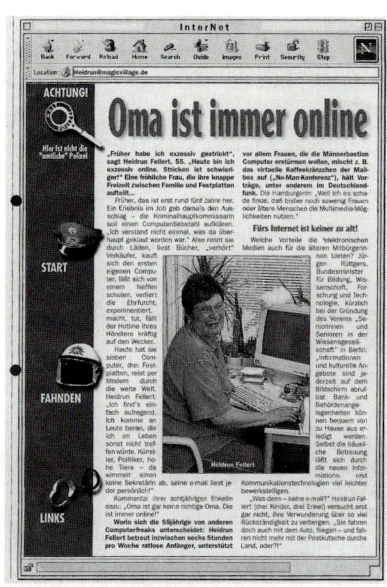

Früher, das ist erst rund fünf Jahre her. Heute hat sie sieben Computer, drei Festplatten, reist per Modem durch die weite Welt. Heidrun Fellert: „Ich finde´s einfach aufregend. Ich komme an Leute heran, die ich im Leben sonst nicht treffen würde. Künstler, Politiker, hohe Tiere – da wimmelt einen keine Sekretärin ab, seine Email liest jeder persönlich!"

Kommentar ihrer achtjährigen Enkelin dazu: „Oma ist gar keine richtige Oma. Die ist immer online!". (...)

Heidrun Fellert betreut inzwischen sechs Stunden pro Woche ratlose Anfänger, unterstützt vor allem Frauen, die die Männerbastion Computer erstürmen wollen, mischt z. B. das virtuelle Kaffeekränzchen der Mailbox auf („No-Man-Konferenz"), hält Vorträge, unter anderem im Deutschlandfunk.

Fürs Internet ist keiner zu alt!

Welche Vorteile die elektronischen Medien auch für die älteren Mitbürger bieten? (...) Bank- und Behördenangelegenheiten können bequem von zu Hause aus erledigt werden. Selbst die häusliche Betreuung lässt sich durch die neuen Informations- und Kommunikationstechnologien viel leichter bewerkstelligen.

Journal für Deutschland: Oma ist immer online. August/September 1998, S. 11.

Aufgaben

1 Hat Heidrun Fellert sich in den letzten fünf Jahren weiterentwickelt? Beschreiben Sie worin diese Entwicklung besteht.

2 Sammeln Sie in Arbeitsgruppen Hinweise darauf, dass Entwicklung von der Zeugung bis zum Tod des Menschen stattfindet.

Seit dem Erscheinen des Buches „Lebenslauf als psychologisches Problem" von Charlotte Bühler ist man sich allgemein einig, dass Entwicklung nicht nur Wachstum sondern auch Abbau bedeutet. Im Lebenslauf jedes Menschen finden wir immer positive und negative Veränderungen im Erleben und Verhalten. Man spricht in diesem Zusammenhang von einer Entwicklungspsychologie der Lebensspanne oder des Lebenslaufes.

> Die Entwicklungspsychologie befasst sich mit lebenslaufbezogenen Veränderungen im Verhalten und Erleben eines Menschen von den ersten vorgeburtlichen Anfängen bis zum Lebensende.

Aufgabe
Stellen Sie sich vor, aus irgend einem Grund (z. B. kosmische Strahlung) würden alle Menschen in ihrer Entwicklung stehen bleiben. Entwickeln Sie ein Szenarium. Was würde auf der Welt geschehen? Wie würde sich das Leben auf der Erde verändern? Würde es sich verändern?

In den folgenden Abschnitten werden wir klären, nach welchen allgemeinen Prinzipien Entwicklung stattfindet. Welches sind die Gemeinsamkeiten in der Entwicklung jedes Menschen. Anschließend untersuchen wir, welche Faktoren die Entwicklung beeinflussen. Wodurch kommen Unterschiede im Lebenslauf (in der Entwicklung) zustande?

6.1 Prinzipien der Entwicklung

Christian: Wir haben da im Heim zwei alte Herren. Herr Burk und Herr Carl kommen aus einem guten Elternhaus. Beide haben den Krieg und Gefangenschaft überlebt. Beide haben sich nachher eine eigene Existenz aufgebaut und waren in vielen Vereinen aktiv. Beide haben Kinder die jetzt natürlich keine Zeit für ihre Väter haben, weil sie so erfolgreich und viel beschäftigt sind. Trotzdem lässt sich Herr Carl voll hängen und Herr Burk ist topfit. Er geht zum Seniorentanz und macht im Literaturkreis mit. Er hat nach einigen Wochen so viele Kontakte, als wäre er schon immer im Heim gewesen. Herr Carl kommt gar nicht aus seinem Zimmer raus.

Petra: Die hatten also 70 Jahre lang eine ganz ähnliche Entwicklung und nun auf einmal entwickeln sie sich verschieden.

Christian: Ich habe die Hoffnung aber auch noch nicht aufgegeben. Vielleicht braucht Herr Carl nur etwas länger als der andere. Vielleicht entwickelt er sich auch noch zu einer Stimmungskanone im Heim.

6.1.1 Ziele der Entwicklungspsychologie

In Kapitel 3.1.2 haben wir erfahren, dass die Ziele der Psychologie ganz allgemein, die Beschreibung, Erklärung und Vorhersage von Verhalten und Erleben des Menschen sind.

Da sich die Entwicklungspsychologie mit den Veränderungen im Erleben und Verhalten der Menschen im Laufe der Zeit beschäftigt, können wir die Ziele folgendermaßen formulieren:

> **Ziel der Entwicklungspsychologie ist die Beschreibung, Erklärung und Vorhersage von Veränderungen im Erleben und Verhalten der Menschen, in Bezug auf die Zeit.**

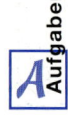

Aufgaben

1 Beschreiben Sie anhand der Pflegedokumentation den Entwicklungsverlauf einer Bewohnerin (eines Bewohners) in der Zeit seines Aufenthaltes im Heim. Versuchen Sie diese Entwicklung zu erklären.

2 Tragen Sie in der Klasse alle Ergebnisse zusammen. Erstellen Sie gemeinsam einen typischen Entwicklungsverlauf von Bewohnern im Heim.

In der Entwicklungspsychologie geht es einmal darum, Veränderungen im Verhalten und Erleben bei einzelnen Personen zu beschreiben. Es geht also um **intraindividuelle**[1] **Veränderungen**. Gleichzeitig geht es immer auch darum, **interindividuelle**[2] **Unterschiede** und Gemeinsamkeiten bei der intraindividuellen Entwicklung zu finden und zu beschreiben.

6.1.2 Zeitbezug oder Altersbezug der Veränderungen?

Altersbezogenheit

Wir sagten, dass Entwicklung etwas zu tun hat, mit Veränderungen im Verhalten und Erleben, bezogen auf den Lebenslauf. Entwicklung ist also immer eine Veränderung im Laufe der Zeit. Dabei kann man feststellen, dass bestimmte Entwicklungsstadien mit dem Erreichen eines Lebensalters verbunden sind.

Zum Beispiel setzen die Wechseljahre (Klimakterium) bei einer Frau in der Regel zwischen dem 48. und dem 52. Lebensjahr ein.

Logische Reihenfolge

Da das Lebensalter chronologisch ist und die Entwicklung an dieses Lebensalter gebunden ist, treten auch Entwicklungsschritte in einer logischen Reihenfolge auf.

Bevor das Klimakterium erreicht werden kann, muss die Geschlechtsreife erreicht werden.

---

[1] Intraindividuell = innerhalb der Person
[2] interindividuell = zwischen Personen

Entwicklungstempo

Die Entwicklung einzelner Persönlichkeitsbereiche läuft bei verschiedenen Menschen unterschiedlich schnell ab. Jeder Mensch hat also ein eigenes Entwicklungstempo.

Das Klimakterium kann bei einer Frau früher einsetzen als bei einer anderen. Auch das Auftreten der Symptome kann bei jeder Frau unterschiedlich lange anhalten.

> **Aufgaben**
> 1. Lesen Sie noch mal das Eingangsbeispiel durch. Suchen Sie in der Klasse Argumente dafür, dass Entwicklung sich auf Veränderungen in der Zeit und nicht auf Veränderungen mit dem Alter bezieht.
> 2. Nehmen Sie Stellung zu folgenden Aussagen:
>   Frau Berg ist dement, weil sie 75 Jahre alt ist.
>   Peter ist schulreif, weil er 6 Jahre alt ist.
>   Hans heiratet, weil er 25 Jahre alt ist.
>   Herr Schmetzer stirbt, weil er 75 Jahre alt ist.
> 3. Beschreiben Sie einen Menschen, von dem Sie nur wissen, dass er 78 Jahre alt ist. Was sagt sein Alter über seinen Entwicklungsstand aus?

Anekdote eines hypermodernen Jungen: Auf die Frage einer freundlichen Dame nach seinem Alter antwortet er folgendermaßen: „Mein psychologisches Alter, gnädige Frau, ist zwölf Jahre; mein soziales Alter acht Jahre; mein moralisches Alter beträgt zehn Jahre; mein anatomisches bzw. mein physiologisches Alter sind sechs bzw. sieben Jahre. Über mein chronologisches Alter bin ich indessen nicht unterrichtet, aber das ist ja auch verhältnismäßig unwichtig."

(Gesell 1953, S. 63 – zitiert nach Trautner, 1978, S. 25)

6.1.3 Wie sind die Veränderungen zu beschreiben?

Es gibt kontroverse Standpunkte darüber, ob die Veränderungen im Verhalten und Erleben der Menschen kontinuierlich oder sprunghaft verlaufen, ob sie reversibel[1] oder irreversibel sind.

> **Aufgabe**
> Wählen Sie Entwicklungsbereiche des Menschen aus (z. B. Körperwachstum, Sprachlernen, Fahrradfahren lernen, usw.) und suchen Sie übergeordnete Begriffe, die diese Veränderungen im Verhalten und Erleben des Menschen beschreiben.

---

[1] reversibel = umkehrbar

Häufig gebrauchte Begriffe sind:

Wachstum

Damit können biologische Veränderungen (Körperwachstum) aber auch quantitative Veränderungen (z. B. Wachstum des Wortschatzes, der Fertigkeiten) beschrieben werden.

Differenzierung[1] und Zentralisierung[2]

Im Laufe der Zeit werden einzelne Bereiche aus einem einheitlichen Ganzen ausgegliedert. Aus anfangs unkoordinierten Bewegungen des Säuglings **differenzieren** sich immer verschiedenere, gezieltere und spezialisiertere Bewegungen der einzelnen Glieder.

In den ersten beiden Lebensjahren werden alle Emotionen aus einer anfangs undifferenzierten affektiven Erregung ausdifferenziert.

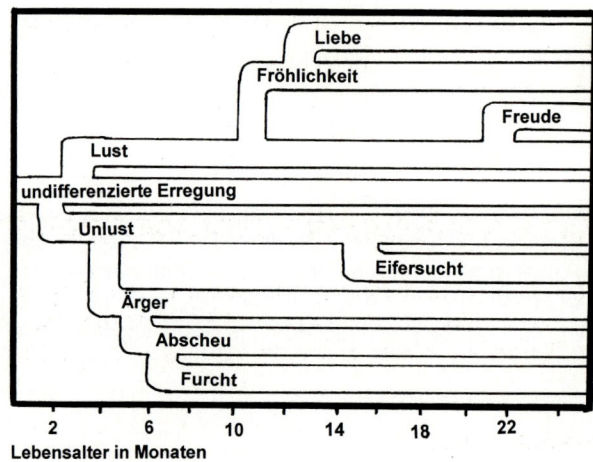

Trautner, H.M.: Lehrbuch der Psychologie. Göttingen, Toronto, Zürich 1978, S. 71.

Umgekehrt kann aber auch behauptet werden, dass eine **Zentralisation** oder Organisation der Strukturen und Funktionen des Verhaltens festzustellen ist. Einzelne Funktionen des Verhaltens werden von übergeordneten Mechanismen des zentralen Nervensystems gesteuert und koordiniert. Das Verhalten wird immer zielgerichteter.

Das unkoordinierte Spielen mit den Händen bei einem Kleinkind wird mit der Zeit immer koordinierter, so dass durch Zentralisierung mit der Zeit das Greifen möglich wird.

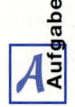

Aufgabe

Suchen Sie nach Beispielen von Veränderungen im Verhalten und Erleben, die durch Differenzierung oder Zentralisation beschrieben werden können.

---

[1] Differenzierung = Aufspaltung in immer feinere Gruppen
[1] Zentralisierung = organisatorische Zusammenfassung unterschiedlicher Funktionen

Kanalisierung[1]/Stabilisierung[2]

Im Laufe unserer Entwicklung bilden sich ganz bestimmte Verhaltensweisen immer stärker heraus. Unser Verhalten **kanalisiert** sich.

Hatten wir als Jugendliche noch eine große Menge an Begabungen und Interessen, so kanalisieren sich diese mit Zeit. Einige bilden sich stärker heraus, andere verschwinden.

Diese mit der Zeit kanalisierten Verhaltensweisen stabilisieren sich. Mit der Zeit verfestigen sich also bestimmte Verhaltensweisen.

Allgemeine Meinungen zu bestimmten Dingen werden z. B. zu festen Einstellungen.

Ab und zu gezeigtes Verhalten (Kaffee trinken um 4 Uhr) wird zu einem festen Ritual im Tagesablauf.

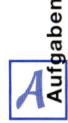

> **Aufgabe**
> Suchen Sie eigene Verhaltensweisen, deren Entwicklung durch Kanalisierung oder Stabilisierung zu beschreiben ist.

6.1.4 Wodurch kommen die Veränderungen zustande?

Manche Wissenschaftler gehen davon aus, dass es nicht so interessant ist zu beschreiben, wie Entwicklungsverläufe aussehen. Sie finden die Fragen wichtiger: Welche Faktoren führen zu dieser Entwicklung? Wie lässt sich die Entwicklung erklären?

Anlage-Umwelt-Kontroverse

Lange Jahre waren Forscher damit beschäftigt herauszufinden, ob Entwicklung aufgrund von Erbanlagen zustande kommt oder ob Entwicklung durch die Umwelt bestimmt wird. Heute sind sich fast alle Forscher darüber einig, dass Anlage und Umwelt stets untrennbar miteinander verbunden sind. Es gibt auf dieser Erde kein Lebewesen, bei dem der eine Faktor ohne den anderen wirksam werden kann.

In zahlreichen Untersuchungen, insbesondere an eineiigen Zwillingen oder Kindern in Pflegefamilien, wurde nun versucht herauszufinden, ob eher die Umwelt oder eher unsere genetische Ausstattung unsere Entwicklung bestimmt.

Heute weiß man, dass Anlage und Umwelt nicht zwei isolierte Einflussfaktoren auf unsere Entwicklung darstellen. Es ist nicht möglich zu sagen, ob z. B. unsere Intelligenz eher angeboren ist oder eher genetisch vererbt wird.

---

[1] Kanalisierung = in bestimmte Bahnen lenken
[2] Stabilisierung = Verfestigung

> Anlage und Umwelt stehen in einer Wechselwirkung.

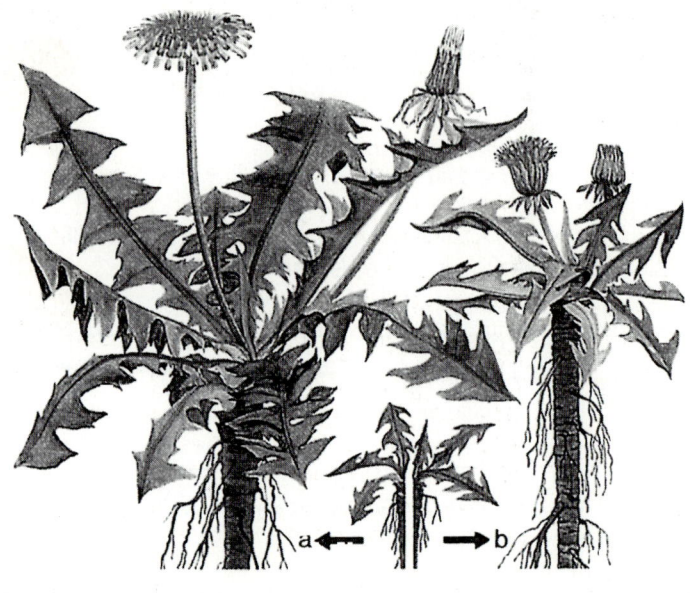

Am besten lässt sich diese Wechselwirkung zwischen Anlage und Umwelt am Beispiel einer Pflanze beschreiben. Entnimmt man dieser Pflanze vier Ableger mit der gleichen Erbinformation, also denselben Genen oder Anlagen, so kann man beobachten, dass diese Pflanzen sich völlig unterschiedlich entwickeln, je nachdem in welcher Umwelt sie aufwachsen.

Die Form der Pflanze wird also nicht nur von ihrer Erbausstattung bestimmt, denn diese ist ja unter allen Umweltbedingungen die gleiche gewesen. Je nach Umweltbedingungen kommt der genetische Einfluss anders zum Ausdruck. Dennoch bleiben bei den Pflanzen an den unterschiedlichen Standorten bestimmte Gemeinsamkeiten.

> Durch die Gene werden lediglich Bereiche festgelegt, innerhalb derer sich der Ausprägungsgrad von Merkmalen, in Abhängigkeit von Umweltbedingungen, ändern kann.

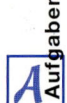

Aufgabe
Überlegen Sie sich Entwicklungen, von denen Sie annehmen, dass sie eher genetisch kontrolliert werden (das Körperwachstum bei Kindern, Menopause bei Frauen, Haarausfall bei Männern usw.). Inwieweit werden alle diese Entwicklungsprozesse von der Umwelt beeinflusst?

Reifung

Es können bei jedem Menschen Veränderungen beobachtet werden, die bei allen Menschen in derselben Reihenfolge und ungefähr in gleichen Altersabschnitten auftreten. Für das Auftreten dieser Veränderungen sind keine Erfahrungen, keine Lernprozesse notwendig. Von diesen Veränderungen nimmt man an, dass sie genetisch gesteuert sind. Diese Entwicklungen erklärt man mit Reifung.

> **Reifung wird die gengesteuerte Entfaltung der biologischen Strukturen und Funktionen genannt.**

Prägung

Auch Entwicklungsschritte, die durch Prägung erklärt werden können sind eng an unsere genetische Ausstattung gebunden. Den Begriff der Prägung definierte Konrad Lorenz (1935) folgendermaßen:

> **Prägung bezeichnet den einmaligen, irreversiblen Vorgang der Spezialisierung eines bestimmten Auslöseschemas für bestimmte Instinkthandlungen, der nur während einer kurzen Zeitspanne, einer kritischen oder sensiblen Periode stattfinden kann.**

Durch Untersuchungen an Gänseküken fand Konrad Lorenz, dass es bei den Lebewesen eine genetisch determinierte Zeitspanne gibt, in der Umweltbedingungen bestimmte Reaktionsmuster auslösen können.

Beispielsweise verfügen Gänseküken über einen genetisch festgelegten Mechanismus, der dazu führt, dass sie das erste sich bewegende Objekt aus ihrer Umwelt als ihre Mutter anerkennen. So konnte Konrad Lorenz die Gänseküken dazu bringen, dass sie ihn für ihre Mutter hielten und ihm Tag und Nacht auf den Fuß folgten.

Auch beim Menschen gibt es Hinweise darauf, dass Entwicklungsschritte durch Prägung erklärt werden können. Sprache kann nur erlernt werden, wenn während einer kritischen Phase (2 – 12 Lebensjahr) das Kind auf eine entsprechende Umwelt trifft (Sprache hört). Dann lernt das Kind ohne Instruktion und ohne Mühe die ihn umgebende Sprache. Später fällt es uns sehr schwer eine andere Sprache zu lernen. Wir wurden auf unsere Muttersprache geprägt.

Lernen

Können Entwicklungen weder mit Prägung noch mit Reifung oder anderen körperlichen Einflüssen (Krankheit, Ermüdung, Gifte) erklärt werden, so handelt es sich um Lernprozesse. Schon in Kapitel 3.5 haben wir Lernen als eine Verhaltensänderung aufgrund von Erfahrung definiert. Es handelt sich also um Entwicklungsschritte, die durch die **Auseinandersetzung mit der Umwelt** entstehen. Es wird gelernt aufgrund von Erfahrung, Übung oder Beobachtung. Dabei ist es nicht wichtig, ob ein Leistungszuwachs herbeigeführt wird. Auch die Veränderung von Gewohnheiten, Motiven oder Einstellungen führt zu einer Veränderung und damit Entwicklung der Persönlichkeit.

> **Durch Lernen werden Entwicklungsprozesse erklärt, die durch die Auseinandersetzung mit der Umwelt zustande kommen und nicht durch Reifung oder Prägung zu erklären sind.**

Hospitalismus

Bis jetzt haben wir nur über Faktoren gesprochen, die eine Entwicklung fördern, die also dazu beitragen, dass sich Verhaltensänderungen einstellen. Wir haben Begriffe kennen gelernt, die diese Veränderungen erklären. Hospitalismus erklärt eine Stagnation[1] in der Entwicklung bzw. eine unerwünschte Entwicklung.

Symptome, die auf einen Hospitalismusschaden hinweisen, sind:

Die Heimbewohner werden apathisch, interesselos, unterwürfig, vernachlässigen Körper- und Kleiderpflege, resignieren und vegetieren nur wie eine nutzlos gepflegte Pflanze. Sie sitzen tagein und tagaus auf dem gleichen Stuhl, sehen in die gleiche Richtung und überlassen alles der Institution, dem fürsorglichen Partner oder der alles im Griff habenden Tochter. Sie ärgern sich nicht über eventuelle unfaire Behandlung, dafür wehren sie sich, wenn sie etwas unternehmen sollen. Nach Jahren werden sie depressiv oder dement.

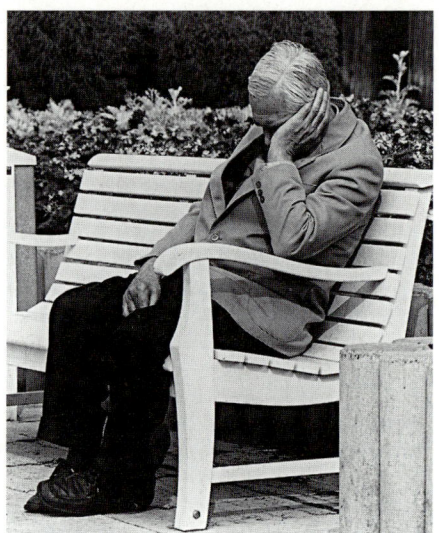

> Mit Hospitalismus wird ein psychischer Schaden bezeichnet, der durch langen Krankenhaus- oder Heimaufenthalt entsteht.

Wie kann man so eine Entwicklung erklären?

Frau Martin hat ein Leben lang hart gearbeitet, ihre Enkelkinder groß gezogen, ihren Mann bis zu dessen Tod gepflegt und sich in dieser Zeit immer auf das Altenheim gefreut – der Zeit in der sie nichts mehr machen muss. Der Heimplatz kann nur mit Hilfe ihrer Ersparnisse bezahlt werden, dafür möchte Frau Martin aber auch jeden Service in Anspruch nehmen. Sie genießt es, sich versorgen zu lassen.

Frau Gerber ist 81 Jahre alt. Auf Drängen ihrer Tochter zieht sie aus ihrer Wohnung in einem kleinen Dorf, in ein großes modernes Heim in der Stadt in der ihre Tochter wohnt. Tagelang hat sie Mühe sich auf den langen, gleichförmig gestalteten Gängen zu orientieren. Sie vermisst ihre Nachbarn, mit denen sie immer auf der Straße ein Schwätzchen halten konnte und den Bäcker an der Ecke, der immer die neuesten Nachrichten verbreitete. Sie sucht Kontakte, doch es ist verboten „die Gänge zu verstopfen". Voller Erwartung geht sie zum „Bastelnachmittag", doch den leitet eine Altenpflegerin im Kommandoton. Es wird für den Bazar „gearbeitet". Für Kreativität oder soziale Kontakte ist da kein Raum. Nachdem sie einige Male vergeblich protestiert hat, gibt sie auf.

Sowohl Frau Martin als auch Frau Gerber entwickeln nach ca. einem Jahr ein Hospitalismussyndrom.

---

[1] Stagnation = Stillstand

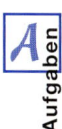

Aufgabe
Schreiben Sie auf Kärtchen alle Bedingungen, die dazu geführt haben können, dass diese beiden Damen hospitalisiert wurden. Sammeln Sie noch andere ähnliche Bedingungen, von denen Sie annehmen, dass sie den gleichen Effekt haben. Ordnen Sie die Kärtchen danach, ob es sich um Bedingungen im sozialen Bereich, im persönlichen Bereich oder um Bedingungen im Heim handelt.

Grond (1991) stellt eine Liste auf, mit **Pflegemängeln in Heimen**, die zu Hospitalismus führen:
- Personal und Zeitmangel, um auf jeden Bewohner einzugehen.
- Qualifikationsmängel.
- Sicherheit, Ordnung, Ruhe und Sauberkeit sind wichtiger als menschliche Nähe.
- Zeit ist nur für körperliche Pflege, nicht für Gespräche. Wenn ein Bewohner Zuwendung wünscht, muss er hilflos werden.
- Gespannte Atmosphäre zwischen den Mitarbeitern überträgt sich auf die Bewohner, weil sie sich fürchten, daran schuld zu sein.
- Autoritärer Führungsstil oder Zielkonflikte (Heimleiter, Pflegekräfte, Träger haben unterschiedliche Ziele)
- Vorurteile wie: Verwirrten kann man nicht mehr helfen.
- Totalversorgung führt zu Unselbständigkeit.
- Fixieren im Bett, einsperren im Zimmer.
- Je gestresster die Mitarbeiter um so größer der Beruhigungsmittelmissbrauch.
- Lange Nächte mit unausgebildeten Nachtwachen, so dass mit Schlafmitteln Ruhe erzwungen werden muss.
- Unbedingte Ruhe von 19 bis 7 Uhr bei einem Schlafbedarf von 6 Stunden.

6.1.5 Bedeutung für die Altenpflege

Zusammenfassung

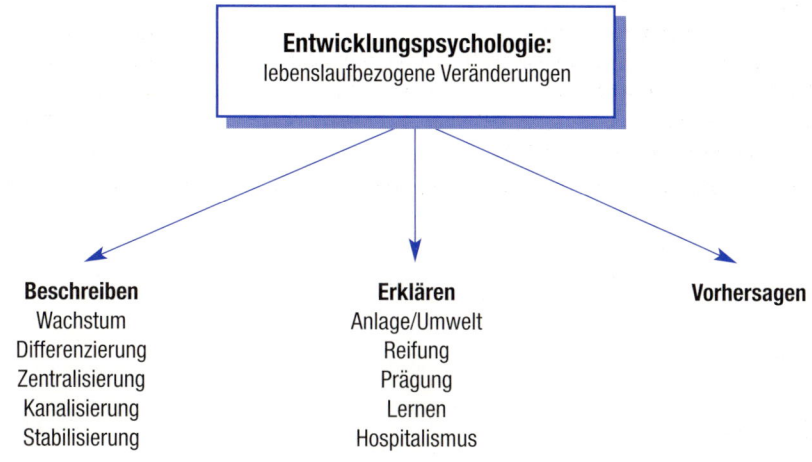

Die Entwicklungspsychologie hat zum Ziel, lebenslaufbezogene Veränderungen zu beschreiben und zu erklären, um dann Vorhersagen machen zu können.

Bedeutung für die Altenpflege

Durch die Kenntnis entwicklungspsychologischer Forschungsergebnisse, ist es uns möglich, **Veränderungen** im Alter besser zu verstehen, **besser einzuordnen**, wir können besser darauf reagieren. Wenn wir wissen, welche Entwicklungen im Alter normal sind, können wir diese abgrenzen von ungewöhnlichen oder krankhaften Entwicklungen. Unser Handeln wird weniger von Vorurteilen gelenkt (z. B. alle alte Menschen werden dement).

Durch die Kenntnis von Theorien, die Veränderungen im Alter erklären, können wir eventuell die **Gründe** für unerwünschte Entwicklungen aufdecken und dementsprechend handeln.

Zieht sich z. B. ein Bewohner völlig zurück und wird apathisch, so kann diese Entwicklung aufgrund von Hospitalismus entstanden sein. Wir können dann Bedingungen schaffen, die diesem Hospitalismus entgegenwirken.

Bedeutung für die Bewohner

Werden die Bewohner von Altenpflegern gepflegt, die über fundierte entwicklungspsychologische Kenntnisse verfügen, so werden sie eher auf Umweltbedingungen stoßen, die es ihnen erlauben, ihr **volles Entwicklungspotential zu entfalten**. Diese Bewohner werden **zufriedener** sein, da Ihre Bezugspersonen sie nicht nur wie einen alten Körper behandeln, sondern wie einen Menschen, der am Ende eines sehr langen Entwicklungsweges steht, ein Mensch, der im Laufe einer sehr langen Zeit, sehr viele Erfahrungen machen konnte oder musste, dem aber vielleicht auch viele entwicklungsfördernde Erfahrungen versagt blieben.

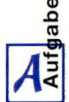

> **Aufgabe**
> Nehmen Sie wieder Ihre erarbeiteten Ergebnisse der Aufgabe auf S. 188. Bearbeiten Sie die Frage mit ihrem jetzigen Wissen. Welche Hypothesen bezüglich der zukünftigen Entwicklung dieses Bewohners können Sie aufstellen?

In den folgenden Abschnitten, werden Sie noch mehr Forschungsergebnisse kennen lernen, um noch klarere Vorhersagen treffen zu können.

6.2 Entwicklungsphasen in Kindheit, Jugend und Erwachsenenalter

Während der Frühstückspause auf der Station wird in diversen Zeitschriften geblättert. Petra entdeckt ein Rätsel und ruft aus: Wer außer mir kennt die Lösung?

„Morgens bewegt er sich er auf allen Vieren, mittags auf zwei Beinen und am Abend auf dreien".

Susan, eine weitere Mitschülerin, äußert sogleich:

Die Geschichte ist doch uralt: Der Mensch

Als Neugeborener krabbelt er auf allen Vieren, in der Lebensmitte geht er aufrecht und am Lebensabend geht er gestützt auf einen Stock.

Naja, dies ist ja auch schon ein wenig überholt. Heute spricht man ja eher von der Wiege bis zur Bahre.

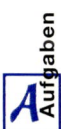

> **Aufgaben**
> 1 Suchen Sie typische Entwicklungsabschnitte für die menschliche Entwicklung. In welche Abschnitte teilten Sie die menschliche Entwicklung ein?
> 2 Schreiben Sie ihre Ergebnisse auf einem gesonderten Blatt auf und tauschen Sie diese dann aus. Begründen Sie ihre Aussagen.
> 3 Schlagen Sie in Wörterbüchern, Lexika oder in Büchern über Entwicklungspsychologie nach, welche Einteilung dort vorgenommen wird. Was fällt Ihnen auf?

Betrachtet man die Literatur über Entwicklungspsychologie geschichtlich, so ist augenfällig, dass zunächst die Kindheit, dann das Jugendalter und erst im Anschluss hieran die vorgeburtliche Phase in den einschlägigen Büchern beschrieben wurden. Erst in den letzten Jahren wurde das Erwachsenenalter und hier insbesondere das Alter genauer dargestellt.

Die Entwicklung des Menschen verläuft in folgenden Bereichen:

Körper (physiologisch) – Geist (kognitiv) – Seele (psychisch) – Gemeinschaft (sozial).

Jeder dieser Bereiche entwickelt sich in jeder Lebensphase. Er beeinflusst die anderen Bereiche mit und wird von diesen ebenfalls beeinflusst.

Somit lässt sich die Person graphisch wie nebenstehend darstellen:

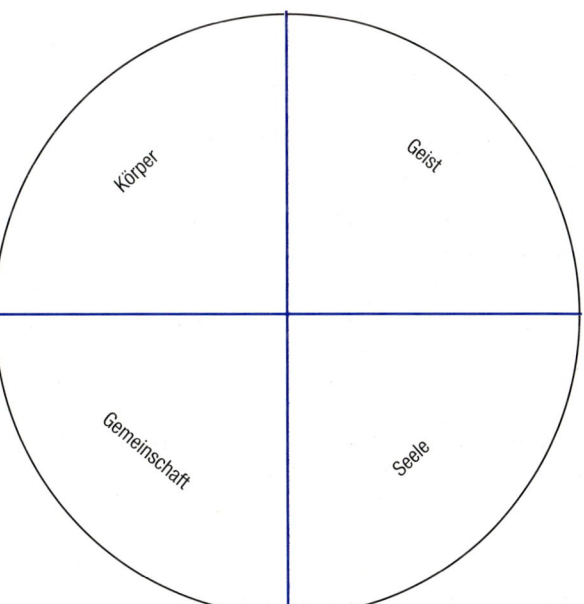

> **Entwicklungspsychologie wird oft in folgende Phasen unterteilt: vorgeburtliche Entwicklung, Säuglingsalter, frühe Kindheit, Kindheit (Vorschulalter-Schulalter), Pubertät und Jugendalter, Erwachsenenalter (frühes-mittleres-höheres), sowie Alter.**

6.2.1 Entwicklung von der Zeugung bis zum Abschluss der Kindheit

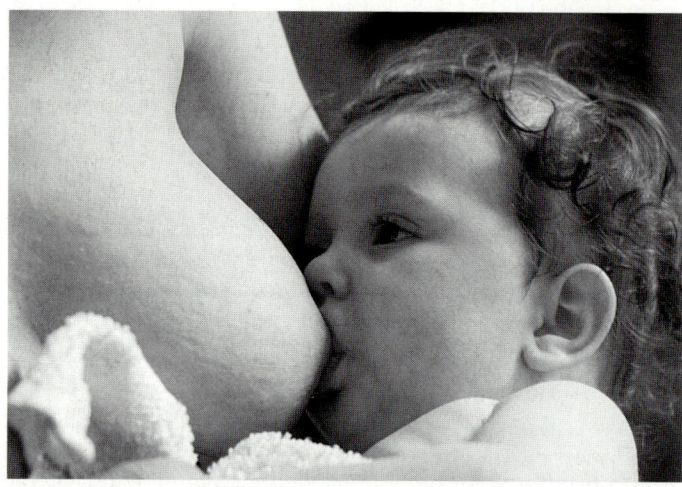

Die vorgeburtliche Phase erstreckt sich von der Zeugung bis zur Geburt. In dieser Phase geht die physiologische Entwicklung extrem schnell vor sich.

Die Entwicklung kann durch besondere Umwelteinflüsse, wie z. B. Alkoholkonsum, Nikotingenuss und Medikamenteneinnahme, beeinträchtigt werden. Über die Bedeutung von Stress während der Schwangerschaft sowie der Erwünschtheit des Kindes wird noch diskutiert.

Das **Säuglingsalter** (1. Lebensjahr) ist im körperlichen Bereich gekennzeichnet durch die motorische Entwicklung (Anheben vom Kopf – Greifen – Krabbeln – Laufen).

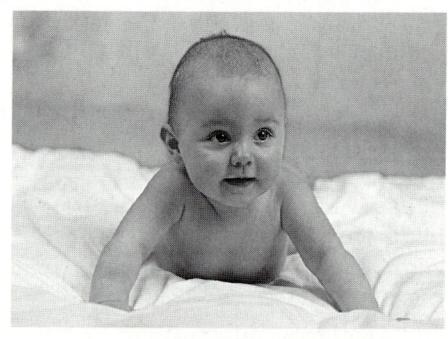

Im geistigen Bereich spielt die zunehmende Kontrolle der Motorik wie der Wahrnehmung eine große Rolle. Der Säugling nimmt immer mehr Kontakt zu seiner Umwelt auf und zeigt Neugierverhalten.

Wie bereits geschildert ist in dieser Phase die stabile, emotionale, Zuwendung einer Bezugsperson – in der Regel der Mutter – sehr wichtig. Hier wird das Urvertrauen des Menschen gebildet. Gerade in diesem Alter kommt der Förderung durch die Umwelt eine bedeutende Rolle zu. Nach Freud ist hier die orale Phase angesiedelt (s. Kapitel. 3.6.6).

Im **Kleinkindalter** (1 – 3 Jahre) lernt das Kind laufen und sprechen. Es verfeinert seine motorischen Fähigkeiten.

In diesem Alter findet auch die Sauberkeitserziehung statt. Nach Freud ist hier die anale Phase angesiedelt. Spielen besitzt für das Kind eine große Bedeutung. Es setzt sich spielerisch mit sich und der Umwelt auseinander.

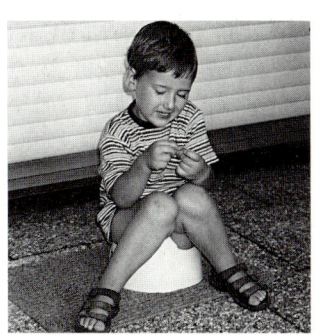

Das so genannte „Trotzalter" (ca. 2 ½ bis 3 ½ Jahre) teilt der Umwelt ein erwachendes ICH, d. h. eine Selbständigkeit des Kindes, mit. Diese Phase wird mittlerweile auch als Autonomiealter bezeichnet.

Das **Vorschulalter** (4. – 6. Lebensjahr) wird auch oft als Kindergartenalter bezeichnet. Hierdurch wird eine erste Lösung des Kindes vom Elternhaus deutlich. Das Kind erweitert seinen sozialen Umkreis. Die „Warum-Fragen" bestimmen einen Großteil dieser Phase und zeigen die Auseinandersetzung mit der Umwelt an. Nach Freud ist hier die ödipale Phase angesiedelt (s. Kapitel 3.6.6).

Es finden die Gewissensbildung und die Auseinandersetzung mit der Geschlechterrolle statt. Auch werden gerade in dieser Phase Werte, Normen und Rollen im Spiel nachgespielt, erprobt und übernommen.

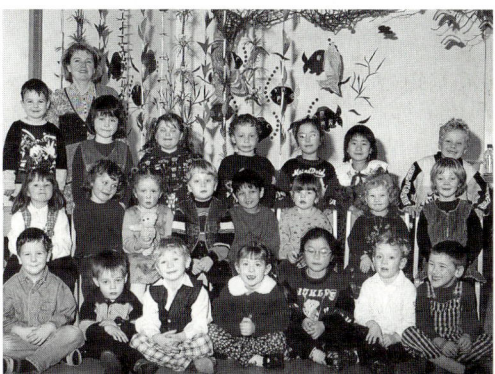

Am Ende dieser Phase sind die Sprach- und die motorische Entwicklung weit gehend abgeschlossen. Das Kind ist körperlich, geistig/intellektuell und sozial schulreif.

Im Übergang zu der nächsten Entwicklungsphase vollzieht sich der erste Gestaltwandel.

In der eigentlichen **Kindheit und** im **Schulalter** (6 – 12 Jahre) kommt es zur Harmonisierung des Körpers.

Das Kind wendet sich verstärkt außerfamiliären Gruppen zu. (z. B. Gruppen- oder „Banden"-bildung). Es erwirbt Kulturtechniken wie Rechnen, Schreiben, Lesen, etc. Das Kind setzt sich bewusst mit der Umwelt auseinander und möchte diese begreifen. Hiermit geht die Bereitschaft einher, sich mit Wissensgebieten auseinander zu setzen. Am Ende dieser Phase beginnt die Vorpubertät und damit der zweite Gestaltwandel.

Aufgaben
1 Fassen Sie die wichtigsten Merkmale der Entwicklung des Menschen von der Phase der vorgeburtlichen Entwicklung bis hin zum Abschluss der Kindheit zusammen.
2 Stellen Sie sich ihre Heimbewohner vor und tragen Sie in Kleingruppen die Bedeutung dieser Phase für die Biographie (Lebensgeschichte) einzelner Heimbewohner zusammen.

6.2.2 Entwicklung im Jugendalter

Das Jugendalter (ca. 12. – 18. Lebensjahr) kann nochmals unterteilt werden in Vorpubertät, Pubertät und Adoleszenz.

Diese Phase stellt den Übergang zwischen Kindheit und dem Erwachsenenalter dar. Die Jugendlichen befinden sich zwischen zwei Welten. Auf der einen Seite sind sie keine Kinder mehr, auf der anderen Seite jedoch auch keine Erwachsenen.

Der Wandel beginnt mit der Veränderung der äußeren Gestalt.

Die sekundären Geschlechtsorgane entwickeln sich. Mädchen bekommen ihre erste Periode und Jungen ihre ersten Samenergüsse.

Insgesamt vollzieht sich der zweite Gestaltwandel. Diese körperliche Umstellung muss psychisch verarbeitet werden.

Innerlich ist der Wandel u. a. gekennzeichnet durch Neuorientierung und Anpassung. Die Jugendliche sollen für sich eine neue Rolle finden. Es findet eine Überprüfung eigener wie gesellschaftlicher Werte und Normen statt.

Besondere Bedeutung kommt der Ablösung vom Elternhaus zu. Zum einen gewinnt der Freundeskreis, die Clique oder die „peer-group" (Gruppe der Gleichaltrigen) an Bedeutung. Zum anderen werden auch Idole und Vorbilder in der Gesellschaft gesucht.

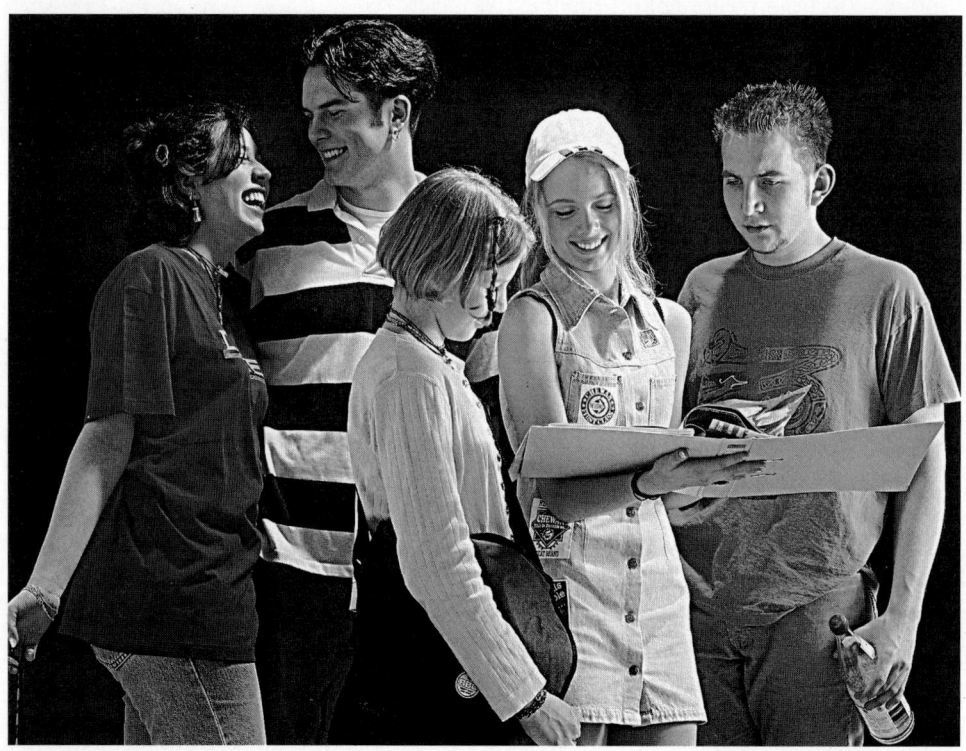

In dieser Phase findet eine Identitätsfindung statt. Fragen nach der eigenen Person, den eigenen Werten und Normen, sowie der „neuen" Rolle treten in den Mittelpunkt. Starke Gefühlsschwankungen begleiten die körperlichen, psychischen und sozialen Veränderungen.

Viele Jugendliche müssen in dieser Phase ihrer Entwicklung schon weitreichende berufliche Entscheidungen treffen. Besonderes Gewicht besitzen auch die ersten erotischen und sexuellen Beziehungen zum anderen Geschlecht.

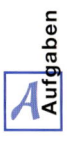

Aufgaben

1 „Das Jugendalter stellt eine bedeutsame Phase im Leben dar."
Finden Sie Belege für diese Aussage durch Berichte ihrer Heimbewohner oder aus deren Biographie.

2 „Die Bewältigung der Aufgaben des Jugendalters ist bestimmend für das weitere Leben."
Diskutieren Sie diese These in Kleingruppen. Stimmt diese Äußerung? Was spricht für diese These? Was dagegen?

6.2.3 Entwicklung im Erwachsenenalter und im Alter

In der Regel wird die Phase des Erwachsenenalters nochmals in frühes, mittleres und spätes Erwachsenenalter unterteilt.

Der Beginn des Erwachsenenalters ist durch volle biologische und soziale Leistungsfähigkeit gekennzeichnet.

Durch Berufstätigkeit, Partnerwahl, Heirat, Auseinandersetzung mit Fragen der Familiengründung und eventueller Familiengründung werden neue Rollen übernommen.

Dies bedeutet für den Menschen, sich auf neue Situationen und Anforderungen einzustellen, sich mit diesen auseinander zu setzen und diese zu bewältigen.

Im Laufe des Erwachsenenalters tritt in der Regel berufliche Leistungsfähigkeit und auch beruflicher Erfolg ein.

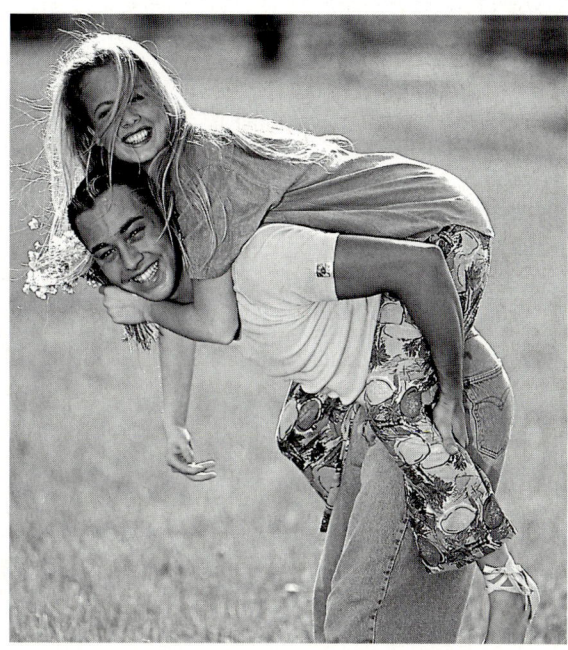

In der Lebensmitte kann eventuell die so genannte **„Midlife-Crisis"** (Krise in den mittlere Lebensjahren) auftreten. Männer überprüfen hier häufig den beruflichen und persönlichen Erfolg ihres Lebens. Frauen setzen sich mit dem Abschied der Kinder aus dem Haushalt, der neuen Lebensaufgabe (beruflich/privat) sowie den Wechseljahren (Klimakterium) auseinander.

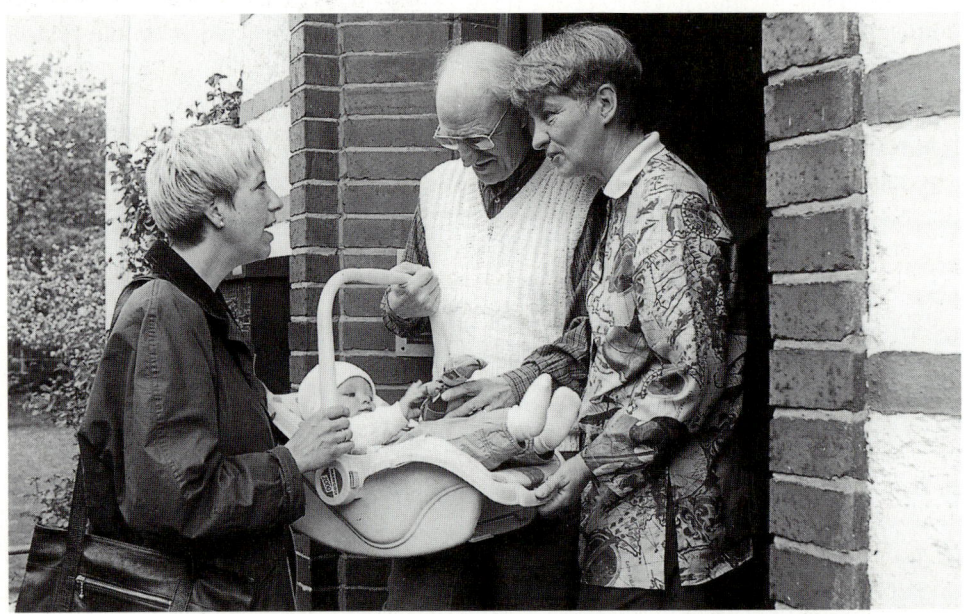

Im **späteren Erwachsenenalter** findet eine Auseinandersetzung mit der Berufsaufgabe, dem „Ruhestand", und damit mit der Endlichkeit des (Berufs-)Lebens statt. Es wird die Übernahme neuer Rollen im beruflichen wie im privaten Bereich gefordert, wie z. B. „älterer" Kollege, Oma/Opa, etc.

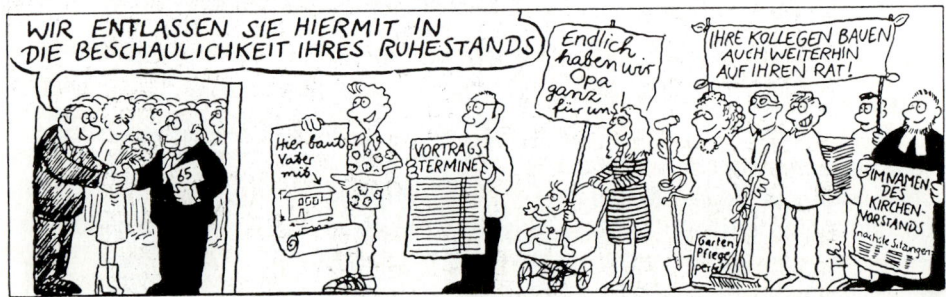

Im **Alter** tritt zunächst die Übernahme neuer Rollen wie z. B. Rentner, Pensionär, Senior sowie die Umgestaltung des Lebensrhythmus durch den Wegfall der Berufstätigkeit in den Vordergrund (Pensionierungsschock).

Nach dem Eintritt in das Rentenalter orientiert sich der Mensch neu. Je nach persönlicher Situation, körperlichem Zustand und erworbenem Lebensstil setzt sich der Mensch mit diesem neuen Lebensabschnitt auseinander und „genießt" sein Alter (s. Alterstheorien in Kapitel 5.2).

Des Weiteren ist die Phase des Alters häufig durch den Abbau der psychischen und physischen Leistungsfähigkeit gekennzeichnet. Eine zunehmende Beeinträchtigung des Menschen im körperlichen, geistigen, seelischen und/oder sozialen Bereich kann zur Abhängigkeit des alten Menschen führen.

In der letzten Lebensphase mehren sich die Verlustereignisse im Erleben des Menschen.

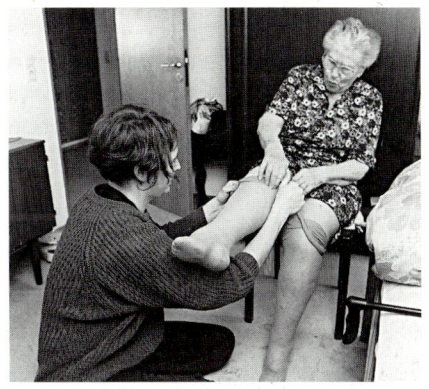

Es versterben immer mehr Personen im sozialen Umfeld des alternden Menschen. Zudem nimmt er seinen eigenen Abbauprozess, sowie den anderer Menschen verstärkt wahr. Die körperlichen, geistigen, psychischen und/oder sozialen Beeinträchtigungen durch den altersbedingte Abbau können derart zunehmen, dass der alte Mensch zusätzliche Hilfen benötigt.

Neben der Abnahme der sensorischen Leistungen und der Zunahme von Erkrankungen sind Isolation und depressives Verhalten der älteren Menschen mögliche Schwierigkeiten dieser Lebensphase.

Im fortschreitenden Alterungsprozess werden die betroffenen älteren Menschen aufgrund ihrer entstandenen körperlichen oder geistigen Leiden entweder im häuslichen Rahmen mit Hilfe der ambulanten Pflege oder aber im Pflegeheim versorgt (s. Kapitel 7).

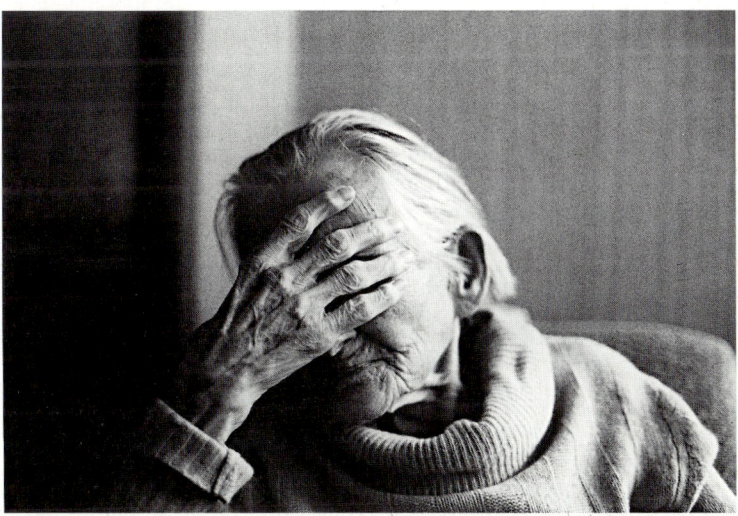

Am **Ende des Lebenszyklus** ordnen viele Menschen noch einmal ihr Leben und versuchen die Vergangenheit aufzuarbeiten. Sie resümieren ihr Leben. Der alte Mensch setzt sich dann in der letzten Lebensphase mit Sterben und Tod auseinander. Gerade in dieser Phase besitzt der Glaube oft eine wichtige Rolle.

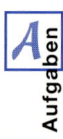

Aufgaben

1. Stellen Sie sich ihre Heimbewohner vor und tragen Sie in Kleingruppen die Bedeutung dieser Phase für die Biographie (Lebensgeschichte) einzelner Heimbewohner zusammen. Gehen Sie hierbei auf alle Phasen des Erwachsenenalters ein.
2. Erstellen Sie für sich selber ein Biographie mit Ihren wichtigsten Daten. Tauschen Sie sich hierüber mit einer frei gewählten Partnerin aus. Tragen Sie die wichtigsten Erkenntnisse der Bedeutung dieser Entwicklungsphasen bzw. Lebensereignissen für die Lebensgeschichte vor.
3. Um dem „gesunden" Altern in den Bereichen Körper-Geist-Seele und in der Gemeinschaft gerecht zu werden, haben Ereignisse in den jeweiligen Lebensphasen eine große Bedeutung. Tragen Sie in Kleingruppen Faktoren zusammen, die ein möglichst „gesundes" Älterwerden ermöglichen. Auf welche Faktoren legen Sie wert? Welche sind Ihnen wichtig?

6.2.4 Entwicklungsphasen und Entwicklungsaufgaben

Bei der Mittagspause kommt das Gespräch zwischen Petra und Jule auf die persönliche Lebenssituation von Susan einer weiteren Helferin zu sprechen.

Jule: Sag mal, Susan geht jetzt ja auch schon auf die „40" zu. Die könnte jetzt doch auch mal ans Heiraten und Kinderkriegen denken – oder?

Petra: Naja, langsam wird's schon Zeit. Aber ihr Freund Hubert denkt doch nur an sein berufliches Fortkommen. Der geht ständig auf irgendwelche Kurse und Fortbildungen. Ans Heiraten und Familiengründung denkt der vorerst nicht, der will sich noch mit seinen 48 Jahren selbständig machen und endlich was ordentliches arbeiten.

Jule: Weißt du überhaupt schon das Neueste? Susan und Sylvia überlegen sich doch tatsächlich, ob sie aus gesundheitlichen Gründen noch umschulen sollen. Dabei sind sie doch schon recht alt für einen Neuanfang. Eigentlich könnte Sylvia sich doch ihrer neuen Oma-Rolle widmen.

Wie Sie in dieser Szene zwischen Petra und Jule erkennen können, stellt die Gesellschaft an ihre Mitglieder je nach Alter bestimmte Erwartungen und Entwicklungsaufgaben. Hierbei sind jedoch auch die persönlichen Zielsetzungen zu berücksichtigen.

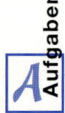

Aufgaben

1. Stellen Sie mögliche Erwartungen und Entwicklungsaufgaben an die oben erwähnten Mitarbeiterinnen dar.
2. Tragen Sie „typische" Erwartungen für die Altersspanne 20 – 55 Jahre zusammen.

Unter Entwicklungsaufgaben werden Erwartungen und Aufgaben der jeweiligen Gesellschaft und Kultur an Menschen gemäß deren Alter (Entwicklungsphase), deren Fähigkeiten und den jeweiligen Anforderungen der Umwelt verstanden.

Hierbei sind auch die eigenen Zielsetzungen der Personen zu berücksichtigen.

Entwicklungsaufgaben sind von den jeweiligen Personen zu übernehmen und zu bewältigen. Bei Misserfolg kann dies zu einem negativen Bild über die eigene Person (negatives Selbstbild), zu Ablehnung in der Gesellschaft und zu Schwierigkeiten bei der Bewältigung zukünftiger Entwicklungsaufgaben führen.

Olbrich (1982) stellt einen eindrucksvollen Überblick über die Entwicklungsaufgaben auf:

Entwicklungsperiode	Entwicklungsaufgaben
Frühe Kindheit (0 – 2 Jahre)	1. Anhänglichkeit (social attachment) 2. Objektpermanenz 3. Sensumotorische Intelligenz und schlichte Kausalität 4. Motorische Funktionen
Kindheit (2 – 4 Jahre)	1. Selbstkontrolle (vor allem motorisch) 2. Sprachentwicklung 3. Phantasie und Spiel 4. Verfeinerung motorischer Funktionen
Schulübergang und frühes Schulalter (5 – 7 Jahre)	1. Geschlechtsrollenidentifikation 2. Einfache moralische Unterscheidung treffen 3. Konkrete Operationen 4. Spiel in Gruppen
Mittleres Schulalter (6 – 12 Jahre)	1. Soziale Kooperation 2. Selbstbewußtstein (fleißig, tüchtig) 3. Erwerb der Kulturtechniken (Lesen, Schreiben etc.) 4. Spielen und Arbeiten im Team
Adoleszenz (13 – 17 Jahre)	1. Körperliche Reifung 2. Formale Operationen 3. Gemeinschaft mit Gleichaltrigen 4. Heterosexuelle Beziehungen
Jugend (18 – 22 Jahre)	1. Autonomie von den Eltern 2. Indentität in der Gesellschaft 3. Internalisiertes moralisches Bewußtsein 4. Berufswahl
Frühes Erwachsenenalter (23 – 30 Jahre)	1. Heirat 2. Geburt von Kindern 3. Arbeit/Beruf 4. Lebensstil finden
Mittleres Erwachsenenalter (31 – 50 Jahre)	1. Heim/Haushalt führen 2. Kinder aufziehen 3. Berufliche Karriere
Spätes Erwachsenenalter (51 und älter)	1. Energien auf neue Rollen lenken 2. Akzeptieren des eigenen Lebens 3. Eine Haltung zum Sterben entwickeln

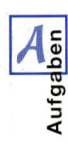

Aufgaben

1 Fertigen Sie zunächst auf einem extra Blatt eine Tabelle wie die folgende an.

2 Tragen Sie dann in Ihre Tabelle die wichtigsten Ereignisse für Ihre eigene Person oder für einen Heimbewohner in Bezug auf die entsprechenden Entwicklungsaufgaben ein.

Entwicklungsperiode	Ereignisse/Entwicklungsaufgaben
Vorgeburtliche Phase	
Säuglingsalter	
Frühe Kindheit	
Kindheit/Vorschulalter	
Kindheit/Schulalter	
Pubertät/Jugendalter	
Frühes Erwachsenenalter	
Mittleres Erwachsenenalter	
Höheres Erwachsenenalter	
Alter	

6.2.5 Entwicklungsphasen als Krisenverläufe

Petra und Jule unterhalten sich weiter über ihre Kolleginnen, die Heimbewohner und die Stationssituation.

Petra: Jule, ich bin ganz froh mit dir Dienst zu haben. Mit Sylvia geht es im Augenblick überhaupt nicht mehr gut. Die ist ständig gereizt und redet nur noch von ihrer verlorenen Zeit in der Kindheit und Jugend und wie schwer Sie es gehabt hat, ohne Vater aufzuwachsen. Ihre Mutter hatte auch nie Zeit für Sie. Dann musste sie auch noch gleich nach der Schule arbeiten gehen. Danach hat Sie ja auch noch Hals über Kopf ihren ersten Mann geheiratet und wurde gleich schwanger. Sie konnte aber dann nicht bei ihrem Kind bleiben, sondern musste weiterarbeiten, weil ihr Ex-Mann wohl Alkoholprobleme hatte. Jetzt hat Sie ihrem Kind gegenüber ein schlechtes Gewissen.
Naja und nun jammert sie nur rum, sie habe alles falsch gemacht und mit ihrem jetzigen Mann, dem Edgar, mit dem komme sie ja auch nicht gut zu Recht, weil er ständig fort ist. Und dann noch ihre Zukunftspläne. Sie will ja jetzt noch mal auf die Schule und alles anders machen. Ich kann´s nicht mehr hören, dieses Gejammer.

Jule: Ach komm, nimm´s nicht so tragisch. Die hat halt mal ne Krise. Kennst du doch. In dem Alter, wird ´s kritisch.

Petra: Was heißt da „Krise". Eine Krise hat jemand der mit seinem Leben nicht mehr zu Recht kommen kann, der arbeitslos wird, dem seine Frau weggelaufen ist, oder aber gerade gehört hat, dass er Krebs hat. Sylvia hat doch keine echte Krise.

Jule: Ja, das sind auch Krisen; aber ich glaube, Sylvia hat jetzt so was wie eine „Midlife-Crisis". Außerdem hat sie andere Lebenskrisen noch nicht verarbeitet und gelöst.

> **Aufgaben**
> 1 Stellen Sie aus dem bisherigen Informationen über Sylvia kritische Lebensereignisse bzw. Krisen zusammen.
> 2 Welche Lebenskrisen oder kritische Lebensereignisse durchläuft Ihres Erachtens der Mensch?

Die menschliche Entwicklung kann auch als Verlauf von kritischen Ereignissen oder Krisen angesehen werden.

Entwicklungskrisen können u. a. darstellen:

Geburt; Trennung von der Mutter bzw. Bezugsperson; Sauberkeitserziehung/Autonomiealter; Erweiterung des sozialen Rahmens durch den Kindergarten; Schuleintritt; Schulleistung; Vorpubertät/Pubertät; Berufswahl; Erwerb der (Geschlechts)Identität; Rollenfindung; Partnerwahl/Heirat; Berufstätigkeit/berufliche Positionen; Familiengründung; Kindererziehung; „Midlife-Crisis"; Auszug der Kinder; Großelternwerden; Tod der Eltern; Ausscheiden aus dem Berufsleben; Übergang ins Rentenalter; Erkrankungen und andere Alterserscheinungen; Tod im näheren Bekannten- oder Familienkreis; Auseinandersetzung mit dem eigenen Sterben

Mit der menschlichen Entwicklung als Krisenbewältigung beschäftigen sich u. a. die Theorien von Erikson und im weitesten Sinne auch die von Caplan.

Die Entwicklungsphasen nach Erikson

In der Entwicklungspsychologie hat sich der Psychoanalytiker Erikson mit den Lebenskrisen und der psychischen Entwicklung des Menschen in seinen sozialen Bezügen (psychosoziale Entwicklung) beschäftigt.

Innerhalb seiner Entwicklungspsychologie weist Erikson auf eine Stufenfolge der menschlichen Entwicklung – d. h. der eigenen Persönlichkeit – hin. Er stellt die menschliche Entwicklung in seiner Gesamtheit dar und betont die einzelnen Entwicklungsschritte mit den einhergehenden Krisen. Wenn die jeweilige Entwicklungskrise angemessen gelöst wird, bedeutet dies eine persönliche Weiterentwicklung des Menschen.

Folgendes Schaubild zeigt die psychosozialen Entwicklungsstufen nach Erikson auf:

Ungefähres Alter	Krise	Angemessene Lösung	Unangemessene Lösung
0 – 1 1/2 Jahre	Vertrauen vs. Mißtrauen	Stabiles (grundlegendes) Sicherheitsbewußtsein	Unsicherheit, Angst
1 1/2 – 3 Jahre	Autonomie vs. Selbstzweifel	Selbstwahrnehmung als Handelnde(r), als fähig zur Körperbeherrschung als Verursacher von Geschehnissen	Zweifel an den eigenen Fähigkeiten zur Kontrolle von Ereignissen
3 – 6 Jahre	Initiative vs. Schuld	Vertrauen auf eigene Initiative und Kreativität	Gefühl fehlenden Selbstwertes

Ungefähres Alter	Krise	Angemessene Lösung	Unangemessene Lösung
6 Jahre Pubertät	Kompetenz vs. Minderwertigkeit	Vertrauen auf angemessene grundlegende soziale und intellektuelle Fähigkeiten	Mangelndes Selbstvertrauen, Gefühl des Versagens
Jugend (Adoleszenz)	Identität vs. Rollendiffusion	Festes Vertrauen in die eigene Person	Wahrnehmung des eigenen Selbst als bruchstückhaft; schwankendes unsicheres Selbstbewußtsein
Junges Erwachsenenalter	Intimität vs. Isolierung	Fähigkeit zur Nähe und zur Bindung an jemand anders	Gefühl der Einsamkeit, des Abgetrenntseins; Leugnung des Bedüfnisses nach Nähe
Mittleres Erwachsenenalter	Generativität vs. Stagnation	Interesse an Familie, Gesellschaft künftgen Generationen, das über unmittelbar persönliche Belange hinausgeht	Selbstbezogene Interessen; fehlende Zukunftsorientierung
Höheres Erwachsenenalter	Ich-Integrität vs. Verzweiflung	Gefühl der Ganzheit, grundlegende Zufriedenheit mit dem Leben	Gefühl der Vergeblichkeit, Enttäuschung

aus Zimbardo, P.G.: Psychologie, Heidelberg 1995

Die Lösung der jeweiligen Entwicklungsaufgabe ist nicht nur von der einzelnen Person – dem einzelnen Individuum – sondern auch von der jeweiligen sozialen Umwelt abhängig.

Bei dieser Entwicklungstheorie wird nicht nur auf die körperliche Reifung hingewiesen, sondern vielmehr auch auf den Prozess zwischen der Person (dem Individuum) und den Anforderungen der sozialen Umwelt.

Aufgaben

1. Lesen Sie nochmals die beiden Gespräche über Sylvia.
   Analysieren Sie dann in Kleingruppen, welche psychosozialen Entwicklungsstufen Sylvia angemessen gelöst hat und welche sie nicht gelöst hat. Teilen Sie Ihre Ergebnisse der Gesamtgruppe mit und begründen Sie Ihre Entscheidungen.
2. Überlegen Sie gemeinsam in der Gruppe, welche Voraussetzungen nötig sind, um Lebenskrisen angemessen zu bewältigen.
3. Überprüfen Sie die von Erikson entworfene psychosoziale Entwicklung mit Ihren Erfahrungen in der Altenpflege. Treffen die dargestellten Überlegungen über Krisenbewältigung zu?

Krisentheorie

Die Krisentheorie geht auf die Darstellung nach Aguilera & Messick (1977) zurück. Sie geht von einem inneren Gleichgewicht des Menschen aus. Auf dieses innere Gleichgewicht treffen im Laufe des menschlichen Lebens innere oder äußere Ereignisse, die den Menschen in ein Ungleichgewicht (Krise) bringen können.

Unter inneren Ereignissen werden Krankheiten (z. B. Krebs, Aids, etc.) oder auch hormonelle Umstellungen, wie in der Pubertät oder im Klimakterium verstanden.

Beispiele für äußere Ereignisse sind Arbeitslosigkeit, Geburt eines Kindes, Umzug, Heimeintritt, etc.

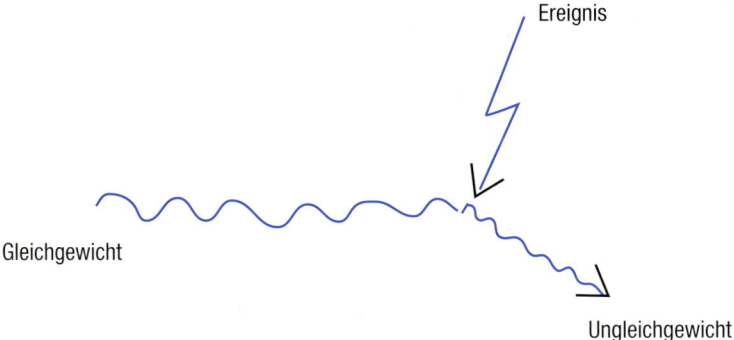

Um die durch diese Ereignisse ausgelöste Krise wieder bewältigen zu können, müssen drei Faktoren zwingend gegeben sein:

1. Realistische Wahrnehmung des Ereignisses (kognitive Ebene)

Menschen, die sich in einer Krisen befinden, müssen den Anlass, bzw. den Weg in die Krise nachvollziehen können.

Die Frage „Warum passiert mir dieses" ist rational zu beantworten.

2. Emotionale Hilfe und Stütze in der Situation (emotionale Ebene)

In der Krise benötigt der Mensch emotionale (gefühlsmäßige) Hilfe und Stütze.

Der Mensch in einer Krise bedarf einer Person, die Verständnis, emotionale Wärme, einfühlendes Verstehen, Akzeptanz und Wohlwollen vermittelt. Dieser Gesprächspartner kann für manche Menschen auch Gott sein.

3. Angemessene Mechanismen zur Daseinsbewältigung (Handlungsebene)

Menschen in Krisen greifen zunächst immer auf bisher gezeigte Verhaltensweisen zurück und versuchen mit diesen, die Krise zu bewältigen. Für die neue „krisenhafte" Situation ist jedoch das Erlernen neuer Verhaltensweisen notwendig. Der Betroffene wird sich der neuen Situation stellen und somit auch verändertes Verhalten zeigen müssen.

Angemessen bedeutet, dass diese neuen Verhaltensweisen der Bewältigung förderlich sind und keine schädlichen unangemessenen Verhaltensweisen wie z. B. Alkohol – oder Medikamentenkonsum darstellen.

Wenn alle diese drei Faktoren vorhanden sind, kann ein Mensch wieder sein inneres Gleichgewicht erlangen und die Krise ist bewältigt. Folgendes Beispiel soll diese Krisentheorie verdeutlichen:

Ein bisher alleinlebender Mann kommt ins Pflegeheim. Dieser Umzug kann ihn ins innere Ungleichgewicht bringen.

Um diesem alten Menschen Hilfen anzubieten, diese Krise zu bewältigen und wieder sein inneres Gleichgewicht zu erlangen, kann die Altenpflegerin die drei oben genannten Faktoren unterstützen.

Der Heimbewohner muss für sich nachvollziehen können, warum er nicht länger allein leben konnte. Er muss dies realistisch wahrnehmen können.

Weiterhin benötigt er eine Gesprächspartnerin, die ihn und seine Sorgen und Nöte annimmt und versteht. Dies kann die Altenpflegerin anbieten.

Zudem muss der neue Heimbewohner neues Verhalten in seiner neuen Umgebung lernen. Die Altenpflegerin kann ihn unterstützen, indem sie ihm das Haus zeigt, ihn vorstellt, die Gepflogenheiten erklärt, etc.

Somit kann sich der Heimbewohner auf die neue Situation einstellen und angemessene Verhaltensweisen für die neue Umgebung entwickeln. Wenn alle drei Faktoren vorhanden sind, kann der Heimbewohner aus der Krise kommen und wieder sein inneres Gleichgewicht zurück erlangen.

Inneres Ungleichgewicht
ausgelöst durch die Heimeinweisung

Realistische Wahrnehmung des Ereignisses	Ich kann nicht daheim bleiben, weil ich mich nicht mehr versorgen kann und allein lebe.
Emotionale Hilfe und Stütze	Ich kann mit der Schwester sprechen. Die versteht mich und meine Situation.
Angemessene Mechanismen zur Daseinsbewältigung	Ich kann mich jetzt hier im Heim zurecht finden. Ich weiss, wehn ich fragen kann und wie die Klingel funktioniert

Gelangt wieder ins
Innere Geichgewicht

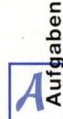

Aufgabe

Geben Sie aus Ihrem pflegerischen Alltag ein Beispiel für einen Menschen, der sich in einer Krise befindet. Versuchen Sie mittels der Krisentheorie Möglichkeiten der Hilfe zu entwickeln.

6.2.6. Bedeutung für die Altenpflege

Die Lebensgeschichte (Biographie) des Heimbewohners besitzt eine sehr große Bedeutung innerhalb der Pflege.

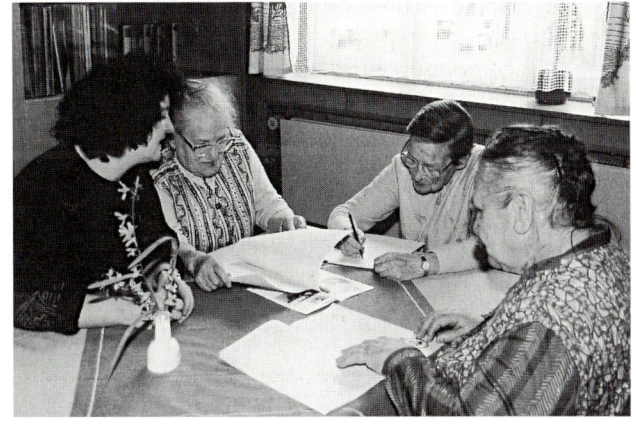

Für die Erstellung der Biographie, für die Pflegeplanung und zum besseren Verständnis des Heimbewohners sind Kenntnisse über die Entwicklungsphasen und deren Bedeutung im Leben des Menschen von großem Vorteil. Kenntnisse über die einzelnen Entwicklungsschritte und den damit verbundenen Entwicklungsaufgaben erleichtern die Erfassung der biographischen Daten und bieten genügend Gesprächsanlässe.

Allgemeine kritische Ereignisse und eventuelle Lebenskrisen zu kennen, ermöglicht die bessere Hilfeplanung und die Abstimmung von aktivierenden Angeboten. Insgesamt wird der Umgang mit den Heimbewohnern erleichtert und die Pflegekräfte können ihnen mit mehr Verständnis begegnen.

Juchli (1994) stellt die Bedeutung der Biographie und damit auch der Entwicklungsphasen wie folgt dar:

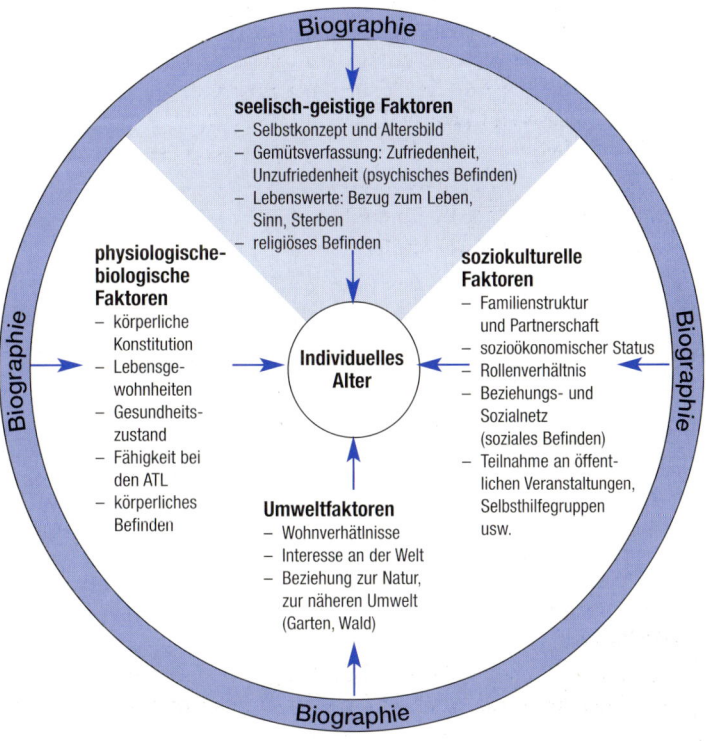

Es zeigt sich innerhalb der psychologischen Forschung, dass eine optimistische Lebenseinstellung die Lebenszufriedenheit im Alter günstig beeinflusst. Diese Einstellung wird über die gelungene Bewältigung der jeweiligen Lebenskrisen erworben. Somit wird Altern durch frühere Erfahrungen beeinflusst.

Eine besondere Form der Auseinandersetzung mit der Lebensgeschichte der Heimbewohner ist die Biographiearbeit.

Mötzing & Wurlitzer (1998) definieren:

> **„Biographiearbeit ist die Einbeziehung individueller Erfahrungen, Potentiale und Ressourcen des zu Pflegenden in alle Lebensaktivität und somit Grundlage einer individuellen, bedürfnisorientierten Pflege."**

Durch eine intensive Beschäftigung und Auseinandersetzung mit der Biographie der Heimbewohner kann Pflege, Aktivierung, ROT (Realitäts-Orientierung-Training), Validation (einfühlendes Verstehen), etc. sinnvoll erfolgen.

Aufgaben

1 Erstellen Sie für einen Heimbewohner ein möglichst ausführliche Biographie, die auf den Lebensphasen und den einhergehenden Krisen basiert.
2 Tauschen Sie ihre Erfahrungen mit der Erstellung dieser Biographie untereinander aus.
3 Werten Sie ebenfalls die Tauglichkeit dieses Vorgehens für die praktische Arbeit aus.
4 Stellen Sie die Bedeutung der Entwicklungspsychologie für die Altenpflege dar.
5 Überlegen Sie Gründe, warum Herr Carl und Herr Bock so unterschiedliche Verhaltensweisen zeigen (s. Kapitel 6.1).

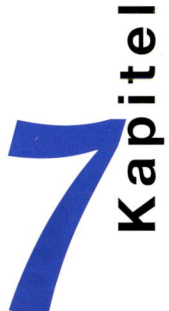

Alte Menschen in der Gesellschaft

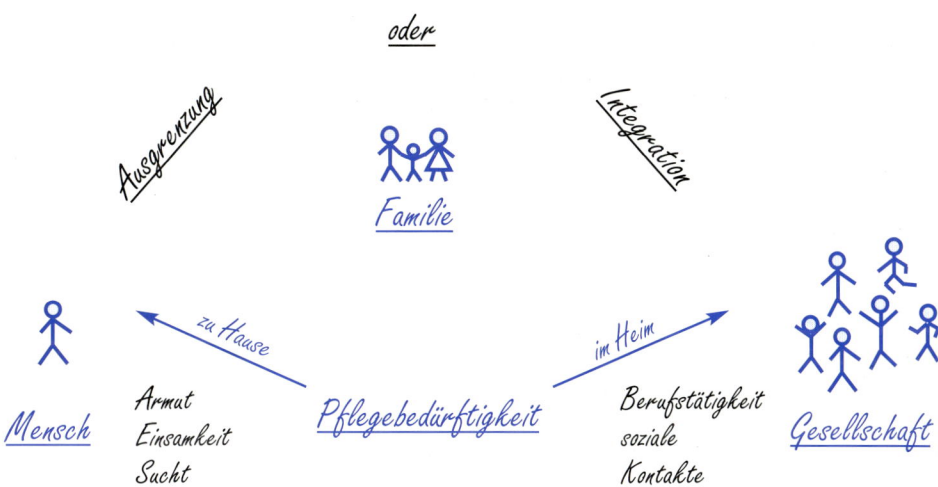

Petra: Soziologie, Psychologie u. Gerontologie! Jetzt wissen wir von allem eine Menge.

Christian: Schon, aber was ist mit den Rahmenbedingungen? Also wie und wo leben die ganzen Menschen? Welche Probleme haben sie?

Petra: Weiß ich auch nicht so genau!

Christian: Und dann die spannende Frage: Wie leben wir, wenn wir alt sind? Was wird die Zukunft bringen?

Diese Fragen sollen in diesem Kapitel erörtert werden. Es werden Lebenslagen, besondere Problemlagen und Wohnsituationen vorgestellt, die auf viele ältere Menschen zutreffen. Besonders die pflegebedürftigen Personen im ambulanten, teil- und vollstationären Bereich werden dabei im Mittelpunkt stehen. Schließlich wird kurz skizziert, wie die zukünftige Entwicklung für ältere Menschen aussehen kann.

Aufgabe
Sammeln Sie Informationen über die Lebenslagen, Probleme und Wohnsituationen von älteren Menschen.

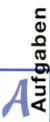

7.1 Gesellschaft und Alter

Christian: Wer ist eigentlich als alt zu bezeichnen?

Petra: Ich sage immer: „Trau keinem über 30!"

Christian: Du meinst mit 30 wird man erwachsen.

Petra: Genau.

Christian: Vor tausend Jahren starben die meisten Menschen mit 30 oder 40 Jahren. Aber heute wird man doch älter.

Petra: Na gut. Dann ist man eben alt, wenn man in Rente geht.

Christian: Unser Nachbar ist Lehrer. Der ist mit 51 in Rente gegangen. Aber der ist doch noch nicht alt. Bei uns im Altenheim fühlen sich die Menschen mit 80 noch jung, wenn sie zum 100. Geburtstag eingeladen werden.

Petra: Alt ist also nicht genau definiert, oder?

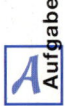

> **Aufgabe**
> Beschreiben Sie, was die Menschen früher unter „alt" verstanden haben und was Sie heute darunter verstehen.

7.1.1 Das historische Altersbild

Historisch betrachtet gab es das „Altersbild" in der heute benutzten Begrifflichkeit nicht. In Griechenland (2000 v. Chr.) war es üblich, dass alte Menschen, die nicht mehr produktiv waren, von ihren Sippen ausgesetzt oder gar aktiv getötet wurden. In Mitteleuropa wurde nicht nach Alter klassifiziert, sondern vor allen Dingen danach, ob Menschen arbeitsfähig waren oder nicht. Die typische Familiensituation bis zur Industrialisierung im 19. Jahrhundert spiegelte sich darin, dass im Regelfall mehrere Generationen zusammen wohnten. Meist wurde dort gelebt, wo auch gearbeitet wurde. Alte Menschen übernahmen dabei Dienste, die sie aufgrund ihres körperlichen Zustandes noch übernehmen konnten. Dies waren für Männer einfachere handwerkliche Tätigkeiten in Nähe von Haus und Hof, für die älteren Frauen einfachere hauswirtschaftliche Verrichtungen sowie für beide gleichermaßen die Beaufsichtigung der übernächsten oder folgenden Generationen.

Nicht mehr arbeitsfähige Menschen – zumeist jeglichen Alters – waren in separaten Armenhäusern untergebracht. Eine gezielte Altersversorgung im institutionalisierten Sinne ergab sich erst im Rahmen der Industrialisierung. Hier stellte sich konkret die Frage: Wohin mit nicht mehr industriell einsetzbaren Menschen?

> Der Mensch definierte sich über die Produktivität und Arbeit – und nicht über das Alter.

Im Zuge der Industrialisierung wurde es erforderlich, Sozialversicherungssysteme in Deutschland zu verankern. In diesem Zusammenhang wurde auch die Altersvorsorge im Zusammenhang mit der Rentenversicherung festgeschrieben. Dies erfolgte in der Reichsversicherungsordnung (RVO) im Jahr 1911, die 1927 ergänzt wurde. Ab diesem Zeitpunkt hatten „Invaliden der Arbeit" erstmalig Anspruch auf ein reguläres Altersruhegeld. Damit war ein Teil der sozialen Absicherung möglich und seither können alte Menschen in der Regel finanziell weniger abhängig leben.

Anders als in den westlichen Industriegesellschaften prägte in der fernöstlichen Hemisphäre wie auch bei verschiedenen soziokulturellen Gruppierungen in Amerika oder Afrika das Bild des „weisen alten Mannes" die Realität. Hier wird der alte Mensch anders definiert: Lebenserfahrung, Weisheit, Besinnung und Ruhe stehen im Mittelpunkt der Betrachtungen. Der alte Mensch ist in der Lage, qua seiner Lebenserfahrung, seines allgemeinen Wissens und seiner Weisheit, den jüngeren Menschen Ratschläge zu geben. Dieser Rat wird als Selbstverständlichkeit von den jüngeren Mitgliedern der Gesellschaft in Anspruch genommen.

Aufgabe
Sammeln Sie Informationen über den „Rat des Ältesten", den „Alterspräsidenten des Bundestages" bzw. den „Ältestenkreis der evangelischen Kirchengemeinden" und beschreiben Sie deren Aufgaben.

Es gibt bis heute keine Definitionen von „Alter".

7.1.2 Das heutige Altersbild

In der heutigen Zeit stellt sich in allen Industrienationen das Alter als größtes gesellschaftliches Spektrum dar. Zumeist werden die Lebensphasen in Zeitspannen eingeteilt.

Lebensphase	Zeitspanne (im Regelfall)
Kindheit	12 Jahre
Jugend	6 bis max. 15 Jahre
jüngeres Erwachsenenalter	15 Jahre
„Mittelalter"	15 Jahre
Alter	50 Jahre

Bei 50 Jahren Unterschied kann man nicht mehr von „dem Alter" sprechen. Vielmehr muss man auf spezielle Bedürfnisse eingehen.

Alter wird häufig gleichgestellt mit dem Zeitpunkt des Ruhestandes. Im Zuge des früheren Renteneintrittes oder der Altersteilzeit ist der Eintritt in den Ruhestand mit 55 Jahren zwar noch selten, doch durchaus möglich. Selbst beim regulären Eintritt mit 65 Jahren wird noch von „Jungsenioren" gesprochen. Demgegenüber steht eine zunehmende Zahl von hochaltrigen Menschen. So nimmt beispielsweise die Zahl der Hundertjährigen in unserer Gesellschaft kontinuierlich zu.

Aufgabe
Skizzieren Sie die Altenspanne in Ihrem Wohnbereich (Pflegestation) und beschreiben Sie die unterschiedliche Selbstwahrnehmung der betroffenen Menschen bezüglich Ihres Alters.

Genauso breit wie die Altersspanne ist nunmehr auch die Wahrnehmung des gewandelten Altersbildes in der heutigen Gesellschaft. Auf der einen Seite rüstige und mobile Menschen, die noch annähernd „in der Blüte des Lebens" stehen und das Leben genießen können. Hier spielen sich Werthaltungen wieder, wie die reiselustigen Rentner, die Konsumenten etc. Demgegenüber steht der hochaltrige, pflegebedürftige und kranke Mensch als Sinnbild des Alters in der heutigen Zeit.

7.2 Entstehung von Stereotypen in der Gesellschaft

Christian: Ich habe die Erfahrung gemacht, dass alle alten Menschen gleich sind: nämlich pflegebedürftig, abhängig, oft krank und meistens verwirrt.

Petra: Also bei meiner Familie ist das nicht so. Meine Eltern sind 70 Jahre alt und fahren jedes Jahr nach Südtirol zum Wandern. Außerdem blicken die noch alles.

Christian: Die sind ja auch nicht im Altenheim. Dort sind die Menschen aber so.

Petra: Bei uns im Altenheim gibt es aber auch solche und solche.

Christian: Meine Stationsleitung sagt immer: Die Alten waren schon immer so und bleiben auch so.

Petra: Wir haben schon mal keine Stationsleitung, weil dabei jeder an das Krankenhaus denkt. Bei uns heißt das Wohnbereichsleitung, weil wir meinen, dass sich die alten Menschen bei uns wie zu Hause fühlen sollen. Und außerdem sprechen wir nicht von den Alten, sondern von „Herrn Müller" oder „Frau Meier". Dies hilft, auf die einzelnen Menschen einzugehen und sie nicht als große Masse zu sehen und damit abzustempeln.

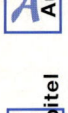

Aufgabe
Beschreiben Sie, wie Sie mit unterschiedlich alten Menschen in verschiedenen Situationen umgehen und warum.

Der gesellschaftliche Status (s. Kapitel 2.5) definiert sich im Wesentlichen über die soziale Stellung, Einfluss, Geld und Macht. Daneben spielen Vitalität[1] und Durchsetzungsvermögen eine wesentliche Rolle.

---

[1] Vitalität = Lebenskraft, Lebendigkeit

Die soziale Rangstellung ist im Regelfalle heute nicht mehr allein durch die Geburt bestimmt. Adelstitel sind in den Hintergrund getreten. Andererseits eröffnet ein höherer gesellschaftlicher Hintergrund auch anderweitige positive Entfaltungs- und Entwicklungsmöglichkeiten. Einhergehend damit werden im Regelfall die bessere Schulbildung, soziale Kontakte und allgemeine Lebensbedingungen gesehen.

Der Erwerb von Mitteln zum Lebensunterhalt, also Geld, ist ein wichtiger bestimmender Faktor unserer Gesellschaft. Urgeschichtlich ist hier der Hintergrund „der Ernährer der Familie" zu sehen. Da mit Geld viele Statussymbole zu erwerben sind, spiegelt es gleichzeitig auch die Kompetenz wider. Daneben spielt die Vitalität oder Lebenskraft eine ebenso wichtige Rolle.

Gesellschaftlicher Status wird über Macht, Geld und Vitalität bestimmt.

Somit kommt es zur Entstehung von gesellschaftlichen Stereotypen[1] im positiven wie negativen Sinne. Der gesellschaftliche Status wird bestimmten Personen zugeordnet. Gehören viele dieser Menschen zu einer Gruppe, so entstehen generelle Muster.

Beruf	typische Einschätzungen
Börsenmakler	jung, ledig, korrekt und doch leger gekleidet
Verkäufer	redet gern viel; hat kein tiefgründiges, nur oberflächliches Wissen
Pfarrer	einfühlsam, tröstend, gläubig
Arzt	der Halbgott in Weiß; Herr über Leben und Tod

Stereotypen entstehen durch ein öffentliches Bild und werden übertragen.

Aufgabe
Nennen Sie weitere Berufsgruppen und typische gesellschaftliche Einschätzungen im Zusammenhang mit dieser Berufsgruppe.

Äußerungen von einflussreichen, verantwortlichen Personen tragen verstärkend dazu bei, dass bestimmte Gruppierungen in einer vorgefassten Art und Weise von den meisten Gesellschaftsmitgliedern wahrgenommen werden. Solche Stereotypen werden für verschiedene Gruppen gefunden, so z. B.:

Asylbewerber sind „Sozialbetrüger".
Alle Drogenabhängige sind Kriminelle.

Hier werden aus Einzelfällen generalisierende Aussagen getroffen. Werden diese gezielt verbreitet bzw. häufig wiederholt, wird von den meisten Bürgern festgestellt, dass alle Personen, die zum definierten Kreis gehören, das gleiche Erscheinungsmerkmal haben.

---
[1] Stereotype = eingebürgertes Vorurteil mit festen Vorstellungsklischees innerhalb einer Gruppe

Stereotypen in der Altenhilfe sind zum Beispiel:

Alle hochaltrigen Menschen sind pflegebedürftig.
In ein Pflegeheim geht niemand gerne oder freiwillig.
Das Pflegeheim ist die letzte Station – das Leben zu Ende.

> **Aufgabe**
> Formulieren Sie weitere Stereotypen im Zusammenhang mit alten Menschen und diskutieren Sie diese in Kleingruppen.

Die oben genannten Stereotypen werden von einzelnen Personengruppen auf viele andere betroffenen Menschen generalisierend übertragen. Dies gilt, wenn z. B. gesagt wird, dass sehr viele alte Menschen hochaltrig und pflegebedürftig werden. Mit zunehmendem Alter nimmt die Pflegebedürftigkeit zu. Gleichzeitig ist jedoch festzustellen, dass, auch prozentual gesehen, nie zuvor so viele Menschen alt wurden, ohne pflegebedürftig zu werden. Dies liegt u. a. an der verbesserten gesundheitlichen Prävention, der Risikofrüherkennung, einem gut strukturierten Rehabilitationsangebot und den breiteren medizinischen Möglichkeiten.

Niemand möchte krank und abhängig werden. Stereotypen, welche diese Eigenschaften darstellen, sind negativ. Da – absolut betrachtet – vorwiegend alte Menschen krank oder abhängig werden, wird in dieser Hinsicht der ältere Mensch stigmatisierend abgewertet. Negative Stereotypen werden für diese Altersgruppe gebildet und übertragen.

7.3 Soziale Dimensionen des Alterungsprozesses

Christian: Gestern war ich bei meinen Eltern. Die sind echt komisch. Seit Jahren schimpft mein Vater, dass ihn der Betrieb fertig macht und meine Mutter nörgelte ständig an uns Kindern rum. Jetzt ist Papa in Rente und alle Kinder aus dem Haus, aber trotzdem ist nichts so, wie sie wollen.

Petra: Ja sind sie dann nicht glücklich?

Christian: Papa hat am Wochenende erst mal Ordnung in der Speisekammer gemacht und Ärger mit Mama erhalten, weil sie es nie so eingeräumt hat. Daraufhin hat sie meinen Vater gefragt, ob er mit seiner Zeit nichts anzufangen weiß.

Petra: Warum freut sie sich nicht, wenn er ihr hilft?

Christian: Also der Haushalt war immer Angelegenheit meiner Mutter. Aber danach ging es erst richtig los. Mutter warf Vater vor, dass er lieber schauen sollte, dass er sich mal um den Karibik-Urlaub kümmert. Als Vater meinte, dass er das Klima dort nicht vertrage und lieber nach Mallorca wolle, warf sie ihm vor, es liege nur am Geld.

Petra: Na ja, als Rentner hat man halt weniger.

Christian: Das schon. Aber es langt für beide. Aber Vater konterte nun, dass Mutter viel Geld für das Tierheim aufwendet. Er glaubt wohl, dass das nun ihre „Ersatzkinder" sind.

Petra: Also war der Besuch der totale Stress, weil deine Eltern mit dem Ruhestand nicht klar kommen?

Christian: Genau!

7.3.1 Ende der Berufstätigkeit

Die Berufstätigkeit ist wesentlich für die Ernährung der Familie, den Status innerhalb der Gesellschaft oder die freie Verfügbarkeit von finanziellen Mitteln. Auch die Aktivität, Vitalität und Leistungsfähigkeit wird im Regelfall über den Beruf definiert. Mit der Aufgabe der Berufstätigkeit können somit die sozialen Dimensionen nunmehr von heute auf morgen wegbrechen. Diese Aussagen gelten für Männer wie Frauen. In dieser Hinsicht erfolgt oftmals eine Sinn- und Identitätskrise. Einhergehend damit sind Einschränkungen in sozialer, gesellschaftlicher und finanzieller Art zu erwarten.

Nicht berufstätige Frauen erleben die Krise der Sinnhaftigkeit bereits früher. Sie haben den Eindruck, gesellschaftlich und/oder familiär nicht mehr gebraucht zu werden, wenn ihre gesellschaftliche Aufgabe, das Erziehen der Kinder, abgeschlossen ist. Somit werden das Ende der Berufstätigkeit bzw. der Auszug der Kinder aus dem Haushalt oftmals mit negativen Einflüssen im Zusammenhang mit der Sinnhaftigkeit des Lebens erfahren.

Mit dem Ende der Berufstätigkeit kann das Leben „sinnlos" werden.

Gleichzeitig ist zu erkennen, dass durch körperliche Beeinträchtigungen auch den ideellen Bildern der Industriegesellschaft, wie jung und dynamisch sein, nicht mehr entsprochen werden kann. Diese, vor allem durch die Werbung vermittelten Werte, prägen ebenso den eigenen Stellenwert bzw. den selbst so wahrgenommenen Wegfall derselben.

Neben diesen individuellen Dimensionen, die aber auch auf die Gesellschaft wirken, ergeben sich weitere gesellschafts- und sozialpolitische Effekte. Frühverrentungen belasten die arbeitende Bevölkerung in finanzieller Hinsicht. So müssen immer weniger Berufstätige immer mehr rentenberechtigte Personen versorgen. Des Weiteren fehlen die beruflichen Erfahrungen der „Rentner" in betrieblicher Hinsicht, so dass auf bestimmtes Erfahrungswissen nicht mehr zurückgegriffen werden kann.

7.3.2 Freizeit

Freizeit ergibt in der gesellschaftlichen Definition nur dann eine sinnhafte Aussage, wenn als Pendant die Berufstätigkeit steht. Ohne Berufstätigkeit ist die Freizeit unendlich. Gleichzeitig wird damit der Tag nicht mehr strukturiert.

Bei langzeitarbeitslosen Menschen ist erwiesen, dass die fehlende Tagesstrukturierung sowie die fehlenden Finanzmittel tiefe sinnhafte Krisen hinterlassen. Eine ähnliche Form ergibt sich auch beim Übertritt aus der Berufstätigkeit in den Ruhestand. Abgemildert wird die Erscheinungsform lediglich dadurch, dass – anders als bei arbeitslosen Menschen – der Ruhestand gesellschaftlich akzeptiert und anerkannt ist und nicht überraschend eintritt.

Ohne eine gesellschaftlich anerkannte Aufgabe, meist die Berufstätigkeit, gibt es keine Freizeit.

Die Möglichkeit, nunmehr in Freizeitgenüssen zu schwelgen, wird von einem Teil der älteren Menschen realisiert. Sie verbringen einen Großteil ihrer freien Zeit auch außerhalb der Landesgrenzen oder bei exklusiven Veranstaltungen. Dies setzt jedoch drei weitere Komponenten voraus:
- Finanzmittel,
- Gesundheit bzw. Vitalität,
- Interesse an Freizeitgestaltung bzw. soziale Kontakte.

Gerade diese drei Determinanten[1] sind jedoch oftmals jenseits der Grenze des Erwerbsfähigkeitsalters nicht mehr gegeben. Daher wird die nunmehr vorhandene Freizeit in erheblichem Maße in der inhaltlichen Gestaltung reduziert und eingeschränkt. Dies führt zu psychischen oder psychosomatischen Schädigungen, weil nunmehr die gesamte Sinnhaftigkeit des Daseins in Frage gestellt werden kann.

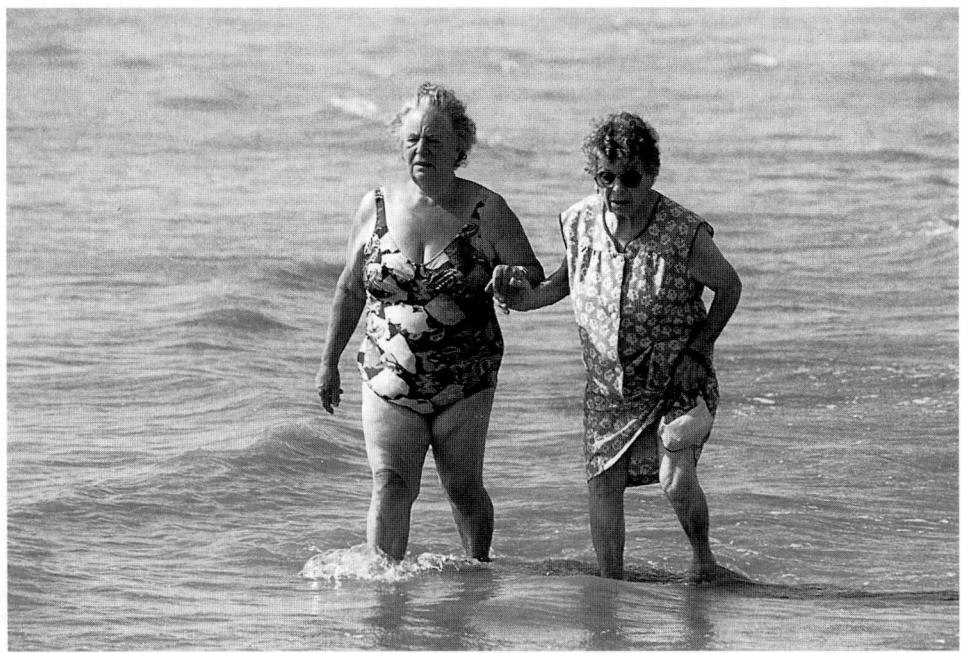

[1] Determinante = bestimmender Faktor

7.3.3 Soziale Kontakte

Soziale Kontakte sind für alle Personen von elementarer Bedeutung. Die sozialen Kontakte drücken sich seit Urzeiten in dem Wunsch nach Gruppierungen und die Anerkennung der eigenen Person durch diese aus.

> **Aufgabe**
> Nennen Sie verschiedene soziale Gruppierungen. Beschreiben Sie deren Bedeutung für das Individuum und die Gesellschaft.

Nach der Abdeckung der physischen Grundbedürfnisse ist der Wunsch nach sozialen Kontakten sowie die Frage der Selbstverwirklichung innerhalb dieser sozialen Kontakte elementar (s. dazu die Erläuterungen zur Bedürfnispyramide von Maslow in Kapitel 3.3.2). Die sozialen Kontakte tragen dabei zur Identitätsfindung[1] und zur eigenen Rolle innerhalb der Bezugsgruppierungen bei. Gleichzeitig sind die kleineren Netzwerke dahingehend wichtig, um die psychische und physische Stabilität aufrecht zu erhalten. Als kleine Netzwerke sind vor allem Verbindungen familiärer, nachbarschaftlicher oder freundschaftlicher Art zu nennen. Die physische Bedeutung ergibt sich im Zusammenschluss mit Gleichgesinnten, um gegen feindliche Außenelemente abgesichert zu sein, bzw. bei Krankheit oder ähnlichen elementaren körperlichen Bedrohungen Unterstützung zu haben. Psychische Stabilität ist nötig, um Austausch zu haben, Anregungen zu erhalten und sich in der Gemeinschaft bzw. Gesellschaft weiter zu entwickeln.

Die psychische und physische Dimension im Heim und zu Hause: Im Heim wird die physische Sicherheit in der Regel durch das Personal sichergestellt. Es ist immer jemand da, der nach dem hilfebedürftigen Bewohner sieht oder bei dessen Klingeln reagiert. In der Wohnung ist der alte Mensch aber auf anderweitige Unterstützung angewiesen, wenn es ihm schlecht geht. In psychischer Hinsicht benötigt jeder Mensch die Ansprache, den gedanklichen Austausch oder nur das Gefühl, dass jemand bei ihm ist.

Der Mensch ist ein soziales Wesen und auf soziale Kontakte angewiesen.

Die Bedeutung dieser kleinen Bezugsgrößen verstärkt sich im Alter. Dies ergibt sich sowohl durch die psychischen wie physischen Belastungen, die nach Eintritt in den Ruhestand für den älteren Menschen von Bedeutung sein können.

Absolut wichtig werden die sozialen Kontakte in dem Fall, wenn die Mobilität des älteren Menschen deutlich reduziert ist. Hier sind soziale Kontakte für die Psyche wichtig: so z. B. die regelmäßigen Besuche durch Freunde und Bekannte zum Gedankenaustausch und als anregendes Moment. Darüber hinaus ist bei Krisensituationen die Emotionalität ein wichtiger Stabilisierungs- oder Destabilisierungsfaktor. Hier tragen die familiären und freundschaftlichen Netzwerke dazu bei, ein höheres eigenes Wohlbefinden zu erleben. Aber auch für die Physis gibt es wichtige

---

[1] Identität = als „Selbst" erlebte innere Einheit der Person

Erfordernisse, die durch tägliche Unterstützung erhalten werden müssen: Dies beginnt bei der Unterstützung beim Einkaufen, über die Nahrungszubereitung, die Sauberkeit bis hin zur körperlichen Pflegebedürftigkeit.

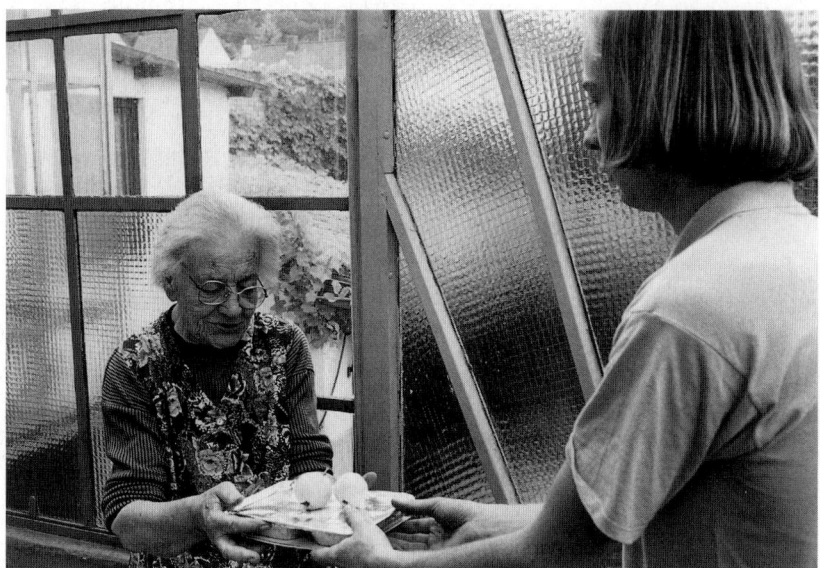

Die Beschränkung im Lebensraum spiegelt sich auch wider in der sozialen Lebenswirklichkeit. Im Regelfall wird eine Beschränkung auf sich selbst und eine Reduktion[1] des erlebbaren Raumes erfolgen. Der Raum zur Aneignung wird geringer. Lebenswirklichkeit wird tendenziell zurückgeführt auf den engeren Umkreis. Umso bedeutsamer sind hier persönliche Beziehungen. Dort, wo das nicht der Fall ist, wird sehr oft auf eine technisierte Umgebung wie beispielsweise Radio oder Fernsehen zurück gegriffen. Damit erfährt das individuelle Leben gleichzeitig eine Reduktion und eine deutliche Beeinträchtigung der – lebensnotwendigen – Sozialkontakte.

7.3.4 Der alte Mensch als Konsument und Wirtschaftsfaktor

In jüngster Zeit ist eine neue Entwicklung festzustellen: Die Werbeindustrie „entdeckt" mehr und mehr den älteren Menschen als Konsumenten und Wirtschaftsfaktor. Gleichermaßen ist eine politische Hinwendung zu den älteren Menschen zu verzeichnen. Bei der Fortführung dieser Gedanken könnte es durchaus möglich sein, dass in Zukunft das gesamtgesellschaftliche Profil der alten Menschen geschärft wird und deren gesellschaftliche Bedeutung zunehmen wird.

Der alte Mensch ist nicht selten finanzstark und wird als Wirtschaftsfaktor erkannt.

---

[1] Reduktion = Verringerung, Zurückführung

In politischer Hinsicht muss festgestellt werden, dass die alten Menschen nicht entsprechend organisiert sind. In den Niederlanden vertritt eine Seniorenpartei die Interessenslagen in parlamentarischer Hinsicht. In Schweden sind 80 % der Rentner in einer Rentnergewerkschaft organisiert. Dagegen haben sich in Deutschland keine ähnlichen Gruppierungen etablieren können.

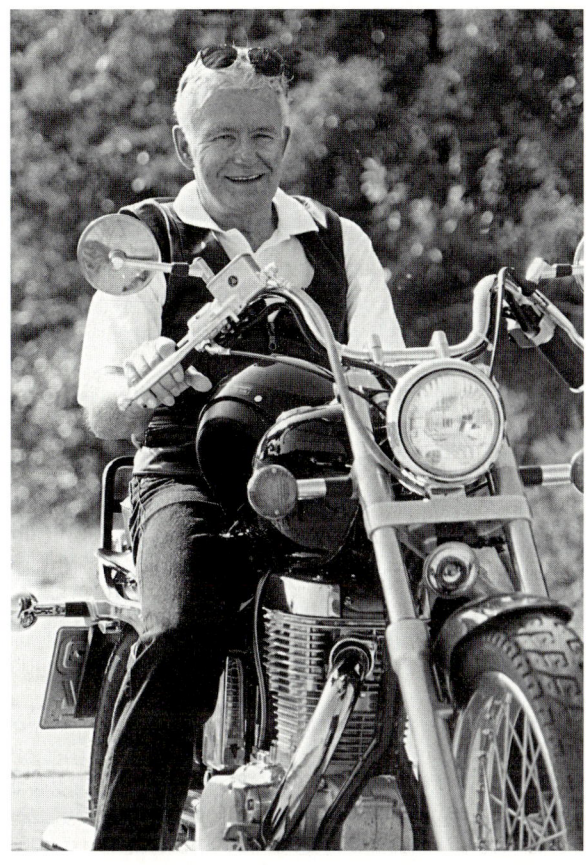

Die alten Menschen sind als eigenständige Gruppierung politisch nicht stark organisiert.

In der weiteren Zukunft darf es nicht darum gehen, das neue Altersbild wieder in zwei Rollen zu splitten bzw. einen Teil zu stigmatisieren: hier die jungen, vitalen lebensfrohen Alten und dort die siechen, kranken, behinderten, pflegebedürftigen Menschen, die mithin den Ausschuss der Gesellschaft darstellen und in speziellen Einrichtungen abseits der Gesellschaft „entsorgt" werden müssen.

7.4 Lebenslage älterer Menschen

Petra: Zu Hause muss es den alten Menschen doch richtig gut gehen. Eine schöne Wohnung, Geld, viele Kontakte; und 2 Menschen, die sich mögen!

Christian: Ich habe auch anderes erlebt: alte Wohnungen, Familien ohne Geld und Kontakte; schließlich unzufriedene Männer im Haushalt und Frauen ohne Kinder und Enkel.

Aufgabe
Beschreiben Sie je 2 typische „alte" Familien, die Sie persönlich kennen.

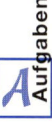

7.4.1 Lebensraum

Die meisten älteren Menschen leben seit mehr als 20 Jahren in ihrer Mietwohnung oder der eigenen Wohnung. Damit sind sie im näheren Umfeld gut orientiert, haben viele soziale Kontakte und sind räumlich eng gebunden. Das viel zitierte Sprichwort „einen alten Baum verpflanzt man nicht" hat auch im Mietrecht seine besondere Bedeutung. Zum Schutz der älteren Menschen sieht das Mietrecht verschiedene Begünstigungen vor, die eine Kündigung erheblich schwieriger machen als bei jüngeren Mietern. Zum heutigen Zeitpunkt leben viele ältere Menschen in Mietwohnungen, die in Altbauvierteln in Großstädten oder in speziellen Siedlungen, die in der Nachkriegszeit entstanden, zusammengefasst sind.

Hieraus ergeben sich Vor- und Nachteile zugleich. Zum einen ergibt sich ein relativ homogenes Altersbild innerhalb eines Wohnbezirkes, so dass viele ältere Menschen mit ähnlichen Bedürfnissen und Lebenslagen zusammen leben. Auf der anderen Seite sind diese Häuser häufig nicht mehr in einem adäquaten baulichen Zustand. Daneben fehlen oftmals die infrastrukturellen Voraussetzungen, so dass die älteren Menschen nicht alle erforderlichen Dienstleistungen direkt vor der eigenen Haustür vorfinden. Somit entstehen Probleme bei der täglichen Versorgung. Weitere Probleme ergeben sich, sobald die Wohnviertel Objekte von Bauspekulanten werden. Schließlich sind häufig die räumlichen Voraussetzungen zur Kompensation der Beeinträchtigungen im Lebensalter nicht gegeben.

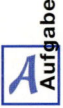

> **Aufgabe**
> Sammeln Sie Informationen zur Wohnsituation älterer Menschen. Beschreiben Sie im Besonderen die Mängel der Wohnungen für ältere Menschen.

Ältere Menschen sind auf ihre Wohnung und die direkte Umgebung als Wohn- und Lebenswelt existentiell angewiesen.

7.4.2 Schichtenspezifische Elemente

Schichtenspezifische Unterschiede (s. Kapitel 2.5) ergeben sich vor allen Dingen durch die materiell unterschiedlichen Ausgangslagen. Es ist festzustellen, dass die finanziell besser gestellten Personen – mithin Oberschicht genannt – keine Probleme haben, ihre Lebenslage rein äußerlich und materiell zu bewältigen. Viele Dinge können z. B. durch eigenfinanzierte Rehabilitation, Medizin oder Hilfsmittel kompensiert[1] werden. Veränderungen im Lebensraum sind in der Regel nicht zu erwarten. Personal zur Betreuung und Versorgung ist vorhanden.

Die so genannte Mittelschicht verfügt im Regelfall über ein Einkommen, welches sich in Normalsituationen als hinreichend erweist. Bei besonderen Problemlagen und hohen finanziellen Aufwendungen ergeben sich jedoch auch hier Defizite[2]. Des

---
[1] kompensieren = ausgleichen
[2] Defizite = Mängel

Weiteren sind informelle Beziehungen, wie persönliche Kontakte zu medizinischen oder behördlichen Stellen, meist nicht so gut ausgebaut wie bei den Oberschichtangehörigen.

Problematisch, was die Kenntnis von Versorgungsstrukturen, die materielle Ausstattung und das Durchsetzungsvermögen angeht, sind Mitglieder der Unterschicht. Hier ergeben sich häufig kumulierte[1] Problemlagen. Dies manifestiert[2] sich unter anderem darin, dass rehabilitative Maßnahmen, wohnliche Maßnahmen und Maßnahmen im Bereich des Gesundheitssystems häufig nicht rechtzeitig eingeleitet werden. Daraus ergeben sich in vielfacher Hinsicht Defizite gegenüber den beiden erstgenannten Gruppierungen. Dies können z. B. schlechtere Behandlungsmöglichkeiten, zu spät einsetzende Rehabilitation oder mangelndes Wissen um eigene Rechte und Möglichkeiten sein.

Je höher die gesellschaftliche Stellung, desto mehr Möglichkeiten hat der betroffene Mensch, persönliche Defizite zu kompensieren.

7.4.3 Rollenspezifische Elemente

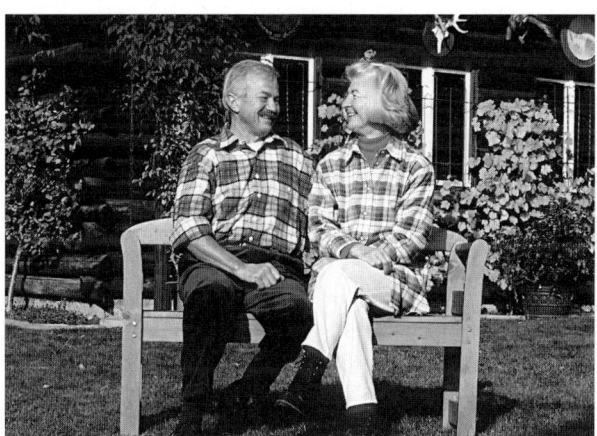

Rollenspezifisch ist die Situation des Mannes als Ernährer der Familie geprägt. Die Frau ihrerseits ist für die Familie verantwortlich. Im fortgeschrittenen Alter werden beide Rollen massiv in Frage gestellt. Männer „verlieren" ihre Arbeit und sind somit nicht mehr vollständig in der Lage, ihrem Selbstbild als der Ernährer der Familie zu entsprechen. Auch die traditionelle Stellung als Beschützer der Familie wird durch fehlende Spannkraft und Vitalität zunehmend in Frage gestellt.

Bei den Frauen ergibt sich ein eingeschränktes Rollenmuster dadurch, dass sie nun nicht mehr für die Familie verantwortlich zeichnen kann, sondern selbst verstärkt in eine Abhängigkeitsrolle von anderen, jüngeren Mitgliedern der Gesellschaft gerät.

---

[1] kumulieren = anhäufen
[2] manifestieren = offenkundig werden

> **Es ist möglich, dass Männer und Frauen im Alter ihren eigenen Rollenerwartungen nicht mehr gerecht werden.**

Durch die Veränderungen dieser gewählten und gesellschaftlich genormten Rollenansichten verschieben sich die über Jahrzehnte geprägten Strukturen. Hier kann es auch zu partnerschaftlichen Konflikten kommen, weil die Rollenerwartungen an den Partner nicht mehr befriedigt werden können. Gleichermaßen können Partnerprobleme auftauchen, weil Elemente der jeweils anderen Aufgabe in das eigene Feld einfließen: So kann beispielsweise die Frau noch erwerbstätig sein und der Mann in dieser Hinsicht materiell von ihr abhängig, was das Selbstwertgefühl negativ beeinflusst. Andererseits kann der Mann die freie Zeit dadurch nutzen, in die Domäne der Frau, den hauswirtschaftlichen Sektor, einzubrechen, was ebenso zu Spannungen und Identitätsproblemen führt.

Diese dargelegten rollenspezifischen Elemente beginnen sich in der heutigen Zeit zu verschieben bzw. haben sich bereits geändert. Dennoch müssen die Altenpflegerinnen von heute die eher einseitig traditionelle Darstellung der Strukturen beachten: Das von ihnen zu versorgende Klientel ist in der Regel kurz nach der Jahrhundertwende geboren und hat die traditionellen Rollenbilder noch vollständig verinnerlicht. Im Zugang gerade zu verwirrten und altersabgebauten Personen ist die adäquate rollenspezifische Zugehensweise bedeutsam und wichtig, weil hier an Eckpunkten der Erziehung angeknüpft werden kann.

7.4.4 Biographische Determinanten

Die Lebenslage der älteren Menschen wird auch durch biographische Determinanten geprägt. Diese unterscheiden sich in individueller Ausrichtung zwischen den Personen. In der Bewältigung von Lebenskrisen spielt es beispielsweise eine wichtige Rolle, wie das bisherige Leben verlaufen ist. Zufriedene und ausgeglichene Menschen werden das Alter leichter ertragen können, vor allen Dingen dann, wenn sie auf ein befriedigendes Leben, in dem sie viele Lebensziele erreicht haben, zurückschauen können. Dem gegenüber werden Menschen unzufrieden sein, wenn sie nicht ausgeglichen sind und den Eindruck haben, viele Dinge im Leben nicht bewältigt zu haben.

> **Wird die eigene Biographie als gelungen erlebt, so ist die Zufriedenheit, auch bei widrigen Umständen, deutlich höher.**

Des Weiteren spielt die freie Entscheidungsfindung im Alter eine wesentliche Rolle. Fremdbestimmung führt im Regelfalle zu einer negativen Beeinflussung der Lebenssituation. Diese ist je nach Biographie besonders problematisch.

Aufgabe

Es gibt dominante Menschen und Personen, die sich leichter anpassen und bei Fremdbestimmung gut zurecht kommen. Stellen Sie dar, bei welchen Biographien sich aus der Fremdbestimmung ein besonderes Problem ergibt.

7.5 Problemlagen alter Menschen

Christian: Im Pflegeheim geht's den alten Menschen besser als zu Hause.

Petra: Quatsch!

Christian: Miserable Wohnungen, Einsamkeit, Armut und Pflegebedürftigkeit gibt's zu Hause häufiger als im Heim.

Petra: Aber daheim ist daheim!

> **Aufgabe**
> Beschreiben Sie die Vor- und Nachteile einer Heimunterbringung im Vergleich mit der eigenen Wohnung.

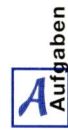

7.5.1 Wohnsituation

Die Wohnsituation der alten Menschen ist häufig problematisch. Dies ergibt sich aus der Tatsache, dass häufig ohne Fahrstühle in nicht behinderten gerechten Bereichen und sanierungsbedürftigen Altbauwohnungen gelebt wird. Unabhängig davon wünscht der alte Mensch häufig in genau dieser Wohnsituation zu verbleiben.

Beispielhaft für die Veränderung der Wohnsituation können skandinavische Länder sein. Hier, wie auch in den Beneluxstaaten, gibt es viele Ansätze, welche die Wohnsituation verbessern. So existiert beispielsweise in Dänemark ein Rechtsanspruch auf die Veränderung von Wohnraum, um den Verbleib in den eigenen vier Wänden zu ermöglichen. Hierzu zählen die Veränderungen im Sanitärbereich, die Schaffung einer rollstuhlgerechten Küche oder gar der Einbau eines Treppenlifts oder Aufzugs. In Deutschland gibt es in dieser Hinsicht geringfügige Zuschüsse, die jedoch die tatsächlichen Kosten bei weitem nicht abdecken.

> **Viele Wohnungen in Deutschland sind nicht für ältere oder behinderte Menschen geeignet.**

Einige wenige Menschen sind bereit, sich in betreuten Wohnanlagen oder in neuere Wohnungen zu begeben, um die äußeren Defizite zu beheben. Das Betreute Wohnen (s. Kapitel 7.6.4) stellt dabei die behinderten- und altengerechte Wohnung und weitere Serviceangebote zur Verfügung.

7.5.2 Armut

Nie zuvor gab es so viele reiche ältere Menschen wie heute.
Nie zuvor gab es so viele ärmere ältere Menschen wie heutzutage.

> **Aufgabe**
> Sammeln Sie Beispiele, welche die Richtigkeit dieser Aussagen belegen, und diskutieren Sie diese.

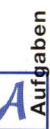

Diese Gegensätze erscheinen unlogisch; sie sind jedoch richtig. In den nächsten Jahren werden sehr hohe Summen von der einen Generation auf die andere Generation vererbt. Der Wohlstand eines Teiles der älteren Menschen ist heute so hoch wie nie zuvor. Demgegenüber gibt es sehr viele Menschen, die am Rande des Existenzminimums leben. Hervorgerufen wird diese Altersarmut vor allen Dingen bei Personen, die bedingt durch unser Rentensystem, nur eine geringe Altersrente beziehen. Die geringe Altersrente wird dann erzielt, wenn keine durchgängige Erwerbstätigkeit über Jahrzehnte zu gewährleisten war. Vor allen Dingen Unterschichtangehörige haben hier entsprechende Defizite. Darüber hinaus war bei diesen der Verdienst im Regelfalle sehr gering, so dass die Rente ebenfalls niedrig ist. Dieses Problem verschärft sich nochmals bei den älteren Frauen. Diese beziehen oft keine oder nur eine sehr geringe eigene Altersrente. Sobald der Lebenspartner verstirbt, reduziert sich das gemeinsame Familieneinkommen erheblich. Häufig führt dies dazu, dass Mietwohnungen nicht mehr bezahlt werden können.

> **Die Rente allein sichert nicht immer den Lebensunterhalt im Alter; dies gilt vor allem für Frauen.**

Weitere Verringerungen des Familieneinkommens – gerade für allein stehende ältere Frauen – können sich dadurch ergeben, dass einschneidende Gesetzesänderungen, wie das Gesundheitsstrukturgesetz oder erhebliche Aufwendungen im Rahmen von Pflegebedürftigkeit das Budget belasten, und gleichzeitig keine adäquaten[1] Zuzahlungen von Versicherungsträgern erfolgen.

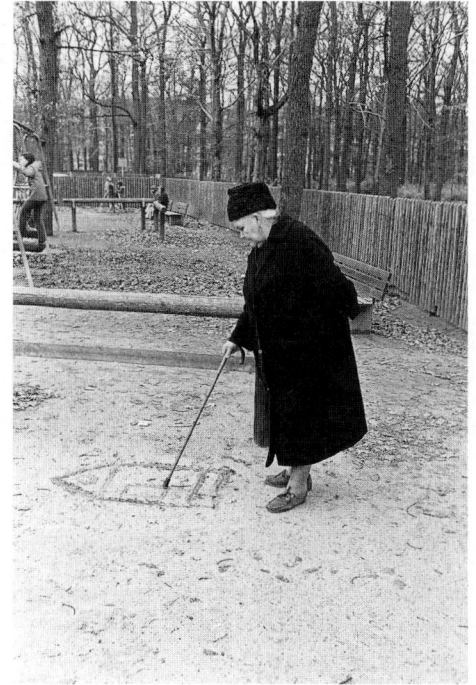

Viele ältere Menschen sind vom Prinzip her sozialhilfeberechtigt bzw. haben einen Anrecht auf Wohngeld. Aus Scheu davor, zum Sozialamt zu gehen, meiden jedoch sehr viele Menschen diesen Weg. Dies führt sogar dazu, dass Wohnungen gekündigt werden, weil ältere Menschen die Mietzahlungen nicht aufbringen können. Hier gibt es ein Sicherheitsinstrument von Seiten der Sozialämter: Bei einer Räumungsklage werden sie automatisch benachrichtigt. Damit hat das Sozialamt die Möglichkeit, auf jeden Fall in Kenntnis gesetzt zu werden, bevor ältere Menschen gegen ihren Willen aus ihrer Wohnung ausziehen müssen.

> **Viele ältere Menschen scheuen sich davor, Sozialhilfe zu beantragen.**

---

[1] adäquat = angemessen

7.5.3 Isolation

Viele ältere Menschen leiden unter Isolation. Dies begründet sich im Wesentlichen durch die eingeschränkte Mobilität. So sind viele Personen nicht mehr in der Lage, selbständig mehrere Etagen zu bewältigen oder Freunde zu besuchen.

Des Weiteren ist das Problem der Isolation vor allen Dingen ein sich mit dem Alter verschärfendes Problem. Die Isolation erfährt eine Zuspitzung bei den hochaltrigen Menschen. Viele gleichaltrige Personen sind verstorben, pflegebedürftig oder ebenfalls immobil. Dadurch werden die sozialen Kontakte nochmals deutlich weniger. Gerade bei den extrem hochaltrigen Menschen jenseits der 90 kommt hinzu, dass sogar deren Kinder mitunter gesundheitliche Probleme haben und in ihrer Mobilität beeinträchtigt sind oder nicht bereit sind, sich um ihre Eltern zu kümmern. Dadurch verschärft sich die oben genannte Problematik nochmals erheblich. Einhergehend mit der Tatsache, dass die Mobilität und die Vitalität eingeschränkt sind, ergeben sich erhebliche Rückzugstendenzen, die sowohl in psychischer wie physischer Hinsicht Auswirkungen haben.

Eingeschränkte Mobilität macht einsam – viele alte Menschen sind nicht mobil.

7.5.4 Sucht

Die Einschränkungen in psychischer wie auch sozialer Hinsicht führen oftmals dazu, dass alte Menschen suchtabhängig werden. Bei diesem Personenkreis sind vor allen Dingen zwei Suchtvarianten maßgeblich ausgeprägt: erstens Tabletten und zweitens Alkohol.

Suchtkrankheiten im Alter sind Tabletten- und Alkoholmissbrauch bzw -abhängigkeit.

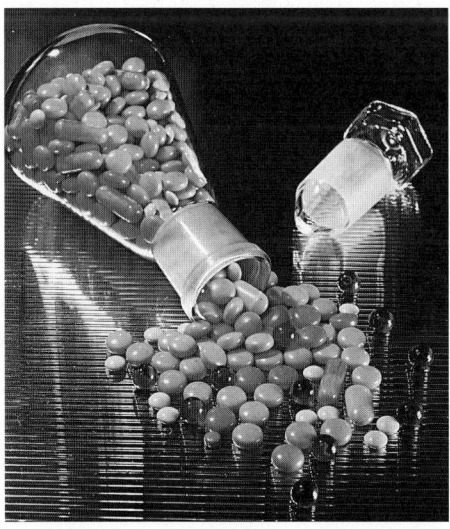
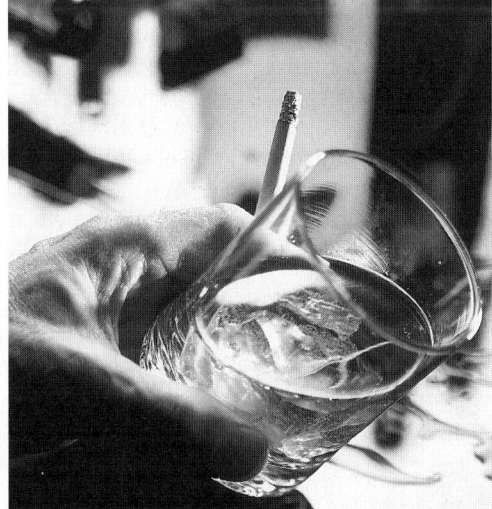

Die Tablettenabhängigkeit wird oftmals dadurch gefördert, dass ältere Menschen – statistisch betrachtet – sehr viele Medikamente zu sich nehmen müssen. Häufig werden neben den regulär verschriebenen Medikamenten auf eigene Faust weitere hinzugezogen. Daneben gibt es mitunter die Problematik, dass verschiedene Ärzte rezeptieren, ohne dass es eine gemeinsame Abstimmung gibt. Dadurch können Wechselwirkungen und Nebenerscheinungen entstehen, die von keinem Arzt mehr zu kontrollieren sind, da Medikamente nicht koordiniert gegeben und eingenommen werden. Darüber hinaus passiert es immer wieder, dass ältere Personen Tabletten nicht regelmäßig zu sich nehmen. Dies bedeutet, dass sie über längere Phasen keine Medikamente und über einen kurzen Zeitraum sehr viele Medikamente zu sich nehmen. Dadurch wird der Körper geschädigt. Mitunter geht auch eine Beeinträchtigung der Psyche und das Entstehen von Verwirrtheitszuständen bzw. die Förderung von Altersabbau damit einher. Ab einem gewissen Grade kann man von einer starken und hohen Medikamentenabhängigkeit sprechen.

Der Alkoholmissbrauch ist im Regelfall dadurch begründet, dass Vereinsamung droht. Einher geht der ungeregelte Alkoholkonsum häufig mit der Tatsache, dass nicht mehr regelmäßig Nahrung aufgenommen wird. Viele ältere Menschen sind nicht mehr in der Lage, sich die Mahlzeiten selbstständig zuzubereiten bzw. regelmäßig zu essen. Dies wird häufig durch kleinere Snacks kompensiert. In einem solchen Falle wirkt Alkoholgenuss extrem problematisch.

Möglichkeiten, diese Süchte zu reduzieren, liegen bei der besseren ärztlichen Ausbildung in gerontologischer Sicht, dem stärkeren Ausbau von Altenbegegnungsstätten in den Stadtteilen und einer verstärkten Kooperation zwischen ambulanten Diensten, Ärzten, Familien und Betroffenen.

7.5.5 Diskriminierung

Aufgrund der eingeschränkten Fähigkeiten werden ältere Menschen häufig von ihrer nächsten Umgebung diskriminiert[1]. Dies ergibt sich bereits im engsten Familienkreis dadurch, dass Entscheidungen nicht mehr mit den älteren Menschen gemeinsam getroffen werden bzw. von ihnen allein, sondern über ihren Kopf hinweg entschieden wird. Hierfür steht das Sinnbild des „trotteligen Alten". Diese Diskriminierung geht einher mit der Stigmatisierung[2] des geistigen und körperlichen Abbaus, der Immobilität, von Verwirrtheitszuständen und der fehlenden Flexibilität.

Weitere Diskriminierungen ergeben sich dadurch, dass die Übertragung des stereotypen Fremdbildes auch Auswirkungen auf das eigene Selbstbild habt. So erleben sich viele alte Menschen als unflexibel und immobil, obwohl dies nicht so sein muss.

Das Stigma des Pflegeheimbewohners als immobil und unflexibel kann aufgebrochen werden, indem z. B. Urlaubsfahrten unternommen werden. Das Stigma des alten isolierten Menschen in der Wohnung kann durch gezielte Aktivitäten im Stadtteil, auch generationenübergreifend, aufgelöst werden.

---

[1] diskriminieren = absondern, herabsetzen, unterschiedlich behandeln
[2] Stigmatisierung = Kennzeichnung, Brandmarkung

Problemlagen alter Menschen

Verschärfte Formen der Diskriminierungen entstehen dann, wenn der alte Mensch nicht mehr allein über seine finanziellen, gesundheitlichen und alltäglichen Gegebenheiten entscheiden darf, sondern hier Vorgaben durch Dritte erhält.

Diskriminierung erfährt der alte Mensch, wenn er nicht mehr selbst entscheiden darf.

7.5.6 Hilfe- und Pflegebedürftigkeit

Hintergrund der Hilfe- und Pflegebedürftigkeit ist im Regelfall die Multimorbidität[1] bzw. äußere Einflüsse wie ein Schlaganfall oder Hirnschlag sowie geistiger Abbau und Demenz. Es gibt bis heute in Deutschland nur eine unzureichende Sozialberichterstattung, so dass es nur unzulängliche Statistiken im genannten Bereich gibt.

Zurzeit sind ca. 1.6. Millionen Menschen pflegebedürftig[2]. Die Zahl der hilfebedürftigten[3] Menschen liegt dem gegenüber noch höher und wird mit bis zu 3,2 Millionen Menschen beziffert. Die Hilfs- und Pflegebedürftigkeit ergibt sich aus den geistigen und körperlichen Defiziten.

Das Auftreten von Hilfe- und Pflegebedürftigkeit hängt eng mit den Faktoren benötigte medizinische Hilfsmittel, Multimorbidität, zunehmendes Alter, der Größe des Haushalts, dem Faktor ledig sowie dem weiblichen Geschlecht zusammen.

So sind z. B. im Durchschnitt die Pflegeheimbewohner 81 Jahre alt, zu 79 % weiblichen Geschlechts und zu 66 % verwitwet bzw. zu 21 % ledig. Hieraus geht deutlich hervor, dass in der Belegungsstruktur hoch betagte, allein stehende Frauen vorherrschen.

Unbeschadet der weiteren Zunahme der hilfe- und pflegebedürftigen Menschen sei jedoch darauf verwiesen, dass 70-Jährige heute wesentlich vitaler und gesünder sind als vor 10 oder 20 Jahren. Auch Hochaltrige leben heute noch wesentlich häufiger selbstständig als früher.

Die Zahl der hilfe- und pflegebedürftigen Menschen ist sehr hoch, auch wenn viele Personen gesund bis ins hohe Alter leben können.

Aufgabe
Sammeln Sie Gründe, warum heute mehr alte Menschen gesund und vital sind als früher.

---

[1] multi = viel; morbide = krankhaft
[2] pflegebedürftig im Sinne des SGB XI
[3] nichtpflegebedürftig, da der Hilfebedarf unter 90 Minuten am Tag liegt

7.6 Pflegebedürftigkeit im nichtstationären Sektor

Christian: Wenn ich alt bin, will ich zu Hause leben.

Petra: Auch wenn du alleine bist?

Christian: Auch dann – aber mit der entsprechenden Unterstützung durch ambulante Dienste.

Petra: Ich würde lieber ins Betreute Wohnen ziehen, da ist doch die Sicherheit höher, als alleine zu Hause.

Christian: Wenn ich schon umziehen müsste oder wollte, ging ich gleich ins Pflegeheim. Ich müsste dann auf jeden Fall später nicht noch einmal umziehen. Außerdem ist dort immer Personal und durch viele kulturelle Veranstaltungen ist einfach mehr los.

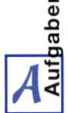

Aufgabe
Diskutieren und beschreiben Sie, wie Sie später leben möchten und warum. Berücksichtigen Sie dabei die unterschiedlichen Stufen der Abhängigkeit von anderen Diensten auf Grund einer fortschreitenden Pflegebedürftigkeit.

7.6.1 Eigener Haushalt – alleinige Lebensgestaltung

Mit dem In-Kraft-Treten des Pflegeversicherungsgesetzes wurde festgeschrieben, dass die ambulante Versorgung der hilfe- und pflegebedürftigen Menschen Vorrang vor dem stationären Bereich hat. Dies ist der Versuch, möglichst vielen Menschen möglichst lange den Verbleib in der eigenen Wohnung zu ermöglichen. Die Frage, ob die ambulanten Hilfen tatsächlich billiger und effektiver sind, ist nicht geklärt. In der Regel sind die Belastungen lediglich verschoben. 1992 hatten ca. 1,1 Millionen regelmäßigen Hilfebedarf. Weitere 2,1 Millionen waren auf Unterstützung bei der Haushaltsführung angewiesen. Kenntnisse von ambulanten Angeboten in der Nachbarschaft hatten lediglich 55 – 56 % der betroffenen Personen; ambulante Pflegedienste wurden durch die Pflegebedürftigen mit 43 % in den neuen und 31 % in den alten Bundesländern in Anspruch genommen. Gerade im ländlichen Raum hatte die ambulante Versorgung noch mehr Bedeutung; die Versorgung der alten Menschen gilt hier noch stärker als Familienaufgabe. Im städtischen Ambiente ändern sich diese Sachverhalte relativ stark.

> Über 3 Millionen Menschen werden im eigenen Haushalt in ihrer Lebensführung unterstützt.

Ein Wechsel in eine stationäre Einrichtung ist dann unvermeidlich, wenn es krankheitsbedingt erforderlich ist, die Pfleger überlastet oder quantitativ nicht vorhanden sind, bzw. wenn bauliche Veränderungen anstehen, die gleichzeitig nicht bewältigt werden können.

7.6.2 Eigener Haushalt – Lebensgestaltung mit Familienangehörigen

Christian: Die Pflege durch die eigene Familie ist doch das Schönste, wenn man schon nicht mehr selbständig sein kann.

Petra: Es kann aber auch höchst problematisch sein, wie ich jetzt in meinem Praktikum in verschiedenen ambulanten Diensten erfahren musste.

Christian: Was soll es denn da für Probleme geben? Vor allem dann, wenn die Familie in der Pflege noch durch professionelle Dienste unterstützt wird.

Petra: Jede Menge! Ich versuche dir auch mal die Fachbegriffe zu erklären, wie ich sie von meiner Anleiterin erfahren habe: Vor allem zierliche Frauen, aber auch „starke Männer" bekommen körperliche, also physische Probleme, bis hin zu gravierenden Gesundheitsschäden, weil sie Pflegebedürftige aus dem Bett heben. Eine Frau hat richtige körperliche Probleme bekommen, weil sie unverarbeitete seelische Konflikte, also Neurosen, nicht lösen konnte. Sie dachte immer, dass ihr Arbeitseinsatz zu gering war, um den hilfebedürftigen Vater zu unterstützen und bestens zu versorgen. Die Nachbarin, die ihre Mutter pflegt, spricht schon nicht mehr in der Ich-Form, sondern sagt immer „Wir können nicht, weil ...", was wohl als typische Symbiose, also Verkettung, zu sehen ist. Sie nimmt sich als Mensch nicht mehr wahr. Auch ambulante Dienste können nicht rund um die Uhr da sein. So musste ein älterer Herr in ein Pflegeheim ziehen, weil er zu oft und ganz spontan nachts Hilfe brauchte. Schließlich können professionelle Dienste dann nicht helfen, wenn die Pflege in der Wohnung nicht funktioniert, weil diese zu eng ist oder auf Grund des Gesundheitszustands eigentlich immer eine Fachkraft direkt erreichbar sein sollte.

Die Hauptlast der Versorgung von ambulant versorgten Menschen liegt nach wie vor bei der Familie. Besonders betroffen sind hier vor allen Dingen die Ehepartner sowie die Töchter und Schwiegertöchter. Dies führt im Regelfall auch zu Spannungen innerhalb der Familie. Gravierendste Probleme sind die körperlichen und psychischen Belastungen, die zeitliche Beanspruchung und die damit einhergehenden Krisen der Pflegenden. Weitere Belastungsfaktoren für die Pflegenden, wie auch die Gepflegten, sind die häufig unzureichend ausgestatteten Wohnungen. Intensive Pflege, die häufig in der Zeitdauer unbeschränkt ist, mündet in vielfältiger Art und Weise in Beziehungsneurosen und -symbiosen. Die ambulante Versorgung – auch unter Zuhilfenahme eines professionellen Dienstes – wird immer dort nicht ausreichen, wo Kapazitäten fehlen, qualitative Defizite zu verzeichnen sind oder spezifische individuelle Hindernisse eine gute Versorgung verhindern.

> **Pflegende Angehörige benötigen vielfache Unterstützung, weil sie extrem belastet werden.**

Aus Sicht der Pflegenden klagen ca. 2/3 über gesundheitliche Probleme. Psychische Probleme liegen etwa in der gleichen Größenordnung. Neben der funktionalen pflegerischen Unterstützung müssen generell auch immer die psychosozialen und rehabilitativen Angebote für Pflegebedürftige und Pflegende eingerichtet, wie auch vermittelt werden. Wichtige unterstützende Elemente der ambulanten Versorgung sind familiäre, freundschaftliche und nachbarschaftliche Strukturen, die gene-

Aufgaben

> **Aufgabe**
>
> Diskutieren Sie, was die ambulanten Dienste tun können, um die pflegenden Angehörigen zu unterstützen. Denken Sie dabei an die Stichworte: Gepflegter, Pflegende, Finanzen, behindertengerechter Wohnraum, Kegelabend, Urlaub, usw.

7.6.3 Teilstationäre Dienste

Die Tagespflege ist dergestalt strukturiert, dass pflegebedürftige ältere Menschen zu Hause leben und lediglich in der Zeit von ca. 7:30 – 18:00 Uhr versorgt werden. Integraler Bestandteil der Tagespflege sind die Mahlzeitenversorgung, tagesstrukturierende Angebote und die Pflege. Normalerweise beginnt der Tag mit einem gemeinsamen Frühstück. Auch Mittagessen, Kaffee und Abendessen wird von den Tagespflegeeinrichtungen angeboten. Der gesamte Tagesablauf wird durch verschiedene Aktivitäten und Beschäftigungsangebote, rehabilitative Maßnahmen und aktivierende Pflege abgerundet. Zielpunkt dieser Tätigkeiten ist der langfristige Erhalt der Selbständigkeit. Daneben sollen zum Teil verloren gegangene Fähigkeiten wieder aufgebaut werden. Gleichzeitig sind diese tagesstrukturierenden Maßnahmen gerade für demente und verwirrte Menschen von elementarer Bedeutung. Durch sie können sich Abbauprozesse verlangsamen. Darüber hinaus wird an biographische Erlebnisse und Erfahrungen – bei den Frauen vor allem im hauswirtschaftlichen Bereich – angeknüpft.

Nachtpflege greift dann, wenn die älteren Menschen vor allen Dingen nachts unruhig sind. Dies kann innerfamiliär dann zur Belastung führen, wenn die Pflegenden über einen längeren Zeitraum buchstäblich „kein Auge mehr zu machen können". In einem solchem Falle können die pflegebedürftigen Menschen in den Abendstunden in eine stationäre Einrichtung und nach dem Frühstück wieder in die Familie zurückgebracht werden. Erste Erfahrungen mit diesem ambulanten Angebot zeigen jedoch, dass hier die Nachfrage so gut wie nicht vorhanden ist. Dies ist unter anderem in den hohen finanziellen Aufwendungen der stationären Einrichtungen für diese unterstützende Hilfe bedingt.

Die Kurzzeitpflege ist dann von wesentlicher Bedeutung, wenn die Pflegenden in Urlaub, zur Kur oder im Krankenhaus sind. In diesem Falle übernimmt das stationäre Heim als Solitäreinrichtung[1] oder mit eingestreuten Betten im Pflegeheim die Versorgung. Es wird ein befristeter Vertrag abgeschlossen. Die Pflegenden haben somit die Gewissheit, dass während ihrer Abwesenheit die Versorgung sichergestellt ist. Gleichzeitig ergibt sich hier für sie die Möglichkeit, einmal von den psychischen und physischen Belastungen auszuspannen und zu regenerieren. Außerdem ist die Kurzzeitpflege ein wichtiger Bestandteil, wenn es bei den Pflegenden zu krisenhaften Ermüdungserscheinungen kommt.

---

[1] solitär = einzeln

> **Als teilstationäre Dienste gelten die Tages-, Nacht-, und Kurzzeitpflege.**

Generell gilt für die teilstationären Angebote, dass sie im Wesentlichen die ambulante Versorgung unterstützen. Damit ist sichergestellt, dass die älteren Menschen über einen längeren Zeitraum im gewohnten Lebensumfeld verbleiben können. Gleichzeitig sind Vorsorgemaßnahmen sichergestellt, so dass bei krisenhaften Ereignissen nicht umgehend eine stationäre Aufnahme erfolgen muss.

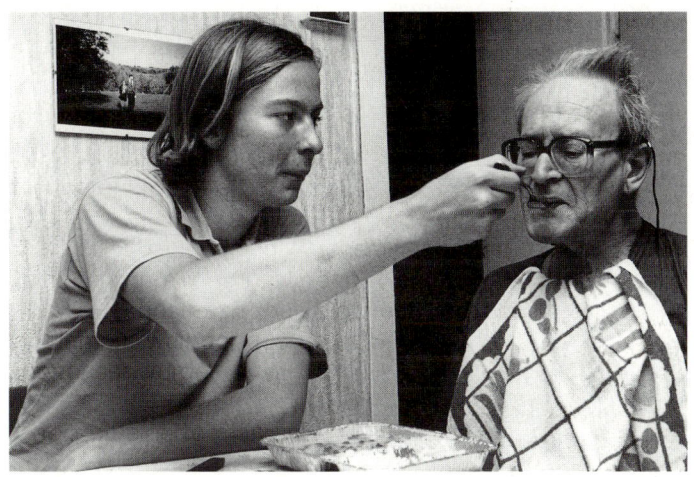

7.6.4 Betreutes Wohnen

Hilfebedürftige und leicht pflegebedürftige Menschen haben einen weiteren teilstationären Sektor, den sie nutzen können: das Betreute Wohnen.

Diese Wohnanlagen sind im Regelfall alten- und behindertengerecht gebaute Apartments oder Wohnungen. Hier kann die ältere Person als rüstiger oder hilfebedürftiger Mensch einziehen. Schwerer pflegebedürftige Menschen können in der Regel in diese betreuten Wohnanlagen nicht einziehen. Es werden zwei Verträge abgeschlossen: zum einen der reguläre Mietvertrag, zum anderen ein Betreuungsvertrag. Im Rahmen dieses Betreuungsvertrages werden Hausmeistertätigkeiten sichergestellt sowie eine allgemeine Anlauf- und Vermittlungsstelle, die sich bei Bedarf um weiterführende Maßnahmen kümmert. Im Regelfall gibt es im Zusammenhang mit dem Betreuungsvertrag vom Betreiber der Einrichtung die Zusage, dass im Pflegefall bzw. im Fall der akuten Hilfebedürftigkeit umgehend eine entsprechende Versorgung sichergestellt werden kann.

Das Betreute Wohnen bietet bei Bedarf auch Verpflegung, Betreuung, hauswirtschaftliche Dienste und in der Regel auch die Ergänzung mit Pflegeleistungen an. Zielpunkt und großer Vorteil ist die Tatsache, dass hier die Vorteile von einer privaten und unabhängigen Wohnform mit der Absicherung einer institutionellen[1] Wohn-

---

[1] Institution = öffentliche Einrichtung

form verbunden werden. Damit kommen diese Wohnanlagen dem komplexen Sicherheitsbedürfnis der älteren Generation entgegen. Gerade die Hilfe im Notfall sowie eine nicht funktionale Wohnung sind ausschlaggebende Punkte, wegen der ältere Menschen den Umzug in das betreute Wohnen wählen. Nicht aufgeben möchten die betroffenen Personen dabei allerdings die Nähe zu sozialen Kontaktpersonen, sei es Freunde oder Verwandtschaft.

> **Betreute Wohnanlagen versuchen das altengerechte Wohnen mit vielen Serviceangeboten und einem Betreuungsangebot zu verbinden.**

Nach Untersuchungen bleiben viele Personen in betreuten Wohnanlagen länger unabhängig, kaufen nur selten pflegerische Leistungen zu und können in der Regel in niedrigeren Pflegestufen bis zum Tod versorgt werden. Nach wissenschaftlichen Ergebnissen reduziert sich sogar die Siechtumsphase am Ende des Lebens.

In der Kombination mit Altenbegegnungsstätten bzw. mit Servicezentren für ältere Menschen kann das Betreute Wohnen eine wichtige und kostengünstige Alternative für Hilfebedürftige und später pflegebedürftige Menschen sein.

7.7 Stationäre Einrichtungen

Petra: Fast alle Heimbewohner sind körperlich beeinträchtigt und viele auch noch verwirrt.

Christian: Bei uns sind fast alle verwirrt!

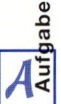

> **Aufgabe**
> Sammeln Sie Informationen über verschieden Formen der Demenz und versuchen Sie zu erklären, warum diese zunehmen!

7.7.1 Körperlich Pflegebedürftige

Ursachen für den Heimeintritt sind vor allen Dingen die Beeinträchtigungen bei der Durchführung von Aktivitäten des täglichen Lebens. Diese beziehen sich im Wesentlichen auf den Gesundheitszustand, pflegerische Verrichtungen wie Körperpflege, Anziehen, Essen oder Einkaufen. Darüber hinaus korrespondiert der Eintritt häufig mit der Überlastung oder dem Fehlen von Pflegepersonal bzw. dem Wunsch nach einer geeigneten Betreuung und besseren sozialen Einbindung. Schließlich sind häufig die räumlichen Voraussetzungen nicht pflegegerecht. Die Versorgung im Pflegeheim wird rund um die Uhr mit Unterkunft, Verpflegung, Betreuung und Pflege sichergestellt. Soziale und kulturelle Veranstaltungen runden das Bild einer Pflegeeinrichtung ab. Gerade im Zusammenhang mit der Selbständigkeit kann das Pflegeheim ein wesentlicher Schritt zur eigenen Emanzipation sein. Auf der anderen Seite bedeutet der Einzug in eine stationäre Einrichtung in gewisser Hinsicht auch immer Verlust und die Auseinandersetzung mit dem eigenen Ich: In in Zukunft wird, und hier ist der Einzug ein erster Schritt, der Schwerpunkt auf Reduktion[1] und nicht der Erweiterung des eigenen Ichs liegen.

Der Weg ins Altenheim bedeutet die Auseinandersetzung mit der eigenen Endlichkeit und der Vergänglichkeit des eigenen Lebens.

Häufig wird mit der Anhäufung von sozial beeinträchtigten Gruppen ein weiteres Problem deutlich. Einzelne Problemsituationen kumulieren im besonderen Maße. Der alte Mensch bekommt in seiner nächsten Nachbarschaft die eigenen Schwierigkeiten vor Augen geführt. In einem Pflegeheim sind dies vor allen Dingen: Die Erkenntnis der eigenen Endlichkeit und die Beeinträchtigung bzw. die Behinderung; das Gefühl der Nutzlosigkeit für andere Menschen; die bevorstehende Auseinandersetzung mit dem eigenen Sterben und dem Tod sowie die Verlusterfahrung von Partnern, Freunden oder Bekannten. Daneben tritt eine Ghettoisierung und die Zunahme der Fremdbestimmung unter dem Primat[2] der funktionalisierten Arbeitsabläufe in den Mittelpunkt. Hier wird es in Zukunft Hauptaufgabe der stationären Einrichtungen sein, entsprechend entgegen zu wirken. Organisationsstrukturen und Konzepte sind anzupassen. Dieses kann vor allen Dingen dadurch geschehen, dass stärker Rücksicht auf die konkreten Bedürfnisse der älteren Menschen genommen wird.

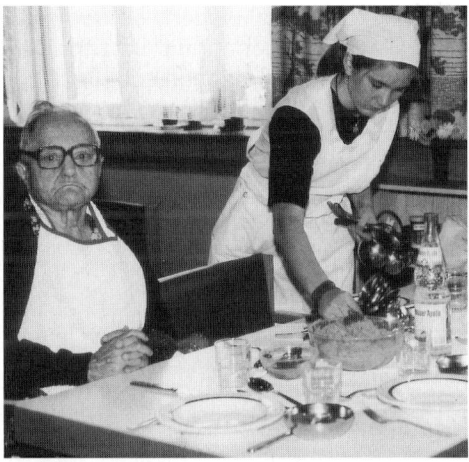 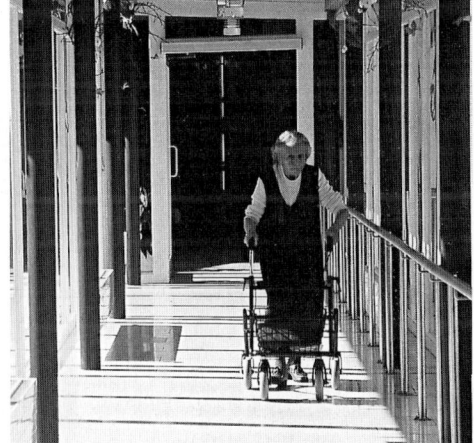

7.7.2 Demente

Gerontopsychiatrisch veränderte Personen werden in Zukunft die große Herausforderung sowohl im ambulanten wie auch im stationären Bereich sein. Bereits heute liegen, nach wissenschaftlichen Untersuchungen, psychiatrische Krankheiten im

---

[1] Reduktion = Verringerung
[2] Primat = Vorrang

Pflegeheim bei 82 %, in Altenheim bei 61 % und in Altenwohnheimen bei ca. 1/3 der Bewohner vor. Dazu kommt die, häufig auch bei diesen Personen, eingeschränkte Mobilität. Zur Betreuung von dementen und verwirrten Personen wird es in Pflegeheimen wichtig sein, die besonderen räumlichen Strukturen zu schaffen, um das Risiko des Hospitalismus[1] zu verringern. Die besonderen Bedürfnisse der demenziell Erkrankten sind: helle, freundliche Zimmer und Flure, ein geschützter und beschützter Außenbereich, viele verschiedene kleine Orientierungshilfen und keine Sackgassen. Die Frage, ob ein gesonderter beschützender Wohnbereich ausgewiesen werden soll, ist zu diskutieren. Unstrittig ist jedoch, dass Hilfen wie Uhren, Kalender, Kennzeichnung der Türen etc. auch bereits in bestehende Gebäudeabschnitte problemlos eingefügt werden können.

Demente und altersverwirrte Personen sind die große Herausforderung der Altenhilfe in den nächsten Jahren.

Das Integrationsmodell, also das Zusammenwohnen von verwirrten und orientierten Menschen, kann helfen, die Lebensqualität der Verwirrten zu steigern, wenn sie tatsächlich akzeptiert werden. Unabhängig davon ist jedoch festzustellen, dass in der Regel diese Integration nicht gelingt, weil sich die nicht verwirrten Menschen noch stärker gegenüber den dementen Personen abgrenzen wollen. Wichtig ist jedoch – vor allem um den Erhalt der sozialen Kontakte zu gewährleisten –, dass die Betreuung von Dementen wesentliche Aufgabe des Pflegeheimes und deren Mitarbeiter sein muss und nicht auf Spezialeinrichtungen verlagert werden darf. Gerontopsychiatrische Tagespflege sowie rehabilitative Angebote im Anschluss an Krankenhausaufenthalte runden das Angebot für demente Personen ab.

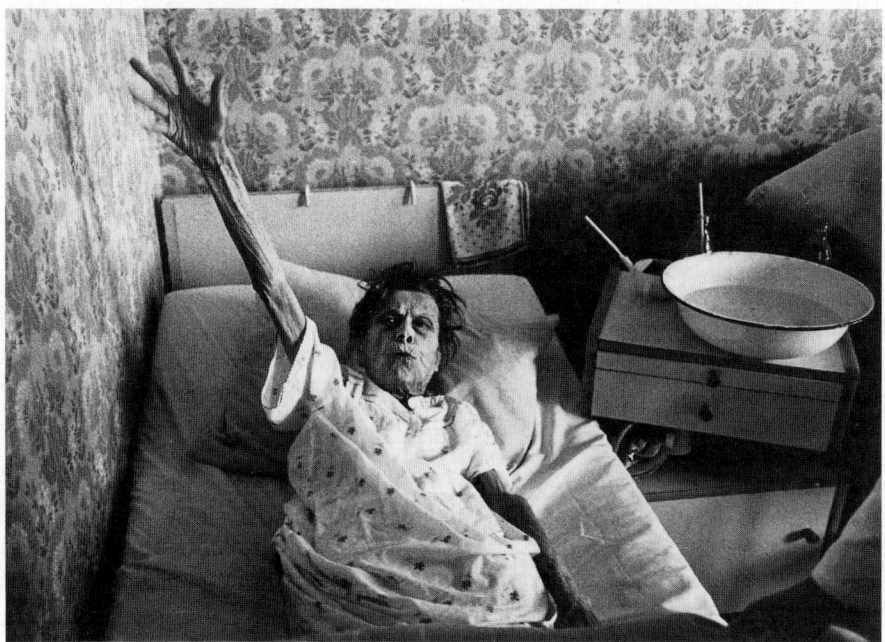

[1] Hospitalismus = Auftreten von (Entwicklungs-)Störungen

7.8 Demographische Entwicklung

Christian: Ich bin jetzt 25 Jahre alt. Wie wird sich die Gesellschaft verändert haben, wenn ich 60 bin?

Petra: Das weiß doch jeder: Unsere Gesellschaft altert sehr stark. Es wird viele alte Menschen geben und kaum noch Junge. Viele werden pflegebedürftig und können nicht mehr versorgt werden.

Christian: Dann werden wir ja wenigstens nicht arbeitslos!

Petra: Aber du hast dann noch weniger Zeit für die Pflege und Aktivierung als heute. Vielleicht gibt es dann aber auch schon „Waschautomaten" für Alte.

Christian: Glaubst du, dass wir noch gepflegt werden, wenn wir es benötigen?

Petra: Ich weiß nur, dass ich selbstbestimmt und würdig altern will.

> **Aufgabe**
> Beschreiben Sie ihre persönlichen Vermutungen, wie unsere Gesellschaft in 30 Jahren aussieht, welche Erwartungen und Anforderungen die alten Menschen stellen und wie diese zu lösen sind.

7.8.1 Alterung und Geburtenentwicklung

Die „Alterspyramide" der Gesellschaft wird im Wesentlichen durch das erreichte Lebensalter der Mitglieder und auf lange Sicht durch die Anzahl der Geburten beeinflusst. Seit Beginn dieses Jahrhunderts stieg der Anteil der über 60-jährigen Menschen von knapp 8 % auf über 20 % an. Bis zum Jahre 2030 wird mit einer Quote von mehr als 33 % zu rechnen sein. Bei der statistischen Entwicklung wird erwartet, dass die Zahl der 65-Jährigen zwar stark, die der über 80-Jährigen im Verhältnis dazu jedoch enorm steigen wird. Gleichzeitig ist seit Mitte der 70er Jahre eine Reduktion der Geburtenziffer in Deutschland zu verzeichnen. Die Ursache hierfür ist jedoch nicht im viel zitierten „Pillenknick", sondern bereits im Geburtenrückgang der Jahrhundertwende zu sehen. Dieser ergab sich durch das Verbot der Kinderarbeit, so dass Kinder die Familie stärker belasten und gleichzeitig das Familieneinkommen nicht erhöhen durften.

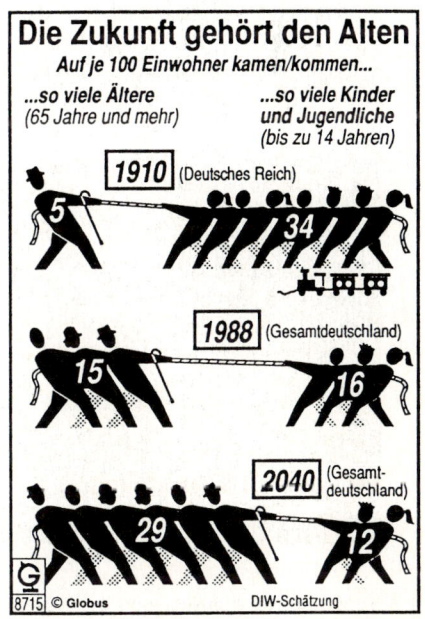

> Immer mehr Alten über 60 Jahren stehen immer weniger junge Menschen gegenüber.

Nach Prognosedaten wird die Zunahme der Hochbetagten, also der Menschen über 80 Jahre, von derzeit 3,8 % auf 6,2 % steigen. In absoluten Zahlen ausgedrückt bedeutet dies, dass im Jahr 2030 nicht mehr wie heute 1,3 Millionen, sondern 4,3 Millionen hochaltrig sein werden. Damit wird das Alter, aber auch die Hochaltrigkeit, innerhalb der nächsten 30 Jahre weitgehend normal. Das verdeutlicht jedoch auch, dass wesentlich mehr ältere Menschen in der Gesellschaft leben werden. Davon werden ein erhöhter Anteil der über 60-jährigen Menschen hilfe- und pflegebedürftig sein. Bedingt durch die Abnahme der jüngeren Mitglieder der Gesellschaft, werden immer weniger Personen zur Verfügung stehen, die hilfe- und pflegebedürftigen Menschen zu versorgen.

7.8.2 Die Zunahme der Hilfe- und Pflegebedürftigkeit

Die deutlich erhöhte Lebenserwartung geht mit einer längeren Eigenständigkeit in der Lebensführung einher. Unabhängig davon muss jedoch mit einer erhöhten Gebrechlichkeit gerechnet werden. Selbst wenn nur ein Viertel der Menschen über 65 Jahre hilfe- oder pflegebedürftig wird, wie neuere Studien nachweisen, so bedeutet dies absolut doch eine enorme Zunahme der Menschen, die eine Unterstützung benötigen. Besonders problematisch ist hierbei auch der Anteil der dementen und verwirrten älteren Menschen, weil für diese Personen noch immer kaum sinnvolle Betreuungskonzepte existieren.

> **Es werden sehr viel mehr alte Menschen in der Zukunft auf Unterstützung angewiesen sein als heute.**

Die besondere Problemsituation ergibt sich hier vor allen Dingen in der Finanzierung des ambulanten wie auch des stationären Bereiches. Auch wenn die Verweilzeiten im stationären Bereich tendenziell abnehmen, so muss doch gesagt werden, dass ein Großteil der alten Menschen relativ lange in stationären Einrichtungen leben wird. Bereits heute ist es so, dass die meisten Menschen nicht mehr in den eigenen vier Wänden, sondern in einem Krankenhaus oder stationären Pflegeeinrichtungen versterben. Diese Belastungen werden in Zukunft verstärkt auf die Mitarbeiterinnen im Pflegeheim zukommen und sie in psychischer wie physischer Hinsicht belasten.

> **Die große Zahl der hilfe- und pflegebedürftigen Menschen fordert hohe finanzielle und psychische bzw. physische Ressourcen der zukünftigen Gesellschaft.**

7.8.3 Feminisierung

Besonders Frauen werden in negativer Hinsicht mit den Folgen der demographischen Entwicklung konfrontiert werden. Im Regelfall werden Frauen älter als Männer. Dies ergibt sich aus der höheren Lebenserwartung und der Tatsache, dass – bedingt durch die Weltkriege – weniger Männer auf dem Heiratsmarkt zur Verfügung standen. Als Hochbetagte werden die Frauen jedoch verstärkt dem Risiko der Pflegebedürftigkeit ausgesetzt sein.

Mit dem geringeren Lebenseinkommen der Frauen sind ihre Renten niedriger, so dass sie häufiger in die Abhängigkeit von Sozialhilfeträgern gelangen. Daneben sind Frauen aufgrund typischer biographischer Lebensläufe häufiger isoliert und müssen mit eingeschränkten Kontakten leben.

> **Durch die biographischen Determinanten, eine längere Lebenserwartung und eingeschränkte finanzielle Möglichkeiten werden Frauen dem Risiko der Pflegebedürftigkeit besonders ausgesetzt sein.**

7.8.4 Singularisierung

Bereits heute leben die meisten über 60-jährigen Menschen, nämlich ca. 30 %, in einem Ein-Personenhaushalt. 50 % leben in einem Zwei-Personenhaushalt. In der Fortführung der Lebensgewohnheiten der heute 30 – 40-Jährigen ist damit zu rechnen, dass der Anteil der Ledigen oder Alleinstehenden bis ins Jahr 2030 deutlich zunehmen wird. Verschiedene Darstellungen gehen davon aus, dass bis zu 73 % der Hilfebedürftigen in ca. 30 Jahren im Alter alleine leben werden. Bereits heute sind 67 % der Pflegebedürftigen und 62 % der Hilfebedürftigen, die eine ambulante Versorgung nutzen, allein stehend. Die Orientierung zur Selbständigkeit bedeutet jedoch nicht unbedingt, dass eine bewusste Trennung von der Familie erfolgen muss. Die Tendenz zum selbständigen Wohnen wird weiter wachsen. Bei dem Eintritt der Hilfe- oder Pflegebedürftigkeit bringt diese Situation aber Probleme mit sich: Hilfebedürftige sind in einem Ein-Personenhaushalt problematischer zu versorgen, weil familiäre Unterstützung fehlt. Somit kann davon ausgegangen werden, dass auf diesem Hintergrund ein Anstieg der Menschen zu verzeichnen ist, die auf eine Gemeinschaftsunterkunft angewiesen sein werden.

Unabhängig davon muss jedoch gesagt werden, dass voraussichtlich auch im Jahr 2030 nur ca. 3,6 % der hilfe- oder pflegebedürftigen Personen stichtagsbezogen im Heim leben. Das heißt der Großteil der alten Menschen wird weiterhin im ambulanten Bereich versorgt werden müssen. Hier stellt die Tatsache der zunehmenden Singularisierung eine hohe Herausforderung an die ambulanten Versorgungsdienste dar.

> **Ältere, auch hilfe- und pflegebedürftige Menschen wollen in einem selbständig geführten Haushalt versorgt werden.**

7.8.5 Haushalts- und Familienstrukturen

Wie bereits deutlich wurde, sind die veränderten Familienstrukturen vor allen Dingen ein Problem der Frauen. So sind ca. 50 % der Frauen verwitwet, sobald sie das 60. Lebensjahr erreicht haben. Dem gegenüber sind ca. 80 % der Männer dieser Altersgruppe noch verheiratet. Dies ist Ausdruck der Tatsache, dass die Frau bei der Heirat jünger ist, sowie in der Regel eine höhere Lebenserwartung hat. Auch an dieser Stelle wird deutlich, dass Pflegebedürftigkeit und Hochaltrigkeit als sich bedingende Elemente ein weibliches Problemfeld darstellen.

Nach Befragungen wünschen sich ältere Menschen in Zukunft die Selbständigkeit der Haushaltsführung, jedoch mit einer Absicherung im familiären Kontext in der näheren Umgebung. Soziologische Untersuchungen bestätigen, dass der Wunsch nach Eigenständigkeit bis ins hohe Alter hinein besteht. Eine räumliche Trennung von Kindern, Angehörigen und Freunden soll sich nur im engeren Umfeld bewegen, so dass soziale Kontakte bestehen bleiben können.

> **Ältere Menschen wollen selbständig leben, aber die sozialen Kontakte in der unmittelbaren Umgebung zur Verfügung wissen.**

Neben diesen direkten Auswirkungen auf die älteren Menschen ist auch die Frage wichtig, wer in Zukunft die älteren Menschen zu Hause versorgt und betreut. Hier ist fest zu halten, dass durch steigende Scheidungsraten, sinkende Heiratsneigung und die zunehmende Erwartung an die berufliche Mobilität deutlich wird, dass soziale Netze schwächer werden. Dadurch wird es Verschiebungen in der Familienstruktur geben. Die Institution der familiären Netzwerke ist zunehmend immer weniger in der Lage, die älteren Menschen hinreichend zu versorgen oder zu pflegen. Somit werden die kleinen sozialen Netze vermutlich schwächer. In dieser Hinsicht werden verstärkt ambulante professionelle Dienste die Versorgung übernehmen müssen.

> **Da die familiären Netzwerke zunehmend verschwinden, müssen professionelle Dienste verstärkt die Versorgung der alten Menschen sicherstellen.**

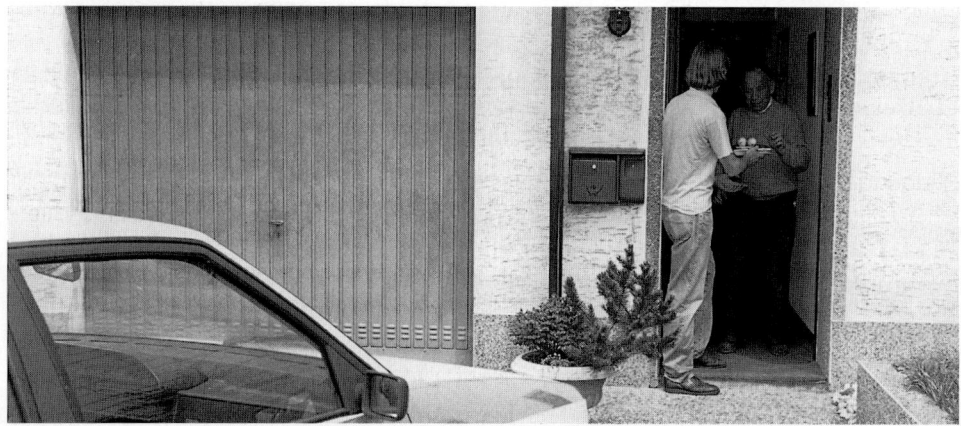

Ende der 80er Jahre nahm auf politischer Ebene der Wunsch nach Verehrenamtlichungsstrategien zu. Es ist jedoch fest zu halten, dass die massiven Probleme der nächsten 30 Jahre nicht auf ehrenamtliche oder nachbarschaftliche Hilfe abgewälzt werden können. Hier könnte lediglich die Tatsache Anreize für Pflegende schaffen, dass diese Zeiten, ähnlich wie familiäre Kindererziehung, volkswirtschaftlich betrachtet und als wichtiges Merkmal der Solidarisierung monetär vergütet wird. Hier müssen Anreize konkretisiert werden, um in Zukunft nicht ausschließlich auf professionelle Dienste angewiesen zu sein.

> **Ehrenamtliche und Laien können die Zukunftsprobleme der Gesellschaft nicht bewältigen.**

7.9 Bedeutung für die Altenpflege

7.9.1 Hilfsangebote

Hilfsangebote für die zukünftige Entwicklung müssen mehrschichtig ansetzen. Zum einen sollten gesamtgesellschaftlich Anreize zu einer positiven Entwicklung im Geburtenbereich sowie in der Unterstützung der familiären Strukturen geschaffen werden. Dies ist wichtig, damit sich die Alterspyramide nicht ungesteuert nach oben verschiebt. Darüber hinaus können Anreize für die Pflegenden dazu führen, dass kleinräumige Netzwerke aufrechterhalten bleiben. Gerade unter soziologischen Gesichtspunkten ist der Aufrechterhaltung von kleinen Netzwerken absolute Priorität einzuräumen. Dies hängt unter anderem damit zusammen, dass der Wunsch nach sozialen Kontakten, nach Gesprächen mit Freunden und Bekannten bestehen bleibt.

> **Es müssen Anreize geschaffen werden, damit die demographische Last von vielen Menschen gemeinsam getragen wird.**

In Bezug auf die Wohnraumgestaltung wird ein verstärktes Augenmerk auf die Sanierung und nachträgliche altengerechte und behindertengerechte Ausstattung zu legen sein. Hier können Entwicklungslinien wie in Skandinavien hilfreiche Anregungen geben, um defizitäre Wohnraumsituationen zu beheben, so z.B. der komplette behindertengerechte Umbau der Wohnung.

> **Viele Wohnungen müssen alten- und behindertengerecht gestaltet werden.**

Pflegende Angehörige, egal ob Töchter, Schwiegertöchter oder Ehepartner, müssen in psychischer und physischer Hinsicht Entlastung erfahren. Wesentlich ist hierbei, dass in psychischer wie auch in physischer Hinsicht konkrete Fortbildungs-, Weiterbildungs- und Beratungsangebote aufgebaut werden. In diesem Zusammenhang wäre das Kooperieren über Verbandsebenen hinweg erforderlich.

> **Pflegende Angehörige benötigen in psychischer und physischer Hinsicht Entlastung und Unterstützung.**

Die ambulanten Dienste müssten in medizinischer und pflegerischer Hinsicht stärker vernetzt werden. Wichtig ist hierbei eine zentrale Kooperationsstelle, welche die je günstigsten Angebote für die älteren Menschen ermittelt und die Umsetzung dieser Angebote koordiniert.

Der Ausbau der stationären Einrichtung darf nicht vernachlässigt werden. Auch wenn die Zunahme prozentual gering ist, so ist die absolute Zahl von pflegebedürftigen Menschen in Zukunft enorm. Hierbei gilt es das Augenmerk vor allen Dingen auf den Personenkreis der dementen und verwirrten Personen zu lenken.

Ambulante und stationäre Ressourcen müssen bedarfsgerecht und flexibel ausgebaut werden, um die Aufgaben zu bewältigen.

Prävention und Rehabilitation müssen einen weiteren Schwerpunkt bilden. In dieser Hinsicht müssen die Systemgrenzen zwischen Gesundheits- und Sozialwesen offener werden. Die restriktive[1] Gewährungspraxis sowie die generalisierende Sichtweise des „Pflegefalldenkens" müssen sich ändern. Der Aspekt der Rehabilitation, der sowohl im SBG V als auch im SBG XI berücksichtigt ist und bevorzugt wird, muss noch stärker in den Vordergrund geschoben werden. In dieser Hinsicht muss der Kenntnisstand vieler Mediziner bei geriatrischen Aspekten deutlich verbessert werden. Die Rehabilitation als Wiedereingliederung in den persönlich gewählten und gesellschaftlich bestimmten Alltag muss sowohl bei Krankheit, Behinderung oder Vereinsamung in allen geriatrischen Bezügen sichergestellt werden.

Prävention und Rehabilitation sind wichtige Aufgaben im Altenhilfesektor.

7.9.2 Eigeninitiativen

Gerade unter präventiven Aspekten müssen Eigeninitiativen von älteren Menschen stärker gefördert werden. Dies betrifft Bildungsangebote für alle Menschen; sei es zum Erhalt oder der Förderung von Alltagskompetenz oder zur praktischen Lebensführung. Die Prävention ist dabei die klare Vorstufe zur Rehabilitation. In dieser Hinsicht darf nicht erst bei Defiziten begonnen werden. Vielmehr müssen bereits im Vorfeld konkrete Aktivitäten eingeleitet werden.

Altenselbsthilfegruppen gewinnen zunehmend an Bedeutung. Selbsthilfe und Altenarbeit haben dabei eine je eigenständige Berechtigung und müssen sich ergänzen. Sie können sich jedoch nicht gegenseitig ablösen. Wichtig ist die Erkenntnis, dass auch das Alter Kompetenzen mit sich bringt und ein Helfen aus Lebenserfahrungen etc. wahrgenommen werden kann. Interessante Modelle der Vermittlung von Kompetenzen von älteren an jüngere Menschen sind die Altenselbsthilfegruppen oder die Handwerker der guten Kompanie, welche bundesweit im Einsatz sind, um gemeinnützige Institutionen zu unterstützen. Darüber hinaus gibt es Erzählcafés, in denen Erfahrungen weitergegeben werden. Eine besondere

---

[1] restriktiv = einschränkend

Qualität entwickeln zurzeit ehemalige Manager von Wirtschaftsunternehmen, die ihr Know-how an Jungunternehmer weitergeben. In dieser Hinsicht können Eigeninitiativen auch für die Zukunft ein wichtiger Faktor sein.

Eigeninitiativen stärken und fördern die Prävention und sind gesamtgesellschaftlich sehr nützlich und wertvoll.

Vom Alter lernen und Vermittlung von Kompetenzen kann auch in Zukunft ein wichtiger Baustein im Zusammenhang mit der Nutzung von gesamtgesellschaftlichen Ressourcen werden. Entwicklung und Geschwindigkeit werden auch in Zukunft das tägliche Leben bestimmen. Unabhängig davon sind die kognitiven Ressourcen bei älteren Menschen wesentlich. Der soziale und technische Wandel kann auch als Herausforderung dergestalt begriffen werden, dass alte Menschen nicht weiter ausgegrenzt, sondern im Rahmen ihrer Möglichkeiten mit ihrer Kompetenz abgefragt werden.

Weitere Beispiele könnten die Unterstützung von gemeinnützigen Organisationen sein. Viele „jüngere Ältere" lassen sich für ehrenamtliche Tätigkeiten, sei es als Besuchsdienst, Nachbarschaftshilfe oder in ähnlichen Gebieten rekrutieren[1]. Hier ist es wichtig, sinnvolle Tätigkeiten anzubieten, um ihnen die Freude an der Tätigkeit zu vermitteln. In dieser Hinsicht können viele gesellschaftliche Ressourcen geschont werden, die anderweitig nur professionell zu leisten und damit entsprechend teuer zu vergüten wären.

Aufgabe
Sammeln Sie Vorschläge, wie Sie persönlich in ihrem Umfeld Veränderungsprozesse einleiten und gestalten können, um die Lebenslage alter Menschen zu verbessern.

---

[1] rekrutieren = zusammenstellen, hier = gewinnen

Literatur

Aguilera, D. C.: *Grundlagen der Krisenintervention*: Einführung und Anleitung für helfende Berufe. Freiburg i. B. 1980

Beck, U.: *Auflösung der Gesellschaft?* Theorie gesellschaftlicher Individualisierung revisited. In: Lenzen, D. (Hg.): Verbindungen, Weinheim, S. 63–79

Berger, P. L.: *Einladung zur Soziologie*, München 1977

Bibliographisches Institut Mannheim (Hg.): *Meyers Kleines Lexikon Psychologie*. Mannheim 1986

Brauchbar, M./Heer, H.: *Zukunft Alter.* Herausforderung und Chance. Reinbek b. Hamburg 1995

Bundesministerium für Familien und Senioren (Hg.): *Die Alten der Zukunft* – Bevölkerungsstatistische Datenanalyse: Forschungsbericht. Stuttgart 1994

Bundesministerium für Familien und Senioren (Hg.): *Hilfe- und Pflegebedürftige in privaten Haushalten*. Stuttgart, Berlin, Köln 1996

Deutsches Institut für Fernstudienforschung an der Universität Tübingen (Hg.): *Funkkolleg Altern*, Studienbriefe 1–7. Tübingen 1996

Eikmann, J.: *Kann ich helfen...?* ein Übungsbuch für alle, die mit ratsuchenden Menschen zusammenkommen. Gelnhausen 1979

Freud, S.: *Vorlesungen zur Einführung in die Psychoanalyse*. Frankfurt 1990.

Grond, E.: *Praxis der psychischen Altenpflege*. München-Gräfelfing 1991

Häcker, H./Stapf, K.H./Huber H.: *Dorsch Psychologisches Wörterbuch*. 1998

Hammer, E.: *Qualifikationsanforderungen in der Altenhilfe*. Frankfurt a. M. 1994

Herkner, W.: *Einführung in die Sozialpsychologie*. Bern, Stuttgart, Wien 1983

Juchli, L.: *Pflege*. Stuttgart 1994

Kruse, A./Wahl, H. W. (Hg.): *Altern und Wohnen im Heim*. Bern, Göttingen, Toronto, Seattle 1994

Kuratorium Deutsche Altershilfe (Hg.): *Rund ums Alter*. Alles Wissenswerte von A bis Z. München 1996

Lehr, U.: *Psychologie des Alterns*. Heidelberg 1991

Mötzing, G./Wurlitzer G. (Hg.): *Leitfaden Altenpflege*. Lübeck, Stuttgart, Jena, Ulm 1998

Oerter, R./Montoda, L.: *Entwicklungspsychologie*. München 1998

Olbrich, E.: *Die Entwicklung der Persönlichkeit im menschlichen Lebenslauf*. In: Oerter, R./Montoda, L.: Entwicklungspsychologie. München 1998

Oswald, W.D./Herrmann, U.M/Kanowski, S., u.a. (Hg.): *Gerontologie*. Stuttgart 1991

Reimann H., u.a.: *Basale Soziologie*: Hauptprobleme. Opladen 1991

Reimann, H.: *Interaktion und Kommunikation im Alter*. In: ders. (Hg.): Das Alter. Einführung in die Gerontologie. Stuttgart 1983, S. 71–96

Schneekloth, U./Müller, U.: *Hilfe- und Pflegebedürftige in Heimen*. Stuttgart, Berlin, Köln 1997

Stoffer, F. J.: *Sozialmanagement 2000*. Overath 1995

Trautner, H.M.: *Lehrbuch der Entwicklungspsychologie*. Göttingen, Toronto, Zürich 1978

Zimbardo, P. G.: *Psychologie*. Berlin, Heidelberg 1995

Stichwörter

A

Abwehrmechanismus 139 f.
Aggression 101
Aktivitätstheorie 173
Altenbegegnungsstätte 236
Alterspyramide 239, 243
Alter 13, 201 f.
Altern 15
Angehörige, pflegende 233, 239 f., 242 f.
Angst 111
Anlage-Umwelt-Kontroverse 191
Ausdrucksdeutung 157

B

Bedürfnis 92
Beobachtung 20
Berufsrolle 51, 67
Bestrafung 123
Bezugsgruppe 51, 58
Biographiearbeit 212

D

Definition 215
Defizit-Modell 179
Demenz 237 f., 244
Dienstleistungsgesellschaft 39
Disengagement-Theorie 171

E

Eindruck, erster 156
Einstellung 162 ff.
Entspannungstechniken 115
Entwicklungsaufgaben, Theorie der 180
Entwicklungsphase 196 ff.
Entwicklungsphase, psychosexuelle 143
Erfolgsorientierung 99
Erwachsenenalter 201 f.
Es 138
Es-Instanz 138
Experiment 27

F

Fähigkeit, kognitive 83
Fallbesprechung 169
Fehler, logischer 157
Fragebogen 25
Frustration 102

G

Gedächtnis 85
Gegenkonditionierung 120
Geriatrie 17
Gerontologie 10
Gerontopsychiatrie 17
Gerontopsychologie 16
Gerontosoziologie 17, 37
Gesellschaft 38
Gesellschaft, individualisierte 39, 61
Gesellschaft, multikulturelle 39
Gespräch 21
Gestaltgesetze 159
Gestaltwahrnehmung, 159
Grundwerte 42
Gruppe 57

H

Halo/Hof-Effekt 156
Helfer, ehrenamtlicher 243, 245
Hilfebedürftigkeit 231 f., 235, 240
Hilflosigkeit 100
Hospitalismus 193

I

Ich 138
Ich-Instanz 138
Instanzenmodell 137
Integrationsmodell 238
Interaktion 36
Interrollenkonflikt 53

J

Jugend 200 f.

K

Kindheit 198 ff.
Kognition 83
Kommunikationskette 163
Kompetenz 104
Kompetenz-Modell 180
Kontinuitätstheorie 175
Kontrolle, soziale 49
Krankheit, psychosomatische 113
Krisentheorie, 211
Kultur 41
Kurzzeitpflege 234

L

Labeling-Ansatz 182
Lage, soziale 61
Längsschnittuntersuchung 30
Lebens, Sinnhaftigkeit des 219 f.
Lebensaltersrolle 63
Lebensphase 215 f.
Lebensstil 61
Lebensstile im Alter 61, 62

Leistungsmotivation 99
Lernen 118
Löschung 120

M
Medikamente 115
Menschenbild 77
Miete 224
Milde, Tendenz zur 158
Milieu, soziales 61
Mitte, Tendenz zur 158
Modell, topographisches 135
Modell, ökologisches 182
Motiv 93
Motivation 92

N
Nachtpflege 234
Netzwerk, semantisches 85
Norm 48, 51

P
Pensionierung 180, 204
Persönlichkeitstheorie des Alterns, kognitive 177
Persönlichkeitstheorie, naive 156
Pflegebedürftigkeit 218, 231 f., 234, 236 f., 240
Position 48
Prägung 193
Problemlösefähigkeit 130
Problemlösestrategie 130
Projektion 157
Prophezeiung, sich selbst erfüllende 158
Psyche 71
Psychoanalyse 133
Psychologie 70, 72
Querschnittsuntersuchung, 29

R
Regellernen 128
Reifung 192
Reizgeneralisierung 120

Rente 228
Renteneintritt 219
Rolle 48
Rollendistanz 54
Rollenerwartung 226
Rollenkonflikt 53
Rollenstress 54

S
Sanktion 50
Schicht, soziale 60
Seele 71
Selbstreflexion 167
Sozialhilfe 228
Sozialisation 45 ff.
Sozialkontakt 212 f.
Status, gesellschaftlicher 217
Status, sozialer 60
Stereotyp 217 f.
Sucht 229 f.
Supervision 169

T
Tagespflege 234
Test 23
Theorie 170
Therapie, psychoanalytische 144

U
Über-Ich 138
Über-Ich-Instanz 139
Unbewusste, das 136

V
Verhaltensbeobachtung, systematische 167
Verstärker 122
Vorurteile 87

W
Wahrnehmungsverbesserung 167 ff.
Werte 42
Wertewandel 43

Bildquellenverzeichnis

Archiv für Kunst und Geschichte, S. 14, 79, 81
Evangelischer Pressedienst, S. 39, 87 (2), 194, 202, 203 (2), 222, 235, 237 links, 238
Gustav Werner Stiftung zum Bruderhaus, S. 20, 22, 126, 211, 237 rechts
Kieser-Verlag, S. 5 (2) 106 (7), 129, 177, 199 (2)
MEV, S. 66, 185 (2), 198 (2), 200, 201, 223, 225, 229 (2)
Ringel, Bernd, S. 55
Seifert, Michael, S. 228
Süddeutscher Verlag, S. 84, 117, 119, 122, 134, 171, 174, 220, 242